全国医药中等职业教育药学类"十四五"规划教材（第三轮）

供药剂及其他相关专业使用

疾病概要 （第2版）

主　编　彭荣珍　李　芳
副主编　黄丽萍　聂春莲
编　者　（以姓氏笔画为序）
　　　　王小红（广东省新兴中药学校）
　　　　伍红梅（阳江市卫生学校）
　　　　李　芳（珠海市卫生学校）
　　　　李　丽（珠海市卫生学校）
　　　　李浩瑜（佛山市南海区卫生职业技术学校）
　　　　张惠群（河源市卫生学校）
　　　　陈湘岳（湘潭医卫职业技术学院）
　　　　袁红霞（珠海市卫生学校）
　　　　聂春莲（广东江门中医药职业学院）
　　　　郭　英（广东省新兴中药学校）
　　　　黄丽萍（东莞职业技术学院）
　　　　章　佩（湘潭医卫职业技术学院）
　　　　彭荣珍（广东江门中医药职业学院）
秘　书　黄丽萍

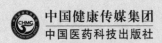

中国健康传媒集团
中国医药科技出版社

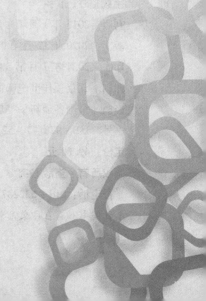

内 容 提 要

本教材是"全国医药中等职业教育药学类'十四五'规划教材（第三轮）"之一，是根据药剂专业《疾病概要》教学大纲的基本要求和课程特点编写而成，内容上涵盖诊断学以及内、外、妇、传染、眼科等临床各科常见病、多发病等内容。本教材具有实现"教学与药学服务岗位"近距离对接的特点，体现药学服务由医院延伸到社区、医药公司、零售药店等，顺应健康中国规划纲要，旨在提高学生的岗位工作能力。本教材为书网融合教材，即纸质教材有机融合电子教材、教学配套资源（PPT、微课、视频等）、题库系统、数字化教学服务（在线教学、在线作业、在线考试），使教学资源更加多样化、立体化。

本教材供中等职业学校药剂及其他相关专业使用。

图书在版编目（CIP）数据

疾病概要／彭荣珍，李芳主编．—2 版．—北京：中国医药科技出版社，2020.12

全国医药中等职业教育药学类"十四五"规划教材．第三轮

ISBN 978 – 7 – 5214 – 2122 – 4

Ⅰ. ①疾… Ⅱ. ①彭… ②李… Ⅲ. ①疾病 – 诊疗 – 中等专业学校 – 教材 Ⅳ. ①R4

中国版本图书馆 CIP 数据核字（2020）第 236021 号

美术编辑 陈君杞

版式设计 友全图文

出版 **中国健康传媒集团** | 中国医药科技出版社

地址 北京市海淀区文慧园北路甲 22 号

邮编 100082

电话 发行：010 – 62227427 邮购：010 – 62236938

网址 www.cmstp.com

规格 787mm × 1092mm $\frac{1}{16}$

印张 16 $\frac{1}{2}$

字数 371 千字

初版 2015 年 1 月第 1 版

版次 2020 年 12 月第 2 版

印次 2024 年 7 月第 5 次印刷

印刷 北京顶佳世纪印刷有限公司

经销 全国各地新华书店

书号 ISBN 978 – 7 – 5214 – 2122 – 4

定价 49.00 元

获取新书信息、投稿、为图书纠错，请扫码联系我们。

出版说明

2011 年，中国医药科技出版社根据教育部《中等职业教育改革创新行动计划（2010—2012 年）》精神，组织编写出版了"全国医药中等职业教育药学类专业规划教材"；2016 年，根据教育部 2014 年颁发的《中等职业学校专业教学标准（试行）》等文件精神，修订出版了第二轮规划教材"全国医药中等职业教育药学类'十三五'规划教材"，受到广大医药卫生类中等职业院校师生的欢迎。为了进一步提升教材质量，紧跟职教改革形势，根据教育部颁发的《国家职业教育改革实施方案》（国发〔2019〕4 号）、《中等职业学校专业教学标准（试行）》（教职成厅函〔2014〕48 号）精神，中国医药科技出版社有限公司经过广泛征求各有关院校及专家的意见，于 2020 年 3 月正式启动了第三轮教材的编写工作。

党的二十大报告指出，要办好人民满意的教育，全面贯彻党的教育方针，落实立德树人根本任务，培养德智体美劳全面发展的社会主义建设者和接班人。教材是教学的载体，高质量教材在传播知识和技能的同时，对于践行社会主义核心价值观，深化爱国主义、集体主义、社会主义教育，着力培养担当民族复兴大任的时代新人发挥巨大作用。在教育部、国家药品监督管理局的领导和指导下，在本套教材建设指导委员会专家的指导和顶层设计下，中国医药科技出版社有限公司组织全国60 余所院校 300 余名教学经验丰富的专家、教师精心编撰了"全国医药中等职业教育药学类'十四五'规划教材（第三轮）"，该套教材付梓出版。

本套教材共计 42 种，全部配套"医药大学堂"在线学习平台。主要供全国医药卫生中等职业院校药学类专业教学使用，也可供医药卫生行业从业人员继续教育和培训使用。

本套教材定位清晰，特点鲜明，主要体现如下几个方面。

1. 立足教改，适应发展

为了适应职业教育教学改革需要，教材注重以真实生产项目、典型工作任务为载体组织教学单元。遵循职业教育规律和技术技能型人才成长规律，体现中职药学人才培养的特点，着力提高药学类专业学生的实践操作能力。以学生的全面素质培养和产业对人才的要求为教学目标，按职业教育"需求驱动"型课程建构的过程，进行任务分析。坚持理论知识"必需、够用"为度。强调教材的针对性、实用性、条理性和先进性，既注重对学生基本技能的培养，又适当拓展知识面，实现职业教育与终身学习的对接，为学生后续发展奠定必要的基础。

2. 强化技能，对接岗位

教材要体现中等职业教育的属性，使学生掌握一定的技能以适应岗位的需要，具有一定的理论知识基础和可持续发展的能力。理论知识把握有度，既要给学生学习和掌握技能奠定必要的、足够的理论基础，也不要过分强调理论知识的系统性和完整性；注重技能结合理论知识，建设理论－实践一体化教材。

3. 优化模块，易教易学

设计生动、活泼的教学模块，在保持教材主体框架的基础上，通过模块设计增加教材的信息量和可读性、趣味性。例如通过引入实际案例以及岗位情景模拟，使教材内容更贴近岗位，让学生了解实际岗位的知识与技能要求，做到学以致用；"请你想一想"模块，便于师生教学的互动；"你知道吗"模块适当介绍新技术、新设备以及科技发展新趋势、行业职业资格考试与现代职业发展相关知识，为学生后续发展奠定必要的基础。

4. 产教融合，优化团队

现代职业教育倡导职业性、实践性和开放性，职业教育必须校企合作、工学结合、学作融合。专业技能课教材，鼓励吸纳 1～2 位具有丰富实践经验的企业人员参与编写，确保工作岗位上的先进技术和实际应用融入教材内容，更加体现职业教育的职业性、实践性和开放性。

5. 多媒融合，数字增值

为适应现代化教学模式需要，本套教材搭载"医药大学堂"在线学习平台，配套以纸质教材为基础的多样化数字教学资源（如课程 PPT、习题库、微课等），使教材内容更加生动化、形象化、立体化。此外，平台尚有数据分析、教学诊断等功能，可为教学研究与管理提供技术和数据支撑。

编写出版本套高质量教材，得到了全国各相关院校领导与编者的大力支持，在此一并表示衷心感谢。出版发行本套教材，希望得到广大师生的欢迎，并在教学中积极使用和提出宝贵意见，以便修订完善，共同打造精品教材，为促进我国中等职业教育医药类专业教学改革和人才培养作出积极贡献。

数字化教材编委会

主　编　彭荣珍　李　芳
副主编　黄丽萍　聂春莲
编　者　(以姓氏笔画为序)

王小红 (广东省新兴中药学校)

伍红梅 (阳江市卫生学校)

李　芳 (珠海市卫生学校)

李　丽 (珠海市卫生学校)

李浩瑜 (佛山市南海区卫生职业技术学校)

张惠群 (河源市卫生学校)

陈湘岳 (湘潭医卫职业技术学院)

袁红霞 (珠海市卫生学校)

聂春莲 (广东江门中医药职业学院)

郭　英 (广东省新兴中药学校)

黄丽萍 (东莞职业技术学院)

章　佩 (湘潭医卫职业技术学院)

彭荣珍 (广东江门中医药职业学院)

谢　龙 (东莞职业技术学院)

全国医药中等职业教育药剂专业规划教材《疾病概要》已使用多年，得到了全国多所中等卫生职业学校的认可和肯定。为跟进卫生职业教育的发展，顺应信息时代的变革，我们启动了"全国医药中等职业教育药学类'十四五'规划教材（第三轮）"《疾病概要》的修订与再版工作。

本教材编写的基本思路是：①遵循"以人为本"的现代医学理念，"以学生为中心，以就业为导向，以能力为本位，以岗位需求为标准"的原则。②明确教材的学科定位，突出医学与药剂专业特色。③实现"教学与药学服务岗位"近距离对接，紧跟药学服务工作的发展，体现药学服务由医院延伸到社区、医药公司、零售药店等，顺应健康中国规划纲要。反映医学新知识、新技术和新方法，使本教材更符合药剂专业的课程特色；旨在提高药剂专业药学服务岗位工作的能力；实现中高职医学教育贯通与衔接，成为中职学生进一步提升的过渡通道。④体现"三基"（基本理论、基本知识、基本技能）"五性"（思想性、科学性、先进性、启发性和适用性）原则，注重教学内容的科学严谨，结构体例的规范和编写风格的一致。⑤本教材为书网融合教材，即纸质教材有机融合电子教材、教学配套资源（PPT、微课、视频等）、题库系统、数字化教学服务（在线教学、在线作业、在线考试），使教学资源更加多样化、立体化。

本教材共分 14 章，除诊断学基础之外，涉及内、外、妇、传染、眼科等临床各科常见病多发病，以内科疾病为主。为突出临床医学与药剂专业的密切联系，本教材将各疾病的临床表现和治疗作为重点，对发病机制的阐述尽量简明扼要，便于学生理解与自学。

本教材由学校、医院的行业专家或具有丰富的教学及临床经验的"双师"型教师编写。本教材在编写过程中，得到了各编写单位的大力支持和帮助，在此表示感谢。由于编者水平所限，书中不足之处，敬请同行和读者批评指正。

编　者
2020 年 10 月

目录

1. 掌握健康与疾病的概念。

2. 熟悉疾病概要的主要内容。

1. 掌握问诊的内容、方法和技巧。

2. 熟悉体格检查的基本方法，常用实验室检查的参考值及临床意义。

1. 掌握呼吸系统常见疾病的治疗原则和药物治疗要点。

2. 熟悉呼吸系统常见疾病的临床表现和辅助检查。

1. 掌握循环系统常见疾病的治疗原则和药物治疗要点。

● 2. 熟悉循环系统常见疾病的临床表现和辅助检查以及心律失常的药物治疗要点。

● 1. 掌握消化系统常见疾病的治疗原则和药物治疗要点。

● 2. 熟悉消化系统常见疾病的临床表现和辅助检查。

● 1. 掌握泌尿生殖系统常见疾病的治疗原则与药物治疗要点。

● 2. 熟悉泌尿生殖系统常见疾病的临床表现和辅助检查；计划生育的原理和方法。

1. 掌握血液造血系统常见疾病的治疗原则和药物治疗要点。

2. 熟悉血液造血系统常见疾病的临床表现和辅助检查。

1. 掌握甲状腺功能亢进症、糖尿病、肥胖症的治疗原则和药物治疗要点。

2. 熟悉甲状腺功能亢进症、糖尿病、肥胖症的临床表现和辅助检查。

1. 掌握系统性红斑狼疮、类风湿关节炎的治疗原则和药物治疗要点。

2. 熟悉系统性红斑狼疮、类风湿关节炎的临床表现和辅助检查。

1. 掌握脑梗死、脑出血的治疗原则和药物治疗要点。

2. 熟悉脑梗死、脑出血的临床表现和辅助检查。

1. 掌握有机磷酸酯类农药中毒、一氧化碳中毒、急性乙醇中毒的治疗原则和药物治疗要点。

- 2. 熟悉有机磷酸酯类农药中毒、一氧化碳中毒、急性乙醇中毒的临床表现和辅助检查。

- 1. 掌握传染病的分类、基本特征、临床特点、流行过程和防治措施；病毒性肝炎、细菌性痢疾的流行病学特征、预防和药物治疗要点。

- 2. 熟悉传染病的影响因素、感染过程的表现；病毒性肝炎、细菌性痢疾的临床表现和辅助检查。

- 1. 掌握湿疹、荨麻疹、真菌性皮肤病和淋病、梅毒和艾滋病等性传播疾病的治疗原则和药物治疗要点。

- 2. 熟悉湿疹、荨麻疹、真菌性皮肤病和淋病、梅毒和艾滋病等性传播疾病的临床表现和辅助检查。

- 1. 掌握急性细菌性结膜炎、角膜疾病、青光眼的治疗原则和药物治疗要点。

- 2. 熟悉急性细菌性结膜炎、角膜疾病、青光眼的临床表现和辅助检查。

第一章 绪 论

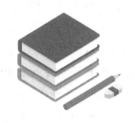

学习目标

知识要求

1. **掌握** 健康与疾病的概念。
2. **熟悉** 疾病概要的主要内容。
3. **了解** 疾病概要的学习方法。

岗位情景模拟

情景描述 连锁药店门口停下一辆小车，司机快步走进药店，边擤鼻涕边说："我鼻塞很严重，流鼻涕，感觉整个人有点怕冷。"你若是药店专业工作人员，你将如何为该顾客提供药学服务？

讨论 1. 你将如何对该顾客进行询问？询问时应采集哪些内容？

2. 如何合理推荐药品给该顾客？

《中华人民共和国基本医疗卫生与健康促进法》于 2020 年 6 月 1 日起实施。其中第六十九条 公民是自己健康的第一责任人，树立和践行对自己健康负责的健康管理理念，主动学习健康知识，提高健康素养，加强健康管理。倡导家庭成员相互关爱，形成符合自身和家庭特点的健康生活方式。公民应当尊重他人的健康权利和利益，不得损害他人健康和社会公共利益。

请你想一想

什么是健康？

一、健康与疾病的概念

（一）健康的概念

健康是指一个人在身体、精神和社会等方面都处于良好的状态。传统的健康观是"无病即健康"，现代人的健康观是整体健康。世界卫生组织提出"健康不仅是躯体没有疾病，还要具备心理健康、社会适应良好和有道德"。因此，现代人的健康内容包括：躯体健康、心理健康、心灵健康、社会健康、智力健康、道德健康、环境健康等。健康是人的基本权利。健康是人生的第一财富。

你知道吗

世界卫生组织关于健康的定义

"健康乃是一种在身体上、精神上的完美状态，以及良好的适应力，而不仅仅是没有疾病和衰弱的状态。"这就是人们所指的身心健康，也就是说，一个人在躯体健康、心理健康、社会适应良好和道德健康四方面都健全，才是完全健康的人。

（二）疾病的概念

疾病是机体在一定病因的损害性作用下，因自稳调节紊乱而发生的异常生命活动过程，并引发一系列代谢、功能、结构的变化，表现为症状、体征和行为的异常。在多数疾病，机体对病因所引起的损害发生一系列抗损害反应。自稳调节的紊乱，损害和抗损害反应，表现为疾病过程中各种复杂的功能、代谢和形态结构的异常变化，而这些变化又可使机体各器官系统之间以及机体与外界环境之间的协调关系发生障碍，从而引起各种症状、体征和行为异常，特别是对环境适应能力和劳动能力的减弱甚至丧失。

（三）健康与疾病的关系

健康与疾病是相对的，在不同时期、不同地域、不同年龄、不同群体，评价标准也不同，随着社会的进一步发展，健康的内涵会不断延伸。

二、疾病概要的主要内容

疾病概要是一门阐述疾病的概念、病因与发病机制、临床表现、辅助检查、治疗原则与药物治疗要点的课程，是中职药学相关专业学习和了解临床医学知识的一门重要课程，其主要内容涉及诊断学、临床医学、药物治疗学等学科。

诊断学是运用医学基本理论、基本知识和基本技能对疾病进行诊断的一门学科，是临床各专业学科（内科、外科、妇产科、儿科、五官科等）的重要基础。诊断学的内容包括问诊、体格检查、辅助检查等。

临床医学是认识和防治疾病、促进人体健康的科学。临床医学涵盖了内科、外科、妇产科、儿科、传染科、皮肤性病科等学科的内容，各学科之间虽然独立分科，但彼此之间又密切联系，各科疾病又涉及呼吸、循环、消化、泌尿、造血、内分泌系统及代谢、营养、风湿等常见疾病以及理化因素所致疾病。各疾病按照概念、病因与发病机制、临床表现、辅助检查、治疗原则与药物治疗要点顺序进行描述。

药物治疗学在医学和药理学之间起衔接作用。是药师实施药学服务、参与临床药物治疗活动的理论基础。其主要任务是帮助临床医师和药师依据疾病的病因和发病机制、患者的个体差异、药物的作用特点和药物经济学原理，对患者实施合理用药。合理用药着眼于用药的安全、有效、经济、方便、及时，从而提高患者生活质量。

三、学习疾病概要的目的、要求和方法

（一）目的

疾病概要是中等卫生职业学校药剂、检验等专业的一门专业基础课程。通过本课程的学习，要求同学们能对临床常见疾病有概要性的认识，能更好地理解各类临床药

物的作用机制、适应证、禁忌证及不良反应，为从事药剂专业的岗位工作打下良好的基础。

（二）要求

通过本课程的学习，要求同学们做到以下几点。

1. 培养认真负责的态度，学会尊重患者或顾客。

2. 对临床常见疾病的概念、病因与发病机制、辅助检查等有一个概要性的认识。

3. 掌握临床各科常见病、多发病的临床表现、治疗原则与药物治疗要点。

4. 作为药剂专业的学生，要掌握常见药物应用机制、不良反应及注意事项，为患者或顾客提供专业的药学服务，保证人民群众用药的安全性和合理性。

5. 除了关心疾病本身的诊断和治疗外，还应考虑诊疗过程给患者带来的躯体、心理、经济和权力等方面的影响，树立"以人为本"的服务理念。

（三）方法

1. 应注意与解剖生理学课程的关联性，学习过程中应联系相关知识，进一步理解各类疾病的特征。

2. 应注意每章的知识要点，它阐述了该章的重点及难点，按照每章的知识要点要求，通过每章后面附有的目标检测进行自测，检查学习效果。

3. 通过每章的"请你想一想"，加深对疾病的临床表现、药物治疗知识的掌握和运用。

4. 学习中应注意通过"你知道吗"，来拓宽自己的知识面。

5. 课堂上应积极加入互动教学，可通过课堂互动模式增强运用所学的知识来提高分析问题、解决问题的能力。

目标检测

一、单项选择题

1. 《中华人民共和国基本医疗卫生与健康促进法》实施日期是（   ）。

    A. 2020 年 6 月 1 日   B. 2019 年 12 月 28 日

    C. 2020 年 12 月 1 日   D. 2019 年 10 月 1 日

    E. 2020 年 1 月 1 日

2. 健康是指一个人在（   ）等方面都处于良好的状态。

    A. 生理与心理   B. 身体与精神

    C. 身体、道德和社会   D. 身体、精神和道德

    E. 身体、精神和社会

3. 疾病是机体在一定病因的损害性作用下，因自稳调节紊乱而发生的异常生命活动过程，并引发一系列代谢、功能、结构的变化，表现为（   ）的异常。

A. 生理与心理　　　　　　　　　B. 身体与精神

C. 心理　　　　　　　　　　　　D. 症状、体征和行为

E. 生理

二、多项选择题

1. 疾病概要的主要内容涉及（　　　）等学科。

A. 诊断学　　　　　　　　B. 临床医学　　　　　　　　C. 药物治疗学

D. 药物化学　　　　　　　E. 药事管理学

2. 药剂专业学习疾病概要的目的是（　　　）。

A. 认识临床常见疾病

B. 理解各类临床药物的作用机制

C. 掌握各类临床药物的适应证

D. 掌握各类临床药物的禁忌证及不良反应

E. 为从事药剂专业的岗位工作打下良好的基础

（彭荣珍）

书网融合……

自测题

第二章 诊断学基础知识

学习目标
知识要求
1. **掌握** 问诊的内容、方法和技巧。
2. **熟悉** 体格检查的基本方法，常用实验室检查的参考值及临床意义。
3. **了解** 体格检查的内容，常见症状的病因及临床表现。
能力要求
1. 具备与服务对象进行良好沟通的能力。
2. 具有对常用实验室检查和影像学检查分析判断的能力。

岗位情景模拟

情景描述 刘先生，36 岁。因发热、腹痛 3 小时来院就诊。
讨论 1. 如何对刘先生进行问诊？
2. 问诊时应采集哪些内容？

第一节 问诊

PPT

问诊是医务人员向患者或知情人询问而获取其病史资料的过程，也称为病史采集。通过问诊了解患者患病的全过程、既往史、个人生活史、家庭史等，从而掌握患者病情，为进一步检查和确定诊断提供线索及证据。诊断最基本的手段是问诊。

一、问诊的内容、方法与技巧

（一）内容

1. 一般项目 包括姓名、性别、年龄、籍贯、民族、婚姻、工作单位、职业、住址、入院日期、记录日期、病史陈述者及可靠程度。

2. 主诉 指患者本次就诊感受最痛苦、最明显的症状或体征。主诉记录应言简意赅，如"腹痛、腹泻 3 小时"。主诉的表达可初步反映病情的轻重急缓。

3. 现病史 指疾病的发生、发展、演变和诊治的经过，是病史的主体部分。

（1）起病的情况 指发病的时间、起病的缓急、发病时的环境、起病的原因或诱因。

（2）主要症状的特点 包括主要症状的部位、性质、持续时间、程度、缓解或加重的因素。

（3）病情的发展与演变　指主要症状加重、减轻或出现新的症状的情况。

（4）伴随症状　对各种伴随症状出现的时间、特征及其演变情况也应详细询问，并了解伴随症状与主要症状之间的关系。

（5）诊断经过　指患者患病以来的就诊经历，接受检查项目及结果；用药名称、剂量、用法和疗效。

（6）一般情况　发病后的精神、体重、食欲、大小便、睡眠、自理等状况。

4. 既往史　指患者既往健康状况、曾患疾病及诊疗过程，尤其是与本次发病有关的疾病。还应了解其预防接种史，传染病接触史、药物过敏史、外伤及手术史。

5. 个人史　指患者生活经历，包括出生地、曾到过的地区（特别是传染病、地方病流行区）和居住的时间、职业、工作条件、生活与饮食习惯、嗜好、有无不洁性交及性病史。

6. 婚姻史　未婚或已婚、结婚年龄、配偶健康状况、夫妻关系等。

7. 月经生育史　应了解女性患者月经初潮年龄、月经周期、行经天数、经血量和色泽、有无痛经与白带，末次月经与闭经日期，妊娠与生育次数和年龄，人工或自然流产的次数，有无死产、产褥感染及计划生育等情况。

8. 家族史　询问患者的父母、兄弟、姐妹及子女的健康状况，有无遗传疾病。对已经死亡的亲属，应询问死亡原因及年龄。

（二）方法与技巧

1. 首先要有高度的责任感和同情心，态度要和蔼友善，语言要通俗易懂，避免用医学术语。

2. 问诊一般从主诉开始，逐渐深入，有目的、有顺序地进行询问。避免暗示性提问。应直接询问患者本人，如遇幼儿或神志不清者可询问患者家属或由知情者代述。

3. 提问要注意系统性、目的性和必要性，避免重复提问。

4. 对危重、晚期患者应扼要询问，进行必要的体格检查后，立即进行抢救，待病情稳定后再详细询问病史。

5. 及时核实患者陈述中的不确切或有质疑的情况，提高病史的真实性。

二、常见症状

症状是指患者主观感受到痛苦的、不适的异常感觉。

（一）发热

各种原因引起体温调节中枢功能障碍导致体温超过正常，称为发热。

1. 病因　引起发热最常见的原因是细菌、病毒、支原体等病原体，此外还有无菌性坏死物质的吸收，抗原-抗体反应、内分泌代谢障碍等。

2. 临床表现

（1）发热的分度　低热 37.3 ~ 38℃；中热 38.1 ~ 39℃；高热 39.1 ~ 41℃；超高热

41℃以上。

（2）热型及临床意义 ①稽留热：体温持续 39～40℃左右，24 小时体温波动范围不超过 1℃，可持续数日。见于肺炎球菌性肺炎、伤寒等。②弛张热：体温超过 39℃，一日内体温波动范围超过 2℃，最低时仍高于正常水平。见于败血症、风湿热、重症肺结核、化脓性炎症等。③间歇热：高热期与无热期交替出现，体温波动幅度可达数度，体温骤升后持续数小时又可降至正常，无热期持续数日，反复发作。见于疟疾、急性肾盂肾炎等。④不规则热：发热无固定规律。见于结核病、支气管肺炎等。

（二）咳嗽与咳痰

咳嗽是一种反射性保护动作，呼吸道内的分泌物或气道内的异物可借咳嗽动作排出体外。咳痰是通过咳嗽将呼吸道或肺部的分泌物排出体外的动作。

1. 病因 常见的是呼吸道疾病（炎症、刺激性气体、异物、出血等）、胸膜疾病、心血管疾病等。

2. 临床表现

（1）咳嗽的性质 咳嗽时无痰或少痰为干咳，常见于急性或慢性咽喉炎、急性支气管炎初期、胸膜炎、肺结核等；咳嗽时有痰液为湿咳，见于慢性支气管炎、肺炎、支气管扩张等。

（2）咳嗽的时间与节律 晨起体位改变时咳嗽加剧，伴脓痰，常见于支气管扩张、肺脓肿；夜间平卧时出现剧烈咳嗽，常见于左心衰竭、肺结核；突发性咳嗽常因吸入刺激性气体或异物；发作性咳嗽见于百日咳、支气管哮喘等。

（3）咳嗽的音色 咳嗽声音嘶哑，见于声带或喉部病变；咳嗽呈金属音调，见于纵隔肿瘤、支气管癌，鸡鸣样咳嗽多见于百日咳等。

（4）痰的性状和量 浆液或黏液性痰见于急性呼吸道炎症；粉红色泡沫样痰见于肺水肿；铁锈色痰见于典型肺炎链球菌肺炎；大量脓痰见于支气管扩张或肺脓肿；脓痰有恶臭味者提示有厌氧菌感染。

（三）咯血

咯血是指喉及喉以下呼吸道任何部位的出血，经口咯出者。

1. 病因 常见于支气管肺部疾病（结核、支气管扩张、肿瘤等）、心血管疾病以及血液系统疾病、某些急性传染病等。

2. 临床表现 除原发疾病的临床表现外，咯血的临床特点如下。

（1）年龄 青壮年咯血多见于肺结核、支气管扩张、风湿性心脏病二尖瓣狭窄等；有长期、大量吸烟史且 40 岁以上者，尤其男性，应高度警惕肺癌。

（2）咯血量 少者痰中带血；咯血量 <100ml/日为小量咯血；100～500ml/日为中量咯血；>500ml/日或一次咯血量 100～500ml 为大量咯血。

（3）伴随症状 可伴有咳嗽、出冷汗、脉速、呼吸急促、面色苍白或恐惧感。

（四）呼吸困难

呼吸困难是指患者主观感觉空气不足或呼吸费力，客观表现为呼吸频率、深度和节律的异常，严重者鼻翼扇动，端坐呼吸、发绀。

1. 病因 常见有呼吸系统疾病，包括气道阻塞、肺疾病、胸廓疾病、神经肌肉疾病；心血管系统疾病，如左心功能不全等。

2. 临床表现

（1）肺源性呼吸困难 ①吸气性呼吸困难：吸气费力，重者出现"三凹征"，吸气时胸骨上窝、锁骨上窝、肋间隙明显凹陷。②呼气性呼吸困难：呼气费力，呼气时间延长，常伴有哮鸣音。③混合性呼吸困难：吸气与呼气均费力，呼吸频率增快、变浅。

（2）心源性呼吸困难 ①劳力性呼吸困难：劳动时加重，休息时减轻。②夜间阵发性呼吸困难：夜间平卧时加重，坐位时减轻。夜间阵发性呼吸困难是急性左心功能不全的表现。③端坐呼吸。

（五）心悸

心悸是一种自觉心跳或心慌的不适感觉。

1. 病因 ①心脏搏动增强：病理性有心室肥大、甲状腺功能亢进、贫血、发热等；生理性有剧烈运动、精神紧张及饮酒、浓茶、咖啡或服用某些药物后。②心律失常：见于心动过速、心动过缓及心律不规则等。③心脏神经官能症。

2. 临床表现 患者自觉心跳或心慌，常于紧张、焦虑及注意力集中时发生。

（六）恶心与呕吐

恶心为上腹部不适、紧迫欲吐的感觉，常为呕吐的前奏。呕吐是胃或部分小肠的内容物经食管、口腔而排出体外的现象。呕吐是身体的一种保护措施，可把有害物质排出体外。

1. 病因 ①反射性呕吐：常见于胃十二指肠疾病、肠道疾病、肝胆胰疾病、腹膜及肠系膜疾病等。②中枢性呕吐：颅内压增高及药物或毒素直接刺激呕吐中枢。③神经性呕吐：如胃神经官能症、癔症等。④前庭障碍性呕吐：如迷路炎、晕动病等。

2. 临床表现

（1）呕吐物的性质和量 大量黏液且混有食物见于胃炎；呈咖啡色见于胃及十二指肠溃疡、肝硬化并发食管或胃底静脉曲张破裂、胃癌和出血性胃炎等；有酸臭味见于幽门梗阻。

（2）呕吐的时间及诱因 与进食密切相关者多为胃肠病变所致；晨起呕吐隔夜食物，其量较多者提示幽门梗阻；妊娠呕吐多于清晨发生；乘车、船发生呕吐者常提示晕动病；精神受刺激后呕吐多见于神经官能症。

（3）呕吐的特点 反射性呕吐常有恶心先兆，开始较重，但呕吐后有轻松感；中枢性呕吐呈喷射状。

（七）呕血与便血

呕血是指血液经口腔呕出，是由上消化道（包括食管、胃、十二指肠、肝、胆、胰疾病），或全身疾病所致。当胃内积血超过250ml可出现呕血。便血是指血液经肛门排出。

1. 病因

（1）呕血　①上消化道疾病，如消化性溃疡、食管静脉曲张破裂、胃癌等。②胆道、胰腺疾病，如胆管癌、胰腺脓肿等。③全身性疾病，如白血病、特发性血小板减少性紫癜等。

（2）便血　①小肠疾病，如肠结核、小肠肿瘤、肠套叠等。②结肠疾病，如结肠癌、溃疡性结肠炎、结肠息肉、细菌性痢疾等。③直肠肛管疾病，如痔、肛裂、直肠癌、直肠息肉等。

2. 临床表现

（1）呕血的颜色　其颜色受出血量的多少、在胃内停留时间的长短、出血部位影响。可出现鲜红、暗红、咖啡样或棕褐色。

（2）血便的颜色　可呈黑色、暗红或鲜红色。每日上消化道出血量＞50ml，在肠道中停留时间长，多为柏油样便。下消化道出血，停留时间短，多为鲜红色，出血量每日在5～10ml以内者，无肉眼可见的粪便颜色改变，需用隐血试验的方法才能确定。

你知道吗

柏油样便

上消化道出血时血红蛋白在肠道内与硫化物起作用形成硫化亚铁，使大便呈黑色，且由于粪便表面附有黏液而发亮，类似柏油，故称为柏油样便。小肠出血时，如果在肠道停留时间长，也可表现为黑便。

（3）失血性休克　其程度轻重与出血量多少、出血速度有关。若出血量大（＞30%血容量）可致失血性休克。

请你想一想
咯血与呕血的区别？

（八）疼痛

疼痛是一种不愉快的感觉和情绪上的感受。临床上常见的有头痛、胸痛、腹痛等。

1. 病因

（1）头痛　①颅脑病变，如颅内感染、脑血管病变、占位性病变。②颅外病变，如颅骨疾病、颈椎病等。③全身性疾病的伴随症状，如急性感染、心血管疾病、中毒、尿毒症等。④其他，如精神紧张、过度劳累等。

（2）胸痛　①胸壁疾病，如肋间神经痛、肋骨骨折等。②呼吸系统疾病，如胸膜炎、气胸、肺炎球菌肺炎等。③心血管疾病，如心绞痛、急性心肌梗死等。④其他，如纵隔炎、膈下脓肿等。

（3）腹痛　①消化道疾病，如消化性溃疡、胃炎、胃癌。②小肠及结肠疾病，如肠梗阻、阑尾炎、肠炎、痢疾。③胆道和胰腺疾病，如胆囊炎、胆结石、胰腺炎、胰头癌。④急、慢性肝炎，肝癌。⑤腹膜炎，如胃肠穿孔、脾破裂。⑥泌尿生殖器官疾病，如肾炎、输尿管结石、宫外孕、输卵管炎、卵巢囊肿蒂扭转。⑦胸部脏器引起腹痛，如肺炎球菌肺炎、急性下壁心肌梗死。

2. 临床表现

（1）头痛　头痛伴剧烈呕吐者提示颅内压增高；剧烈阵痛，多为深部的胀痛、撕裂样痛，伴有呕吐、抽搐、意识障碍，甚至有生命体征的改变，多为颅内病变引起的头痛；呈现与脉搏一致的搏动性痛或胀痛，低头、用力、咳嗽等均可使头痛加重，多为偏头痛、高血压病等。

（2）胸痛　心绞痛在胸骨体上、中段之后，呈紧缩感或压迫感，休息或含服硝酸甘油后可缓解；胸膜炎时疼痛呈尖锐痛或撕裂痛，呼吸时加重，屏气时消失；带状疱疹常沿肋间神经呈带状分布，表现为灼痛、刺痛、阵发性发作；自发性气胸可在屏气、剧烈咳嗽时或之后突然发生剧烈胸痛。

（3）腹痛　腹痛部位、性质、程度与原发病密切相关。如消化性溃疡常有慢性、周期性、节律性疼痛，呈隐痛、灼痛；急性胰腺炎往往是暴饮暴食之后，中上腹部持续性疼痛，阵发性加重；泌尿系结石为阵发性绞痛，伴有血尿。

（九）腹泻

腹泻是指排便次数增加，大便稀薄并带有黏液、脓血或未消化的食物。腹泻可分为急性腹泻和慢性腹泻。

1. 病因

（1）急性腹泻　常见于：①急性肠道疾病；②急性中毒，如某些食物、药物引起；③急性全身感染或全身性疾病，如败血症、伤寒副伤寒、尿毒症、甲状腺功能亢进等。

（2）慢性腹泻　常见于：①消化系统慢性病变；②内分泌及代谢性疾病；③神经功能紊乱，如肠易激综合征；④药物不良反应，如某些抗肿瘤药、抗生素等。

2. 临床表现

（1）起病与病程　急性腹泻起病急骤，病程短，多为感染或食物中毒引起。慢性腹泻起病缓慢，病程较长，多见于慢性感染、肠道肿瘤、吸收不良等。

（2）腹泻次数与粪便性状　急性腹泻每日排便次数可多达 10 次以上，伴黏液脓血便。慢性腹泻每天排便数次，便稀，也可带有黏液、脓血。

（3）腹泻与腹痛的关系　因感染引起的急性腹泻常伴腹痛，小肠疾病引起的腹泻疼痛常位于脐周，便后腹痛缓解不明显。结肠疾病引起的腹泻疼痛位于下腹部，便后腹痛可缓解。

（十）便秘

便秘是指排便频率减少，一周内排便少于 2~3 次，粪便量少且干结，伴排便困难。分功能性便秘和器质性便秘。

1. 病因

（1）功能性便秘　常因饮食不当、生活不调、精神因素刺激、腹肌及盆肌张力不足、长期泻药依赖、某些药物不良反应等引起。

（2）器质性便秘　常因直肠肛门病变（痔疮、肛裂等）、结肠肿瘤、先天性巨结肠、腹腔或盆腔内肿瘤压迫、全身性疾病致肠肌松弛等引起。

2. 临床表现

（1）功能性便秘　多无特殊表现，可有口苦、食欲减退、腹胀、下腹不适。

（2）器质性便秘　常有腹痛、腹胀，甚至恶心、呕吐。排便困难者可因痔疮、肛裂而出现便血。

第二节　体格检查

PPT

体格检查是指医务人员运用自己的感官（眼、耳、鼻、手）和借助一些简单的工具（如体温表、血压计、压舌板、听诊器、叩诊锤等）检查受检者身体状况的方法。

一、体格检查的基本方法

（一）视诊

视诊是运用视觉来观察受检者全身或局部情况的检查方法。全身视诊可观察到受检者的一般状态，如性别、年龄、发育、营养、体型、意识状态、面容、表情、体位姿势及步态等。局部视诊是深入细致的观察受检者身体的某一局部，如呼吸运动、心尖搏动的位置、腹部的外形等。

（二）触诊

触诊是运用手接触被检查部位，利用触觉进行判断的一种检查方法。全身各部位均可使用，尤以腹部触诊最为重要。一般用手指指腹和手掌面进行触诊。常用的有浅部触诊法和深部触诊法。

1. 浅部触诊法　常用于检查皮下结节、肌肉中的包块、关节腔积液、肿大的浅表淋巴结、胸腹壁病变。

2. 深部触诊法　常用于腹部检查，了解腹腔及盆腔脏器病变。根据检查目的和手法不同，又分为滑行触诊法、双手触诊法、深压触诊法、冲击触诊法。

（三）叩诊

叩诊是用手指叩击受检者体表某一部位，使之产生音响，借助震动和音响的特点来判断脏器状况的检查方法。

1. 叩诊方法

（1）直接叩诊法　用并拢手指的掌面直接轻轻拍击被检查部位体表，借助拍击的音响和手指下的震动感来判断病变。常用于胸、腹部面积较广泛的病变，如大量胸腔积液、肺实变及腹水等的检查。

（2）间接叩诊法　是临床最常用的叩诊法。将左手中指第二指节紧贴于被叩诊部位，右手以中指的指端垂直叩击左手中指第二指节背面。

2. 叩诊音　被叩击的组织和脏器的密度、弹性、含气量以及与体表距离的不同，叩击时可产生不同的音响，临床上分为清音、浊音、实音、鼓音和过清音（表2-1）。

表2-1　各种叩诊音的特点及临床意义

叩诊音	性质	正常出现部位	临床意义
清音	音调低、音响较强、振动持续时间较长	正常肺部	
浊音	音调高、音响较弱、振动持续时间较短	被肺组织覆盖的实质脏器（肺与心脏、肝脏重叠部位）	肺炎、胸膜增厚
实音	音调更高、音响更弱、振动持续时间更短	心脏、肝脏表面（不被肺组织覆盖）	大量胸腔积液、肺实变
鼓音	音调低、音响强、振动时间长	胃及含空气较多的空腔器官	肺内巨大空洞、气胸、气腹
过清音	介于清音与鼓音之间，音调较清音低、音响较清音强	生理情况不出现	肺气肿

（四）听诊

听诊是检查者直接用耳或借助听诊器在受检者体表听取其身体某部位发出的声音的方法，是诊断疾病，尤其是心、肺疾病的一项基本技能和重要手段。

（五）嗅诊

嗅诊是凭嗅觉感知受检者发出的异常气味从而判断其与疾病之间关系的方法，如大蒜味见于有机磷农药中毒、氨味见于尿毒症、烂苹果味见于糖尿病酮症酸中毒等。

二、体格检查的主要内容

（一）一般状态检查

1. 生命体征　是反映生命活动存在与否及质量的重要指标，包括体温、呼吸、脉搏、血压。

（1）体温　正常体温腋测法为36~37℃，最常用；口测法为36.3~37.2℃，不能用于婴幼儿和神志不清者；肛测法为36.5~37.7℃，可用于婴幼儿和神志不清者。

（2）呼吸　正常人呼吸节律均匀，深度适宜，频率12~20次/分。评估呼吸时要注意频率、节律和深度的变化。详见本章肺和胸膜检查。

（3）**脉搏** 正常时搏动均匀、节律规则，成人安静时 60～100 次/分。常见的异常脉搏有：①脉搏增快（速脉），指脉搏 >100 次/分，见于发热、贫血等；②脉搏减慢（缓脉），指脉搏 <60 次/分，见于颅内压增高、房室传导阻滞等；③不整脉，指脉搏节律不规则，间隔时间长短不一，见于各种心律失常；④脉搏短绌，指在单位时间内脉率少于心率，见于心房颤动；⑤交替脉，指脉搏节律正常而强弱交替出现，见于左心功能不全；⑥水冲脉，指脉搏骤起骤落，急促而有力，见于主动脉瓣关闭不全、甲状腺功能亢进等。

（4）**血压** 正常成人收缩压 90～139mmHg，舒张压 60～89mmHg。血压 ≥140/90mmHg 为高血压，见于原发性高血压、肾脏疾病等。血压 <90/60mmHg 为低血压，见于休克、心肌梗死、心功能不全等。

2. 发育与体型 评价成人发育的指标有：①胸围约为身高的一半。②双上肢展开后的长度等于身高。③坐高等于下肢的长度。发育不正常与营养及内分泌障碍有关，如维生素 D 缺乏所致的佝偻病、呆小症、垂体性侏儒症等。体型是发育的形体表现，正常体型分瘦长型（无力型）、矮胖型（超力型）、匀称型（正力型）。

3. 营养状况 结合皮肤、毛发、皮下脂肪、肌肉的发育情况判断，可用良好、中等、不良三个等级描述。

4. 意识状态 正常人意识清晰。凡影响大脑功能活动的疾病会引起不同程度的意识改变。根据意识障碍程度可分为嗜睡、意识模糊、昏睡、昏迷、谵妄。

5. 面容与表情 健康人面色红润、表情自然。常见典型面容改变有：急性病容、慢性病容、贫血面容、甲状腺功能亢进面容、二尖瓣面容、满月面容、黏液性水肿面容、苦笑面容等。

6. 体位 是指身体所处的状态，不同的疾病及意识状态使受检者主动或被动地采取不同的体位。常见体位有：自动体位、被动体位、强迫体位（强迫仰卧位、强迫侧卧位、强迫坐位）等。

（二）皮肤与黏膜检查

1. 颜色 ①苍白：见于贫血、休克、主动脉瓣关闭不全等。②发红：见于发热、肺炎球菌肺炎、肺结核。③发绀：为缺氧的表现之一，由于血液中还原血红蛋白的含量大于 50g/L 所致，见于心、肺功能不全等。④黄染：皮肤呈黄色，见于溶血性、肝细胞性、胆汁淤积性黄疸。

2. 皮疹 全身疾病的表现之一，是诊断某些疾病的重要依据。主要有斑疹、丘疹、斑丘疹、荨麻疹、玫瑰疹等，常见于皮肤病、传染病、过敏反应等。

3. 出血点 直径 <2mm 为瘀点；3～5mm 之间为紫癜；>5mm 为瘀斑；片状出血伴局部皮肤显著隆起者为血肿。见于出血性疾病、严重感染等。

4. 蜘蛛痣 是由皮肤小动脉末端分支扩张形成

请你想一想
对被检者进行皮肤黏膜检查时的注意事项有什么？

的血管痣，形状如蜘蛛而得名。常出现于面、颈、手、前胸及肩部等处。见于慢性肝炎、肝硬化等。

（三）淋巴结检查

正常人浅表淋巴结很小，直径 0.2～0.5cm，质地柔软，表面光滑，无压痛，与毗邻组织无粘连，不易触及。检查顺序一般为：耳前、耳后、乳突、枕骨下区、颈后三角、颈前三角、锁骨上窝、腋窝、滑车上、腹股沟及腘窝进行浅部触诊。触及浅表淋巴结时，应注意其部位、大小、数目、硬度、压痛、表面光滑度、活动度、局部皮肤有无红肿或瘘管等。局限性淋巴结肿大见于非特异性淋巴结炎、淋巴结结核、恶性肿瘤淋巴结转移；全身淋巴结肿大见于白血病、淋巴瘤等。

（四）头部检查

1. 头颅　头颅的大小异常或畸形是某些疾病的体征，如大脑发育不全的小儿头颅较小；脑积水小儿呈巨颅；方形头多见于小儿佝偻病、先天性梅毒。

2. 眼　注意检查眼睑有无水肿、睑内翻、上睑下垂、眼睑闭合障碍；眼球有无突出、下陷，眼球运动有无异常；巩膜有无黄染；角膜有无浑浊、白斑、云翳、软化、溃疡、新生血管；双侧瞳孔是否对称、大小有无变化、对光和调节反射是否正常等。正常瞳孔呈圆形，双侧等大，直径为 3～4mm。瞳孔缩小、散大、双侧瞳孔散大并伴有对光反射消失、双侧瞳孔大小不等且变化不定，均提示病变。

3. 耳　注意外耳道有无红肿、溢液、流脓，乳突有无压痛，听力有无障碍。

4. 鼻　注意皮肤颜色和外形有无变化，有无鼻翼扇动，有无鼻出血及鼻腔分泌物有无异常变化。检查鼻窦有无压痛。

5. 口　检查口唇颜色；口唇有无疱疹和口角糜烂；口腔黏膜有无色素沉着、溃疡、出血及麻疹黏膜斑（Koplik spot）；注意牙齿有无龋齿、残根、义齿；注意舌的颜色、运动、舌苔；注意咽和扁桃体有无充血、肿大、分泌物或伪膜；注意有无腮腺肿大等。

（五）颈部检查

1. 外形与运动　正常颈部左右对称，活动自如，静坐时颈静脉不显露。

2. 颈部血管

（1）颈动脉搏动　正常人颈部动脉的搏动不明显。安静状态出现明显颈动脉搏动，多见于主动脉瓣关闭不全、高血压、甲状腺功能亢进症及严重贫血等。

（2）颈静脉怒张　正常人坐位时颈静脉不显露，卧位时充盈的水平仅限于锁骨上缘至下颌角距离的下 1/3 内。若卧位时充盈度超过正常水平，或立位与坐位时可见明显静脉充盈，称为颈静脉怒张，见于右心功能不全、心包积液等。

3. 甲状腺　正常人的甲状腺外观不明显，青春期女性甲状腺可略增大。触诊甲状腺的方法：用右手拇指与示指触甲状腺处，嘱受检者做吞咽动作，如随吞咽运动而上下移动者为甲状腺。应注意其大小、形态、质地，表面是否光滑，有无结节、压痛及震颤。甲状腺肿大可分为三度。

4. 气管　正常气管位于颈前正中部。气管推向健侧见于一侧胸腔积液、积气、纵隔肿瘤；气管被拉向患侧见于一侧肺不张、胸膜增厚及粘连时。

（六）胸廓

正常人胸廓两侧大致对称，呈椭圆形。成年人胸廓前后径小于左右径，其比例约为 1：1.5。常见异常胸廓如下。

1. 扁平胸　胸廓扁平而狭长，前后径不及左右径的一半，肋间隙变窄，腹上角呈锐角。见于慢性消耗性疾病，肺结核等。

2. 桶状胸　胸廓前后径增大，左右径几乎相等，呈圆桶状，肋间隙增宽，腹上角为钝角。见于严重肺气肿的患者。

3. 佝偻病胸　胸廓前后径增大，左右径缩小，胸骨下端前突。若胸骨剑突处显著内陷，称漏斗胸。

4. 胸廓一侧或局部变形　局部凹陷，见于严重的胸粘连、肺不张等；胸廓一侧膨隆，见于大量胸腔积液、气胸等。

（七）肺和胸膜检查

1. 视诊

（1）呼吸运动　正常女性以胸式呼吸为主，男性和儿童以腹式呼吸为主。肺炎、严重肺结核、胸膜炎等肺或胸膜疾病时，可使胸式呼吸减弱，腹式呼吸增强；腹膜炎、阑尾炎、大量腹水及妊娠后期，则腹式呼吸减弱，胸式呼吸增强。

（2）呼吸频率、节律和深度的变化　正常成人呼吸频率为 12～20 次/分，呼吸节律整齐。成年人呼吸 >20 次/分，为呼吸加快，见于发热、甲状腺功能亢进、严重贫血及心力衰竭等；呼吸 <12 次/分，为呼吸减慢，见于麻醉剂或镇静剂过量、颅内压增高等。当脑炎、颅内高压时可出现异常呼吸：①潮式（Cheyne – Stokes）呼吸：呼吸由浅慢逐渐变为深快，再由深快转为浅慢，而后暂停呼吸，又开始上述的周期性呼吸。②间停（Biots）呼吸：有规律的呼吸几次后，突然停止一段时间，又恢复呼吸。③深大（Kussmaul）呼吸：当严重代谢性酸中毒和尿毒症酸中毒可出现。

2. 触诊

（1）胸廓扩张度　即呼吸时胸廓动度，于胸廓前下部检查较易获得。若一侧胸廓扩张受限，见于大量胸腔积液、气胸、肺不张。

（2）语音震颤　嘱被检者发出长音"yi"，检查者在胸壁上可以用手触及共鸣的振动，称为语音震颤。语音震颤增强主要见于肺组织实变、靠近胸壁的肺内大空洞；语音震颤减弱或消失主要见于肺气肿、阻塞性肺不张、胸腔积液、气胸、胸膜增厚等。

（3）胸膜摩擦感　检查者用手掌轻贴胸壁，嘱被检者反复做深呼吸，呼吸时脏层和壁层胸膜相互摩擦，此时若有皮革相互摩擦样的感觉，即为胸膜摩擦感，见于急性胸膜炎。

3. 叩诊

（1）正常叩诊音　正常肺部叩诊音为清音。心脏、肝脏被肺组织覆盖的部位叩诊呈浊音，而左腋前线下方胃泡区叩诊呈鼓音。

（2）病理性叩诊音　正常肺部清音区范围内出现浊音、实音、过清音、鼓音时则为病理性叩诊音。病理性浊音或实音见于肺炎、肺不张、胸腔积液等；病理性鼓音见于气胸、肺内较大空洞等；过清音见于肺气肿。

4. 听诊

（1）正常呼吸音　肺泡呼吸音、支气管呼吸音及支气管肺泡呼吸音（表2-2）。

表2-2　正常呼吸音的性质、特点及正常分布部位

	肺泡呼吸音	支气管呼吸音	支气管肺泡呼吸音
性质	声音柔和，吸气时类似发出"夫"音	声音粗糙，呼气时类似发出"哈"音	介于二者之间
特点	声音清晰，音调较低，吸气＞呼气	声音响，音调高，呼气＞吸气	声音响，音调高，吸气＝呼气
正常分布部位	除支气管性呼吸音及支气管肺泡呼吸音以外的正常肺组织	胸骨上窝、胸骨柄、第6、7颈椎及第1、2胸椎附近	胸骨角附近、肩胛间区3、4胸椎水平

（2）病理性呼吸音

1）病理性肺泡呼吸音　①肺泡呼吸音减弱或消失，见于慢性支气管炎、肺气肿、胸腔积液、气胸等。②肺泡呼吸音增强，见于高热、贫血、酸中毒等。③呼气延长，见于支气管哮喘、慢性阻塞性肺气肿等。④呼吸音粗糙，多见于支气管炎、肺炎早期。

2）病理性支气管呼吸音　正常情况下在肺泡呼吸音的区域出现支气管呼吸音则属病理现象。见于肺组织实变、肺内大空腔、压迫性肺不张等。

（3）啰音　是呼吸音以外的附加音，按其性质及发生原理可分为干啰音、湿啰音及捻发音（表2-3）。

表2-3　干、湿性啰音的对比

	干性啰音	湿性啰音
发生机制	气流通过狭窄的气道时发生湍流所产生的声音	气流通过呼吸道内的分泌物时形成的水泡破裂所产生的声音
特点	持续时间较长，性质易变、部位易变换	断续而短暂，性质不变且部位较恒定
时相	以呼气时明显	以吸气或呼气终末期明显
分类	哨笛音、鼾音	大、中、小水泡音
临床意义	慢性支气管炎、支气管哮喘、心源性哮喘、肺癌	支气管肺炎、肺淤血、急性肺水肿

（4）胸膜摩擦音　正常时无。当胸膜因炎症变粗糙时，即可出现，呼吸两相均可闻及，一般在吸气末呼气初较为明显，屏气时消失，见于干性胸膜炎、尿毒症等。

（八）心脏检查

1. 视诊 评估心前区有无隆起与凹陷；心尖搏动的位置、强度与范围。正常成人心尖搏动位于第五肋间，左锁骨中线内侧 0.5 ~ 1.0cm 处，搏动范围直径为 2.0 ~ 2.5cm。左心室增大时心尖搏动向左下方移位；右心室增大时心尖搏动向左移位；一侧气胸或大量胸腔积液时心尖搏动推向健侧；阻塞性肺不张心尖搏动拉向患侧。剧烈运动、发热、甲状腺功能亢进症时，心尖搏动常增强；心肌炎、重度心力衰竭时，心尖搏动减弱；心包积液、胸腔积液、肺气肿时，心尖搏动常减弱，甚至消失。

2. 触诊

（1）心前区搏动 检查心尖搏动和心前区异常搏动、震颤及心包摩擦感。心尖搏动冲击手指的时间标志着心室收缩期的开始。触诊时若手指被强有力的心尖搏动抬起，称抬举性搏动，是左室肥厚的典型体征。

（2）震颤 又称猫喘。是指触诊时手掌在心前区触知的一种细小震动感，为心血管器质性病变的特征性体征之一。

（3）心包摩擦感 心包炎症时，可在心前区或胸骨左缘第 4 肋间触及收缩期和舒张期双相的粗糙摩擦感。

3. 叩诊

（1）正常心界（相对浊音界） 为正常成人心脏相对浊音界至前正中线的平均距离（表 2 - 4）。

表 2 - 4 正常心脏相对浊音界

右界（cm）	肋间	左界（cm）
2 ~ 3	II	2 ~ 3
2 ~ 3	III	3.5 ~ 4.5
3 ~ 4	IV	5 ~ 6
	V	7 ~ 9

注：正常成人左锁骨中线与前正中线的距离为 8 ~ 10cm。

（2）心浊音界的改变及临床意义 ①左心室增大，心浊音界向左、向下扩大，心界呈靴型，称主动脉型心，常见于主动脉瓣关闭不全、高血压性心脏病。②右心室增大时，心浊音界向左右两侧增大，但向左增大较为显著，见于慢性肺源性心脏病、单纯二尖瓣狭窄等。③左心房增大或合并肺动脉段扩大，心界呈梨形，称二尖瓣型心，常见于二尖瓣狭窄。④心包积液时，心界向两侧增大，且随体位改变而改变，卧位时心部浊音界增宽，为特征性体征，而坐位时心浊音界可呈三角烧瓶形。

4. 听诊

（1）心脏瓣膜听诊区 ①二尖瓣区：位于第 5 肋间左锁骨中线稍内侧。②肺动脉瓣区：位于胸骨左缘第 2 肋间。③主动脉瓣区：胸骨右缘第 2 肋间。④主动脉瓣第二听诊区：胸骨左缘第 3、4 肋间。⑤三尖瓣区：位于胸骨体下端左缘。一般按瓣膜病变好发部位的顺序进行听诊，即二尖瓣区、肺动脉瓣区、主动脉瓣区、主动脉瓣第二听诊区和三尖瓣区（图 2 - 1）。

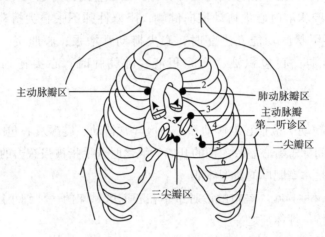

主动脉瓣区　肺动脉瓣区　主动脉瓣第二听诊区　二尖瓣区　三尖瓣区

图 2 - 1　心脏瓣膜听诊区简图

（2）心率　正常成人心率为 60 ~ 100 次/分。成人心率 >100 次/分，称为心动过速，见于剧烈运动、情绪激动、贫血、发热、心肌炎及使用阿托品药物等；心率 <60 次/分，称为心动过缓，见于运动员、颅内压增高、阻塞性黄疸等。

（3）心律　正常人心律规则。常见异常有：①期前收缩，又称过早搏动。在原规则的心律中突然提前出现一次心脏搏动，其后有一段较长的代偿间歇。若期前收缩有规律地出现，如每一次窦性搏动后出现一次期前收缩，称为二联律；若每两次窦性搏动后出现一次期前收缩，称为三联律。②心房颤动，心律绝对不规则，第一心音强弱不等，心率大于脉率，见于二尖瓣狭窄、冠状动脉粥样硬化性心脏病（冠心病）和甲状腺功能亢进（甲亢）等。

（4）心音　通常能听到第一心音和第二心音。部分儿童和青少年有时可听到第三心音，音调低而弱，呼气末期较清楚。第四心音多属病理情况。

（5）心音异常

1）心音强度改变　①第一心音改变：增强见于高热、二尖瓣狭窄等；减弱见于心肌炎、心功能不全等。②第二心音改变：主动脉瓣听诊区第二心音的增强，见于高血压病、主动脉粥样硬化等；主动脉瓣听诊区第二心音的减弱，见于主动脉瓣狭窄或关闭不全等；肺动脉瓣听诊区第二心音的增强，见于二尖瓣狭窄、肺源性心脏病等；肺动脉瓣听诊区第二心音的减弱，见于肺动脉瓣狭窄或关闭不全等。

2）心音性质改变　心肌严重病变时，第一心音失去原有的低钝音调发生改变而与第二心音的性质相似，心率加快，舒张期与收缩期的时限几乎相等时，听诊类似钟摆的"滴答"声，称为钟摆律。见于重症心肌炎、急性心肌梗死等。

3）三音律 在原有两个心音之外出现一个额外的声音，形成三音律。严重心肌损害、心力衰竭时在第二心音之后出现舒张期的额外心音，心率增快，与原有第一、二心音共同组成韵律，犹如奔跑的马蹄声，称为舒张早期奔马律。

（6）心脏杂音 正常心音与额外心音之外的嘈杂声音。杂音听诊要点：①最响部位：杂音在某瓣膜听诊区最响则提示该瓣膜有病变。②出现的时期：有收缩期杂音、舒张期杂音和连续性杂音。③性质：粗糙的吹风样、隆隆样、叹气样、机器样、乐音样杂音。一般功能性杂音较柔和，器质性杂音较粗糙。④传导方向：常沿着产生杂音的血流方向传导。⑤强度：收缩期杂音强度分为 6 级，一般认为 3/6 级或以上杂音多为器质性病变。

（7）心包摩擦音 由于生物性或理化因素致纤维蛋白沉积在脏层与壁层心包之间，导致在心脏搏动时产生摩擦而出现的声音。收缩期和舒张期均可听到，在胸骨左缘第 3～4 肋间最响，屏气时其摩擦音仍然存在。见于心包炎、风湿性病变、尿毒症等。

（九）腹部检查

1. 视诊

（1）腹部外形 正常人腹部平坦对称。全腹膨隆见于腹水、胃肠胀气等；局部膨隆见于肿块或肿大的脏器等；腹部凹陷见于恶病质、严重脱水等。

（2）腹壁静脉 正常人一般不显露。腹壁静脉曲张见于门静脉高压致循环障碍或上、下腔静脉回流受阻而有侧支循环形成时，腹壁静脉迂曲变粗。

（3）胃肠型及蠕动波 正常人腹部一般未见胃肠蠕动波。幽门梗阻时患者上腹部可见胃型或胃蠕动波；肠梗阻患者可见肠型或肠蠕动波。

（4）腹壁其他情况 注意有无皮疹、色素、腹纹、瘢痕、疝；上腹部搏动病理情况见于腹主动脉瘤、右室肥大等。

2. 触诊 被检者取仰卧位，两腿屈曲使腹壁肌肉放松，检查者站在被检者右侧，检查顺序一般自左下腹开始逆时针方向检查，原则是先触及未诉疼痛的部位，逐渐移向病痛部位。触诊是腹部检查的主要方法。

（1）腹壁紧张度 正常人腹壁柔软无抵抗。腹腔内有急性炎症，刺激腹膜引起反射性腹肌痉挛使腹壁变硬，称腹肌紧张。胃肠道穿孔或实质脏器破裂所致的急性弥漫性腹膜炎，全腹壁常强直，硬如木板，称板状腹。

（2）压痛及反跳痛 正常腹部触摸时不引起疼痛，重压时仅有压迫感，病变的部位受压时会有疼痛感。全腹压痛见于弥漫性腹膜炎；右髂前上棘与脐连线中外 1/3 交界处（麦氏点）压痛见于阑尾炎。在检查压痛时，逐渐用力压迫局部后手突然抬起，此时被检者感觉腹痛加剧，称为反跳痛，提示炎症波及腹膜壁层。临床上把腹肌紧张、压痛及反跳痛统称为腹膜刺激征，是急性腹膜炎的可靠体征。

（3）腹部包块 触诊腹部包块时，需注意其位置、大小、形态、质地、压痛、搏动、移动度及与腹壁的关系等。如是炎症性包块，则有与邻近组织粘连、压痛明显、不易推动的特点；良性包块边界清楚、表面光滑、质地不坚、压痛不明显、活动度较大；恶性肿瘤引起的包块边界模糊、表面不平、质地坚硬、移动度差。

（4）肝脏　正常成人肝脏一般在肋缘下未及，但腹壁松弛或体瘦者深吸气时在右肋缘下可触及肝脏约1cm以内，剑突下3cm以内，质地柔软，边缘较薄，表面光滑，无压痛。触及肝脏应注意检查其大小、质地、表面形态和边缘，有无压痛、搏动等。

（5）胆囊　正常人胆囊不能触及。当胆囊肿大时，可在右肋下、腹直肌外缘触及。急性胆囊炎胆囊肿大时，可做胆囊触痛检查：将左手掌平放在患者的右肋下，拇指用力按压在右肋下胆囊点处，嘱患者缓慢深吸气，在深吸气时患者因疼痛而突然屏气，则称为Murphy征阳性。

（6）脾脏　正常人脾脏不能触及。脾肿大可分三度，即深吸气时脾脏在肋下＜2cm者为轻度肿大；自肋下2cm至脐水平线为中度肿大；超过脐水平以下者为高度肿大。脾大见于血吸虫病、肝硬化、白血病等。

（7）肾脏　正常人的肾脏不能触及，但腹壁松弛、内脏下垂的人在深吸气时可能触及右肾下极。肾脏肿大见于肾盂积水、肾肿瘤等。肾脏和尿路有炎症、结石、肿瘤时可在一些部位出现压痛点。

3. 叩诊

（1）腹部叩诊音　除肝、脾区呈浊音或实音外正常腹部叩诊呈鼓音。胃肠高度胀气、人工气腹和胃肠穿孔时，腹部呈高度鼓音。巨脾、腹腔内肿瘤或大量腹水时，病变部可出现浊音或实音，鼓音范围缩小。

（2）肝脏叩诊　沿右侧锁骨中线自上而下，由清音转为浊音时，即为肝上界，又称为肝脏相对浊音界，相当于右锁骨中线上第5肋间。肝浊音界扩大见于肝脓肿、肝癌等；肝浊音界缩小见于急性重型肝炎、肝硬化等。

（3）移动性浊音　患者取仰卧位，自脐部向一侧腰部叩诊，当鼓音变为浊音时，让患者转向对侧，而医生的左手中指不离开腹壁，此时浊音如变为鼓音，则为移动性浊音阳性。当腹腔内游离液体在1000ml以上时，即可叩出移动性浊音，此为腹水的重要体征。

4. 听诊

（1）肠鸣音　正常肠鸣音为4～5次/分。肠鸣音＞10次/分，称肠鸣音亢进，见于急性肠炎、机械肠梗阻等；若3～5分钟以上才听到1次或听不到肠鸣音，称肠鸣音减弱或消失，见于急性腹膜炎、肠麻痹等。

（2）振水音　正常人在进食大量液体不久可闻及振水音。若在空腹或饭后6～8小时以上仍有振水音，见于幽门梗阻或胃扩张。

（十）外生殖器、肛门和直肠检查

1. 外生殖器检查

（1）男性外生殖器　观察其发育情况，注意有无包茎、包皮过长，尿道口有无压痛、黏液或脓液，阴囊有无水肿，睾丸有否缺如等。

（2）女性外生殖器 为非常规检查，当病情需要则由妇产科医生检查。

2. 肛门检查 观察肛周皮肤有无红肿、血性及脓性分泌物、瘘管、外痔及肛裂等。

3. 直肠检查 检查者右手戴橡皮手套或指套，缓慢插入被检者直肠内进行肛诊。注意肛门括约肌紧张度，有无息肉、肿块及触痛等。检查完毕后取出指套，观察其上有无脓性或血性等分泌物，必要时送检。经直肠前壁可触及男性前列腺，应注意其大小、形状、硬度、压痛、表面及中央沟是否存在等。

（十一）脊柱和四肢检查

1. 脊柱检查

（1）弯曲度 正常人有四个生理弯曲，检查时应注意有无脊椎后凸、前凸和侧弯等病理性变形。佝偻病、胸椎结核、强直性脊柱炎、脊柱退行性病变等可导致生理曲度改变。

（2）活动度 正常脊柱活动自如。检查时嘱患者做前屈、后伸、侧弯和旋转等动作以观察脊柱活动情况。脊柱活动受限的病因见于脊柱相应节段软组织受损、脊椎增生性关节炎、结核或肿瘤浸润、外伤、骨折或关节脱位等。

（3）压痛及叩痛 棘突压痛部位固定者，多为脊柱的器质性病变。脊柱病损部位可产生叩击痛。叩击痛的常见病因见于脊柱结核、脊椎骨折、椎间盘突出等。

2. 四肢检查

（1）形态异常 匙状甲（反甲）见于缺铁性贫血、高原疾病等。杵状指（趾）见于慢性肺脓肿、支气管扩张等。爪形手见于尺神经损伤、进行性肌萎缩等。

（2）运动功能异常 注意关节有无红、肿、热、痛及功能障碍。

（十一）神经反射检查

1. 生理反射 是正常人必有的反射。分为浅反射和深反射两类，病理情况下可减弱或消失。

（1）浅反射 包括角膜反射、腹壁反射、提睾反射、跖反射及肛门反射。

（2）深反射 包括肱二头肌反射、肱三头肌反射、膝腱反射、跟腱反射、桡骨膜反射及阵挛。

2. 病理反射 指锥体束病损时，大脑失去对脑干和脊髓的抑制作用，而出现的异常反射。主要包括巴宾斯基（Babinski）征、查多克（Chaddock）征、奥本海姆（Oppenheim）征、戈登（Gordon）征、霍夫曼（Hoffmann）征。其中巴宾斯基征最典型，即轻划足底外侧及小趾跟部引起足踇趾背伸，其余各趾扇形展开的反应。是锥体束受损的体征，多见于脑出血、脑肿瘤等脑部病变（图2-2）。

3. 脑膜刺激征 为脑膜受激惹的表现，多见于脑膜炎、蛛网膜下隙出血、脑脊液压力增高等。

（1）颈强直 被检者取去枕仰卧位，两下肢伸直，评估者以右手置于其前胸，左

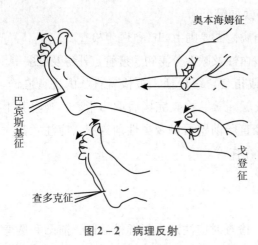

图2-2　病理反射

手置于枕后，托起头部，使下颌向胸骨柄方向做被动屈颈，正常人下颌能贴近前胸。颈肌抵抗力增强或下颌不能贴近前胸为阳性。

（2）凯尔尼格（Kernig）征　被检者仰卧位，评估者将其一侧下肢的髋关节和膝关节屈曲呈直角，左手置于膝部固定，用右手抬起小腿（正常可达135°以上）。伸膝有抵抗感且伴疼痛及屈肌痉挛或伸膝不能达到135°即有疼痛者为阳性。

（3）布鲁津斯基（Brudzinski）征嘱被检者仰卧位，两下肢伸直，评估者以右手置于其前胸，左手置于枕后，托起头部，使头部前屈，正常人髋关节和膝关节不会屈曲。两侧髋关节和膝关节同时反射性屈曲者为阳性。

第三节　常用实验室及辅助检查

PPT

一、常用实验室检查

（一）常用血液检查

1. 红细胞计数和血红蛋白测定

（1）参考值　见表2-5。

表2-5　红细胞计数和血红蛋白参考值

项目	成年男性	成年女性	新生儿
红细胞计数（$\times 10^{12}$/L）	4.0~5.5	3.5~5.0	6.0~7.0
血红蛋白（g/L）	120~160	110~150	170~200

（2）临床意义　①减少：常见于各种贫血，如缺铁性贫血、再生障碍性贫血、溶血性贫血等。②增多：常见于脱水、大面积烧伤、肺源性心脏病、某些先天性心脏病等。

2. 白细胞计数与白细胞分类计数（表2-6）

（1）参考值　白细胞计数成人（4.0~10.0）$\times 10^9$/L；新生儿（15.0~20.0）$\times 10^9$/L。

表 2-6 白细胞分类计数参考值

细胞类型	百分数	绝对值（×10^9/L）
中性杆状核粒细胞（Nst）	1%~5%	0.04~0.5
中性分叶核粒细胞（Nsg）	50%~70%	2~7
嗜酸性粒细胞（E）	0.5%~5%	0.05~0.5
嗜碱性粒细胞（B）	0%~1%	0~0.1
淋巴细胞（L）	20%~40%	0.8~4
单核细胞（M）	3%~8%	0.12~0.8

（2）临床意义 白细胞数 $>10\times10^9$/L 称白细胞增多， $<4\times10^9$/L 称白细胞减少。外周血中白细胞的组成以中性粒细胞为主，故白细胞总数的变化通常影响中性粒细胞的数量变化且有着相同临床意义。

1）中性粒细胞 ①增多：病理性增多见于急性感染、急性失血、急性中毒、严重的组织损伤、恶性肿瘤等。②减少：常见于某些革兰阴性杆菌感染、病毒感染、应用药物（氯霉素、抗肿瘤药物）、某些血液病及放射线损害等。③中性粒细胞的核象变化：周围血中性粒细胞杆状核增多，称核左移，常见于急性化脓性感染、急性中毒等。

2）嗜酸性粒细胞 增多见于过敏性疾病、某些传染病、寄生虫病、血液病；减少见于伤寒、副伤寒及长期使用糖皮质激素者。

3）嗜碱性粒细胞 增多见于慢性粒细胞白血病、慢性溶血；减少无临床意义。

4）淋巴细胞 增多见于病毒或细菌感染（如病毒性肝炎、百日咳、结核病）、急性和慢性淋巴细胞白血病。

5）单核细胞 增多见于某些感染（疟疾、结核、感染性心内膜炎、急性感染恢复期）、结缔组织病、单核细胞白血病等。

3. 血小板计数

（1）参考值 （100~300）$\times10^9$/L。

（2）临床意义

生理性减少：见于新生儿、女性月经期第一天。

病理性减少：见于造血功能障碍、血小板破坏增加、血小板消耗过多等疾病。

生理性增多：见于剧烈运动、午后、妊娠中晚期等。

病理性增多：见于骨髓增生性疾病、脾切除术后等。

4. 出血时间测定

（1）参考值 常用模板法或出血时间测定器法测定。参考值为（6.9±2.1）分钟，超过9分钟为异常。

（2）临床意义 出血时间延长见于原发性或继发性血小板减少性紫癜、遗传性出血性毛细血管扩张症等。

5. 凝血时间测定

（1）参考值 试管法4~12分钟；硅管法：15~32分钟；塑料管法：10~19分钟。

（2）临床意义　延长见于血友病、严重肝损伤、胆汁淤积性黄疸、应用抗凝药物治疗、纤维蛋白溶解亢进和弥散性血管内凝血等。

（二）常用尿液检查

1. 一般性状检查

（1）尿量　正常成人尿量 1000～2000ml/24h。异常有：①少尿和无尿：若尿量 <400ml/24h 时为少尿，<100ml/24h 时为无尿，<50ml/24h 时为尿闭，见于心力衰竭、休克、急性肾小球肾炎、急性肾衰竭等。②多尿：若尿量 >2500ml/24h 时称为多尿，见于尿崩症、糖尿病等。

（2）外观　正常人尿液为无色澄清或淡黄色的液体。病理情况有：①血尿，多见于肾或泌尿系结石、肾结核、外伤、肾肿瘤、急性肾炎等。②浓茶样或酱油色尿，常见于阵发性睡眠性血红蛋白尿等。③深黄色尿，为胆红素尿，见于肝细胞性、胆汁淤积性黄疸。

（3）气味　气味来自尿内的挥发性酸和酯类。烂苹果味见于糖尿病酮症酸中毒，蒜臭味见于有机磷农药中毒。

（4）酸碱反应　正常尿液呈弱酸性（pH 6.5）。临床意义：①病理性酸性尿，见于酸中毒、发热、痛风、糖尿病、服用氯化铵药物等。②病理性碱性尿，见于碱中毒、膀胱炎、肾小管性酸中毒等。

（5）比重　正常人一天尿比重波动在 1.015～1.025 之间，降低见于慢性肾小球肾炎、尿崩症等；升高见于脱水、糖尿病等。

2. 化学检查

（1）尿蛋白　正常人尿蛋白定量 0～80mg/24h；定性为阴性。阳性多提示肾小球肾炎、全身性疾病。

（2）尿糖　正常尿液糖定性为阴性。阳性多见于糖尿病、继发性糖尿病、甲状腺功能亢进、肾性糖尿。

（3）酮体　正常尿液酮体定性为阴性。阳性多见于糖尿病酮症酸中毒等。

3. 显微镜检查

（1）红细胞　正常尿沉渣镜检红细胞数为 0～3 个/高倍视野。若平均 >3 个/高倍视野，则称镜下血尿；若尿中红细胞数较多，尿液外观呈淡红色甚至颜色更深，则称肉眼血尿。见于急性肾炎、肾盂肾炎、肾结石、肾结核、肾肿瘤等。

（2）白细胞　正常尿沉渣白细胞计数 0～5 个/高倍视野。如白细胞计数 >5 个/高倍视野，则称镜下脓尿，多为泌尿系统感染，如肾盂肾炎、膀胱炎等。

（3）上皮细胞　正常尿液中可见少量移行上皮细胞、扁平上皮细胞。上皮细胞明显增多时，表示该部位的组织有病理改变。

（4）管型　正常人无管型或偶可出现透明管型。出现大量管型提示肾脏实质性损害。①红细胞管型：见于急进性肾炎、急性肾炎、慢性肾炎急性发作等。②白细胞管型：主要见于肾盂肾炎。③上皮细胞管型：见于急性肾小管坏死等。④颗粒管型：见于慢性肾炎、肾动脉硬化等。⑤蜡样管型：见于慢性肾炎晚期、肾功能衰竭等。

（三）常用粪便检查

1. 一般性状检查

（1）量 正常成人每天排便一次，量为100～300g。

（2）颜色与形状 正常粪便为黄褐色成形软便。鲜血便见于直肠息肉、痔疮、肛裂、直肠癌出血等；柏油便见于上消化道出血，如消化性溃疡等；白陶土样便见于胆道梗阻；米泔样便见于霍乱、副霍乱；水样便见于腹泻，如急性胃肠炎；脓血便见于细菌性痢疾、溃疡性结肠炎等。

2. 显微镜检查

（1）细胞 正常粪便中偶见白细胞，无红细胞。肠炎、急性细菌性痢疾可见大量白细胞，肠道下段炎症及出血可见红细胞，大肠癌患者有时可在粪便中找到癌细胞。

（2）寄生虫 正常粪便无寄生虫及虫卵。人体如感染不同寄生虫，粪便中可检出相应虫卵和虫体，常见有蛔虫卵、钩虫卵、血吸虫卵及阿米巴滋养体等。

3. 隐血（OBT）试验 正常粪便隐血试验阴性。当消化道疾病引起出血超过5ml时，如消化道溃疡、胃肠道肿瘤等，粪便隐血试验呈阳性、强阳性或持续阳性。

（四）常用肝、肾功能检查

1. 常用肝功能检查

（1）参考值 正常成人血清总蛋白（TP）60～80g/L，血清清蛋白（A）40～55g/L，血清球蛋白（G）20～30g/L，A/G比值（1.5～2.5）：1。

（2）临床意义

1）血浆清蛋白测定可反映肝脏储备功能。其下降提示肝脏合成蛋白的能力减弱。总蛋白下降，清蛋白减少，球蛋白增加，A/G比值倒置，见于慢性和重型肝炎、肝硬化、肝癌等。

2）血清总胆红素、血清结合胆红素和非结合胆红素测定可反映肝脏排泄功能，其升高见于急性黄疸性肝炎、慢性活动性肝炎、肝硬化、肝坏死、肝癌等，胆汁淤积时血清总胆红素和结合胆红素升高；溶血性疾病时血清总胆红素和非结合胆红素升高。

3）血清丙氨酸氨基转移酶和天门冬氨酸氨基转移酶测定可反映肝细胞受损程度，其升高的程度与肝细胞受损的程度呈正比。

2. 常用肾功能检查

（1）内生肌酐清除率测定 参考值80～120ml/min。临床意义有：①判断肾小球损害的敏感指标；②评价肾功能损害程度；③指导治疗。

（2）血清尿素氮和肌酐测定 参考值：尿素氮（BUN）3.2～7.1mmol/L；肌酐（Cr）男性53～106μmol/L、女性44～97μmol/L。升高见于：①各种肾实质性病变，如急慢性肾衰竭、肾小球肾炎等；②肾前性或肾实质性少尿，如失血、心力衰竭、脱水等。

（3）尿量、昼夜尿比密试验 参考值：尿量1000～2000ml/24h，昼夜尿量之比为（3～4）：1，夜间尿量＜750ml，夜尿最高比重＞1.020，最高比重与最低比重之差

>0.009。若多尿、夜尿增多>750ml、最高尿比重<1.018或尿比重固定在1.010左右，提示肾小管浓缩功能差。

（五）常用血液生化检查

1. 血糖测定

（1）参考值　空腹血糖3.9～6.1mmol/L。

（2）临床意义　升高见于糖尿病、内分泌疾病、应激性高血糖等；降低见于饥饿时、胰岛素用量过多、肾上腺皮质功能减退症、严重肝病等。

2. 血脂测定

（1）血清总胆固醇测定（CHO）　参考值：<5.20mmol/L。增高见于甲状腺功能减低、冠状动脉粥样硬化、糖尿病、高胆固醇血症等；下降见于严重肝脏疾病、甲状腺功能亢进症等。

（2）三酰甘油测定（TG）　参考值：0.56～1.70mmol/L。增高见于冠状动脉粥样硬化性心脏病、原发性高脂血症、肥胖症、糖尿病等。

（3）血清高密度脂蛋白和血清低密度脂蛋白测定　参考值：血清高密度脂蛋白（HDL）1.03～2.07mmol/L；血清低密度脂蛋白（LDL）≤3.4mmol/L。HDL降低、LDL增高与冠心病发生有关。

3. 血清电解质测定

（1）参考值　血清钾3.5～5.5mmol/L；血清钠135～145mmol/L；血清氯化物95～105mmol/L。

（2）临床意义　①血钾增高见于少尿、无尿、肾上腺皮质功能减退、补钾过多等。②血钾减少见于营养不良、呕吐、腹泻等。③血钠增高见于肾上腺皮质功能亢进症、原发性醛固酮增多症等。④血钠降低见于严重的呕吐、大量出汗、长期腹泻、肾上腺皮质功能减退症等。

4. 血清淀粉酶测定

（1）参考值　35～135U/L。

（2）临床意义　升高主要用来诊断急性胰腺炎。血清淀粉酶升高亦可见于胰腺癌、胰腺炎、流行性腮腺炎等。

（六）浆膜腔穿刺液检查

人体的胸腔、腹腔及心包腔均称为浆膜腔。在病理情况下，浆膜腔内液体增多，称浆膜腔积液。按病因及其性质可分为漏出液和渗出液两种。

（七）脑脊液检查

1. 一般性状检查

（1）颜色　正常为无色水样液体。红色（血性）见于蛛网膜下腔出血或脑室出血，淡黄色多见于结核性脑膜炎，乳白色见于化脓性脑膜炎。

（2）透明度　正常清晰透明。毛玻璃样浑浊见于结核性脑膜炎，乳白色浑浊见于化脓性脑膜炎等。

（3）压力　正常侧卧位脑脊液的压力为 $80 \sim 180mmH_2O$。颅内压增高见于脑肿瘤、脑膜炎等。

（4）凝固现象　正常脑脊液放置后不凝固。静置 $1 \sim 2$ 小时内出现凝固见于化脓性脑膜炎。静置 $12 \sim 24$ 小时表面形成纤细的薄膜见于结核性脑膜炎。

2. 化学检查

（1）蛋白定量　参考值：$0.20 \sim 0.40g/L$。增高见于中枢神经系统炎症，如化脓性脑脊髓膜炎；其他如脑肿瘤、脑出血、蛛网膜下腔出血及梗阻等均可致增高。

（2）葡萄糖测定　参考值：$2.5 \sim 4.4mmol/L$。化脓性脑膜炎时脑脊液中葡萄糖含量可显著减少或缺如。

（3）氯化物测定　参考值：$120 \sim 130mmol/L$。减低见于细菌性脑膜炎，尤以结核性脑膜炎为甚。

3. 显微镜检查

（1）细胞计数及分类　正常脑脊液中无红细胞，仅有少量白细胞，成人（$0 \sim 8$）× $10^6/L$，主要为淋巴细胞。化脓性脑膜炎细胞增高显著，以中性粒细胞为主；以红细胞增高为主见于蛛网膜下腔出血等。

（2）病原体检查　正常脑脊液中无病原体。中枢神经系统感染时可发现脑膜炎双球菌、结核杆菌等。

二、常用辅助检查

（一）心电图检查

心电图是心肌细胞电位变化的体表记录。临床主要用途：①诊断心律失常及治疗效果的反映；②反映心肌受损、供血和坏死状况与定位；③观察某些药物在应用过程中对心肌的影响；④反映某些电解质紊乱对心肌的影响。

正常心脏电活动起源于窦房结，沿心脏特殊传导系统传递，先后引起心房和心室的顺序兴奋，此时在心电图上可呈现一系列相应波形（图 $2-3$、图 $2-4$）。

1. 常规心电图导联　最常采用国际通用 12 导联体系。其中肢体导联 6 个；胸导联 6 个。

2. 心电图各波及间期正常范围　心脏每次搏动心电图上均显示一组波群，由 P 波、QRS 波、T 波三组波，$P-R$ 与 $Q-T$ 两个间期及 ST 段组成，一般 $P-QRS-T$ 波群在心电图纸上规律出现。在标准定标下，心电图纸上横向每小格代表 0.04 秒，纵向每小格代表 $0.1mV$。

（1）心率　一般指心室率，用 60 秒/$R-R$ 间隔的时间来计算。正常为 $60 \sim 100$ 次/分。

（2）电轴　正常为 $0° \sim 90°$，此时 I 与 III 导联均以正向波为最大。

（3）P 波　代表心房除极时的电位变化。正常规律出现，呈钝圆形，在 I 、II 、aVF、$V_4 \sim V_6$ 导联直立，aVR 导联倒置，波宽（时间）$<0.12s$，波高（电压）$<0.25mV$

（肢导联）、<0.20mV（胸导联）。

（4）P-R间期　代表窦房结的激动从心房传到心室的时间。正常应在 0.12 ~ 0.20 秒。

（5）QRS波　代表心室除极时的电位变化。正常在 P 波后固定出现，常由两相或三相波组成，波宽 <0.11 秒，多数在 0.06 ~ 0.10 秒。

（6）ST 段　代表心室复极时的电位变化。一般上移 $V_{1~2} \leqslant 0.3mV$，$V_3 \leqslant 0.5mV$，$V_{4~6}$ 导联应 $\leqslant 0.1mV$，各导联下移应 <0.05mV。

（7）T 波　代表心室复极时的电位变化。一般在 QRS 波后出现，与 QRS 波的主波方向一致，波高应不低于同导联 R 波的 1/10。

（8）Q-T间期　指 QRS 波开始到 T 波结束的整个心脏电活动时间，也代表心室除极和复极的总时间。正常为 0.32 ~ 0.44 秒。

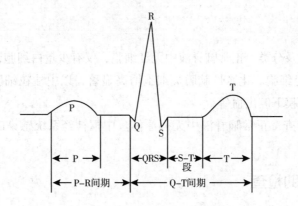

图 2-3　心电图各波段示意图

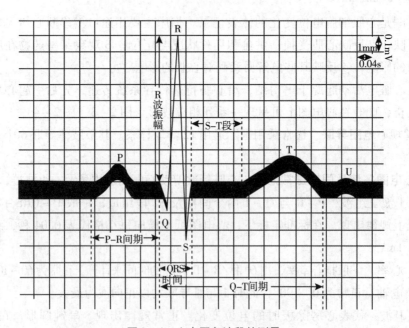

图 2-4　心电图各波段的测量

请你想一想

心电图检查常用于哪些疾病的辅助检查？

（二）影像学检查

1. 常用 X 线检查方法 X 线检查是医学影像检查和诊断的传统方法，包括常规检查（透视、摄片）、特殊检查（体层摄影、间接摄影）、造影检查等。

2. X 线检查前的准备

（1）透视 向被检者说明检查目的，消除顾虑；除去厚衣裤及金属发夹、纽扣、饰物、膏药，敷料等影响 X 线穿透力的物品；介绍需要配合的姿势。

（2）摄片 除上述准备外，还应使被检部位贴近胶片处，充分暴露投照部位并嘱被检者摄片时屏气；除急腹症外，腹部摄片要先清理肠道，减少气体或粪便的影响；创伤者摄片要尽量少搬动；重危者需临床医护人员随行监护。

（3）造影 碘造影检查前先要给被检者做过敏试验。胃肠钡餐前 3 天禁服含铋、镁、钙等重金属的食物和其他影响胃肠功能的药物，检查前禁食 10 小时以上；做钡气双重造影者前日晚应服番泻叶导泻，当日晨禁食，检查前 2 小时清洁灌肠。

3. 其他

（1）计算机体层摄影（CT） 是利用 X 线对人体不同层面、不同组织进行扫描后再经计算机处理重组层面图像的方法。具有无创、分辨率高、定位准确、迅速安全等优点。

（2）数字减影血管造影（DSA） 将血管造影前后的影像以数字形式储存并经计算机处理后显示出没有其他解剖结构重叠的血管影像的方法。具有简单、安全、造影剂需要量少的优点。适用于不适合直接插管造影的动脉硬化病变者。

（3）介入放射学 指在 X 线、CT、B 超引导下，将特殊导管或器械插入病变部位进行诊断和治疗的方法。用于治疗性血管造影，经皮穿刺活检或减压治疗等。

（4）磁共振成像（MRI） 指通过外加强磁场和射频脉冲激发人体内某些原子核产生相位和能量的改变，探测脉冲停止后该改变恢复原状态时的信息，经计算机处理后进行多方位图像显示的方法。图像清晰度高，人体除部分空腔脏器外均能应用，在神经系统检查中应用价值尤高。

你知道吗

X 线的发现

1895 年某日傍晚，德国物理学家伦琴教授从事阴极射线的研究时，为了防止外界光线对放电管的影响，也为了不使管内的可见光漏出管外，他把房间全部弄黑，还用黑色硬纸给放电管做了个封套。为了检查封套是否漏光，他给放电管接上电源（茹科夫线圈的电极），他看到封套没有漏光而满意。可是当他切断电源后，却意外地发现一米以外的一个小工作台上有闪光，闪光是从一块荧光屏上发出的。于是他重复刚才的实验，把屏一步步地移远，直到 2 米以外仍可见到屏上有荧光。伦琴认为这不是阴极射线了。经过反复实验，确信这是种尚未为人所知的新射线，便取名为 X 射线。后人为了纪念他又称此种射线为"伦琴射线"。

（三）超声检查

1. A 型检查法　目前临床仅应用于眼科检查。

2. B 型检查法　B 型检查法图像直观、形象，可清晰显示脏器的外形、内部结构及血管分布情况，可广泛应用于消化系统、泌尿系统、心血管系统、妇科疾病及孕期胎儿检查的诊断，是临床上最广泛应用的超声检查法。

3. M 型检查法　又称 M 型超声心动图，可观察心脏不同时相运动的规律，主要用于心血管疾病的诊断。

4. D 型检查法　又称超声多普勒诊断法或多普勒超声心动图，不仅能清楚地显示心脏大血管的形态结构，而且能直观形象地显示血流的方向、速度、分流范围、有无反流及异常分流等，对心血管疾病的诊断具有重要的临床价值。

实训一　问诊的方法、内容和技巧 📱微课

一、实训目的

1. 掌握问诊的方法、内容和技巧。
2. 正确运用问诊技巧，与患者进行有效沟通，较准确地采集病史。
3. 训练与培养学生的医学思维和分析解决健康问题的能力。
4. 逐渐树立学生热爱岗位、关爱患者的职业修养。

二、实训准备

药师和患者（均由学生扮演）、多媒体、典型案例、纸、笔等。本节课案例如下：

患者，女，63 岁。因"慢性咳嗽 8 年，呼吸困难 2 年，加重伴发热 3 天"入院。患者 3 天前因受凉感冒后咳嗽，咳黄脓痰，出现呼吸困难加重，不能平卧，伴发热。体温 38.1℃。体检：双肺散在湿啰音。请对该患者进行问诊，采集相应病史资料。

三、实训方法

1. 本次实训课前教师发放病例资料给学生，学生做好预习。
2. 本次实训课先观看"问诊的方法、内容和技巧"相关多媒体视频。
3. 观看视频后，将学生以 6~8 人为一组分成 7 个小组。由一位学生扮演药师，另一位学生扮演患者。
4. 教师指导学生阅读病历资料，了解患者的一般状况和主要症状。

5. 学生以小组为单位进行问诊，每组的药师和患者进行交谈沟通，小组其他同学记录问诊内容，必要时可进行补充。

6. 问诊过程中，教师巡回指导，及时发现问题。

7. 实训课下课前，教师对本次实训课进行点评与总结。

目标检测

一、单项选择题

1. 清音可在以下哪个部位叩出（　　）。
   A. 正常肺部
   B. 胃泡区
   C. 心、肝被肺覆盖部分
   D. 心、肝
   E. 阻塞性肺气肿

2. 成人正常血压是（　　）。
   A. ＜120/80mmHg
   B. ＜140/90mmHg
   C. ＜130/85mmHg
   D. ＜90/60mmHg
   E. 130～139/85～89mmHg

3. 夜班巡视时，医生发现傍晚平车入院的患者正坐在床沿上，下肢下垂，两手扶持床边，其体位是（　　）。
   A. 自主体位
   B. 被动体位
   C. 强迫坐位
   D. 辗转体位
   E. 角弓反张

4. 成人正常呼吸频率为（　　）。
   A. 60～100 次/分
   B. 12～20 次/分
   C. 12～16 次/分
   D. 20～24 次/分
   E. 30～40 次/分

5. 结膜苍白见于（　　）。
   A. 沙眼
   B. 黄疸
   C. 高血压
   D. 贫血
   E. 结膜炎

6. 患者，男，44 岁，车祸后 1 小时入院，其呼吸由浅慢逐渐加深加快，又由深快逐渐变为浅慢，继之暂停 30 秒再度出现前述状态，该患者的呼吸是（　　）。
   A. 鼾声呼吸
   B. 毕奥呼吸
   C. 呼吸困难
   D. 间停呼吸
   E. 潮式呼吸

7. 气管移向患侧见于（　　）。
   A. 气胸
   B. 胸腔积液
   C. 单侧甲状腺肿大
   D. 胸膜粘连
   E. 纵隔肿瘤

8. 发绀是由于（　　）。

　　A. 毛细血管扩张充血　　　　　　　B. 红细胞量增多

　　C. 红细胞量减少　　　　　　　　　D. 血液中还原血红蛋白增多

　　E. 毛细血管血流加速

9. 正常瞳孔直径为（　　）。

　　A. 3～4mm　　　　　　B. 0.5～1mm　　　　　　C. 1.5～2mm

　　D. 4.5～6mm　　　　　E. 6.5～7mm

10. 仰卧位时腹部呈蛙腹状见于（　　）。

　　A. 巨大腹部肿块　　　　　　　　　B. 妊娠晚期

　　C. 大量腹腔积液　　　　　　　　　D. 胃肠胀气

　　E. 卵巢囊肿

11. 饭后6～8小时仍可闻及振水音常见于（　　）。

　　A. 大量饮水　　　　　　B. 胃溃疡　　　　　　　C. 幽门梗阻

　　D. 急性腹膜炎　　　　　E. 肠梗阻

12. 腹部触诊出现反跳痛表示炎症已（　　）。

　　A. 累及壁层腹膜　　　　　　　　　B. 波及大网膜

　　C. 累及脏层腹膜　　　　　　　　　D. 波及邻近脏器

　　E. 并发穿孔

13. 呼气呈大蒜味，常见于（　　）。

　　A. 支气管扩张症　　　　　　　　　B. 有机磷农药中毒

　　C. 膀胱炎　　　　　　　　　　　　D. 肺结核

　　E. 糖尿病酮症

14. 体检发现被检查者心率94次/分，吸气时心率增快，呼气时心率减慢，心尖部有舒张期杂音，心底部第二心音亢进，反映有病理变化的特征是（　　）。

　　A. 心率　　　　　　　　B. 心律　　　　　　　　C. 呼吸

　　D. 杂音　　　　　　　　E. 第二心音

15. 可叩出移动性浊音，表明腹腔内游离液体至少在（　　）。

　　A. 600ml　　　　　　　B. 800ml　　　　　　　C. 1000ml

　　D. 1200ml　　　　　　E. 1500ml

二、多项选择题

1. 心脏听诊瓣膜区有（　　）。

　　A. 心尖区　　　　　　　　　　　　B. 肺动脉瓣听诊区

　　C. 主动脉瓣听诊区　　　　　　　　D. 主动脉瓣第二听诊区

　　E. 三尖瓣听诊区

2. 评估成人发育正常的指标包括（　　）。

　　A. 脂肪充实的程度　　　　　　　　B. 坐高等于下肢的长度

C. 一定时间内比较体重的变化　　　D. 胸围等于身高的一半

E. 双上肢展开后，两中指距等于身高

3. 脉压增大见于（　　　）。

　　A. 主动脉瓣关闭不全　　　　　　B. 动静脉瘘

　　C. 甲状腺功能亢进症　　　　　　D. 心包炎

　　E. 心包积液

4. 湿啰音的特点包括（　　　）。

　　A. 出现于吸气时或吸气终末　　　B. 部位较恒定，性质不易变

　　C. 瞬间内数量可明显增减　　　　D. 断续而短暂，常连续多个出现

　　E. 有时不用听诊器即可听及

5. 关于听诊房颤的描述正确的是（　　　）。

　　A. 第二心音分裂　　　　　　　　B. 心律绝对不齐

　　C. 心室率快而规则　　　　　　　D. 脉率少于心率

　　E. 第一心音强弱不等

（李　芳）

书网融合……

微课　　　　　　　划重点　　　　　　　自测题

第三章 呼吸系统疾病

学习目标

知识要求

1. **掌握** 呼吸系统常见疾病的治疗原则和药物治疗要点。
2. **熟悉** 呼吸系统常见疾病的临床表现和辅助检查。
3. **了解** 呼吸系统常见疾病的病因与发病机制。

能力要求

1. 能够与服务对象进行良好的沟通。
2. 具备对呼吸系统常见疾病患者的处方进行审核及按处方正确配发药物的能力。

岗位情景模拟

情景描述 张某，女，23岁，最近1个月反复出现低热，以下午明显，晚上热退，伴有盗汗、疲倦、食欲减退、消瘦、咳嗽等症状，遂来医院就诊。胸片提示左上肺片状阴影，结核菌素试验强阳性。

讨论 1. 该患者考虑哪种疾病？
2. 该患者的治疗常用药物是什么？

呼吸系统疾病是常见病、多发病。由于空气污染、吸烟、人口年龄老化等因素影响，近年来呼吸系统疾病特别是慢性阻塞性肺疾病、哮喘、肺癌等患病率明显增加。本章主要介绍急性上呼吸道感染、肺炎链球菌肺炎、慢性阻塞性肺疾病、支气管哮喘、肺结核、原发性支气管肺癌、呼吸衰竭等疾病。

第一节 急性上呼吸道感染

PPT

急性上呼吸道感染简称上感，为鼻、咽、喉部急性炎症的总称。上感是最常见的传染病之一，好发于冬、春季，多为散发，发病不分年龄、性别、职业和地区，免疫功能低下者易感。通常病情较轻、病程短、可自愈，预后良好，机体对其感染后产生的免疫力较弱、短暂，可反复感染。

【病因与发病机制】

上感有70%~80%由病毒引起，包括鼻病毒、腺病毒、冠状病毒、流感、副流感病毒、呼吸道合胞病毒、埃可病毒和柯萨奇病毒等。有20%~30%的上感由细菌感染引起，可单纯发生或继发于病毒感染之后发生，多为溶血性链球菌引起，其次为流感嗜血杆菌、肺炎链球菌和葡萄球菌等。淋雨、受凉、过度劳累等可降低呼吸道局部防御功能，致使病毒或细菌迅速繁殖。免疫功能低下、老幼体弱或有慢性呼吸道疾病者更易发病。成年人平均发病每年 2~4 次，学龄前儿童发病每年平均 4~8 次。

【临床表现】

（一）普通感冒

普通感冒多由病毒感染引起，俗称"伤风"，又称急性鼻炎或上呼吸道卡他。起病较急，主要表现为喷嚏、鼻塞、流清水样鼻涕，也可表现为咳嗽、咽干、咽痒或鼻后滴漏感。2~3 天后鼻涕变稠，可伴咽痛、头痛、流泪、味觉迟钝、呼吸不畅、声嘶等，严重者有发热、轻度畏寒等。体检可见鼻腔黏膜充血、水肿、有分泌物，咽部可为轻度充血。一般 5~7 天痊愈。

（二）急性病毒性咽炎和喉炎

多由病毒感染引起。咽炎的主要表现是咽痒和灼热感，少有咳嗽，咽痛不明显。急性喉炎主要表现为声音嘶哑、讲话困难，可有发热、咽痛或咳嗽，咳嗽时咽痛加重。体检可见喉部充血、水肿，局部淋巴结轻度肿大和触痛，严重者可闻及喘息音。

（三）急性疱疹性咽峡炎

好发于夏季，儿童多见，多由柯萨奇病毒 A 引起。患者可有明显咽痛、发热，病程约为 1 周。查体可见咽部充血，咽及扁桃体表面有灰白色疱疹及浅表溃疡，周围有红晕。

（四）急性咽结膜炎

好发于夏季，经游泳传播，儿童多见，主要由腺病毒、柯萨奇病毒等引起。表现为发热、咽痛、畏光、流泪、咽及结膜明显充血，病程 4~6 天。

（五）急性咽扁桃体炎

多由溶血性链球菌引起。起病急，咽痛明显，伴发热、畏寒，体温可达 39℃ 以上。查体可发现咽部明显充血，扁桃体肿大和充血，表面有黄色脓性分泌物，可伴颌下淋巴结肿大，有压痛，肺部常无异常体征。

你知道吗

急性上呼吸道感染常见并发症

部分患者可并发急性鼻窦炎、中耳炎、气管－支气管炎。溶血性链球菌感染时可引起风湿热、肾小球肾炎等，少数患者可并发病毒性心肌炎。有基础疾病的患者如慢阻肺和哮喘、支气管扩张、心功能不全患者等可诱发病情加重。

【辅助检查】

病毒性感染者白细胞计数多正常或偏低，淋巴细胞比例升高。细菌感染者可有白细胞计数与中性粒细胞增多和核左移现象。免疫荧光法、酶联免疫

请你想一想

急性上呼吸道感染时血常规的变化特点是什么？

吸附法、血清学诊断或病毒分离鉴定等方法可协助确定病毒的类型。细菌培养可判断细菌类型，药物敏感试验有助于指导临床用药。

【治疗原则与药物治疗要点】

呼吸道病毒感染尚无特异的治疗药物，一般以对症处理为主，辅以中医治疗，并防治继发细菌感染。

（一）对症治疗

注意休息，多饮水，保持室内空气流通，对有发热、头痛、全身酸痛者，可给予解热镇痛类药物，如对乙酰氨基酚、布洛芬等。小儿感冒、哮喘者忌用阿司匹林。

（二）抗菌药物治疗

如有白细胞升高、咳黄痰等细菌感染征象，可根据当地流行病史、经验或痰检结果选用口服青霉素、第一代头孢菌素、大环内酯类或喹诺酮类等。16 岁以下禁用喹诺酮类抗生素。

（三）抗病毒药物治疗

对于无发热，免疫功能正常，发病不超过 2 天的患者一般无须应用抗病毒药物。利巴韦林和奥司他韦有较广的抗病毒谱，对流感病毒、副流感病毒和呼吸道合胞病毒等有较强的抑制作用，可缩短病程。

（四）中药治疗

根据病情，辨证论治，给予清热解毒或辛温解表的中药，如银翘解毒丸、桑菊饮、麻黄汤等。

第二节　肺炎链球菌肺炎

PPT

肺炎是指终末气道、肺泡和肺间质的炎症，多由病原微生物、理化因素、免疫损伤、过敏及药物所致。病原体可通过空气吸入、血行播散、邻近感染部位蔓延、上呼吸道定植菌的误吸、胃肠道定植菌误吸、人工气道吸入等方式感染人体。

临床上按患病环境分类分为社区获得性肺炎和医院获得性肺炎。按解剖分类可分为大叶性、小叶性和间质性肺炎。按病因分类分为细菌性肺炎、病毒性肺炎、真菌性肺炎、其他病原体所致肺炎和理化因素所致肺炎。细菌性肺炎是最常见的肺炎，也是最常见的感染性疾病之一。

肺炎链球菌肺炎是由肺炎链球菌引起的肺炎，也称为肺炎球菌肺炎，约占社区获得性肺炎半数。通常急骤起病，以高热、寒战、咳嗽、咳铁锈色痰及胸痛为特征，X线胸片可见肺段或肺叶急性炎性实变。

【病因与发病机制】

肺炎链球菌是革兰染色阳性球菌，有荚膜，其毒力大小与荚膜中的多糖结构及含量有关。当机体免疫力正常时，其为寄居在口腔及鼻咽部的一种正常菌群；当机体免疫力下降时，其侵入人体而致病，少数可发生菌血症或感染性休克。因病变开始于肺的外周，故肺叶间分界清楚，易累及胸膜，引起渗出性胸膜炎。病理改变有充血期、红肝变期、灰肝变期及消散期，病变消散后肺组织结构多无损坏，无纤维瘢痕。

【临床表现】

患者多为既往健康的青壮年或老年、婴幼儿，男性较多见。发病前多有淋雨、受凉、疲劳、醉酒、病毒感染等诱因。

（一）症状

该病起病急骤，高热、寒战、体温 $39 \sim 40℃$，常呈稽留热，脉率加快，全身肌肉酸痛、咳嗽、咳痰，痰少或带血，典型者可见铁锈色痰，可有患侧胸部疼痛，食欲减退，偶有恶心、呕吐、腹痛或腹泻，易被误诊为急腹症。当病变广泛时，可出现呼吸困难、发绀。

> **请你想一想**
> 肺炎链球菌性肺炎的典型临床症状是什么？

（二）体征

患者多呈急性病容，面颊绯红，鼻翼扇动，皮肤灼热、干燥，口角及鼻周可见单纯疱疹。早期肺部体征无明显异常，肺实变时可有患侧语颤增强，叩诊呈实音或浊音，听诊闻及支气管呼吸音或伴有湿啰音。累及壁胸膜时，局部胸壁压痛，可闻及胸膜摩擦音。近年来由于早期诊断、及时有效的抗生素干预等因素，典型的肺部实变体征已少见。

（三）并发症

严重感染患者可发生感染性休克，尤其是老年人。表现为血压降低、四肢厥冷、多汗、发绀、心动过速、心律失常等循环衰竭表现，但发热、咳嗽、胸痛症状不明显。还可出现胸膜炎、脓胸、心包炎、脑膜炎和关节炎等并发症。

【辅助检查】

（一）血常规

白细胞计数升高，中性粒细胞多在80%以上，核左移。年老体弱、免疫功能低下者白细胞计数可不增高，但中性粒细胞的百分比增高。

（二）病原学检查

痰直接涂片可见成对或呈链状排列的革兰阳性球菌，痰培养做药物敏感试验可明确病原体并指导治疗用药。如合并胸腔积液，可抽积液进行细菌培养。

（三）胸部影像检查

X线胸片检查早期仅见肺纹理增粗，或受累的肺段、肺叶稍模糊。肺实变时可见肺叶、肺段分布一致的片状均匀致密阴影。有胸腔积液时，可见肋膈角变钝的胸腔积液征。

【治疗原则与药物治疗要点】

（一）抗菌药物治疗

治疗早期宜使用敏感的抗生素，首选青霉素。轻症患者可用 240 万 U/d，分 3 次肌内注射，或用普鲁卡因青霉素每 12 小时肌内注射 60 万 U。病情稍重者，宜用青霉素 240 万~480 万 U/d，分次静脉滴注，每 6~8 小时 1 次；重症及并发脑膜炎者，宜 1000 万~3000 万 U/d，分 4 次静脉滴注。对于青霉素过敏，或耐青霉素或多重耐药菌株感染患者，可用喹诺酮类、头孢噻肟或头孢曲松等药物，多重耐药菌株感染者可用万古霉素、替考拉宁或利奈唑胺等药物治疗。

> **请你想一想**
>
> 肺炎链球菌肺炎常用的抗菌药物是什么？

（二）支持疗法

患者应卧床休息，鼓励其多饮水，每日 1~2L，注意补充足够蛋白质、热量及维生素；出现发绀者应给氧；剧烈胸痛者，可酌情使用少量镇痛药；不用阿司匹林或其他解热药，以免过度出汗、脱水及干扰真实热型，导致临床判断错误；烦躁不安、谵妄、失眠者酌情使用地西泮 5mg，禁用抑制呼吸的镇静药；出现麻痹性肠梗阻或胃扩张时，应暂时禁食、禁饮，行胃肠减压，直至肠蠕动恢复；密切监测病情变化，防止休克。

（三）并发症的处理

经抗菌药物治疗后，高热常在 24 小时内消退或数日内逐渐下降。若体温持续不降者，应考虑肺炎链球菌的肺外感染，如脓胸、心包炎或关节炎等。若出现感染性休克时，应迅速建立静脉通路，给予扩充血容量、纠正酸中毒、应用血管活性药物和糖皮质激素等抗休克治疗，同时注意抗感染治疗，恢复正常组织灌注，改善微循环功能。

你知道吗
_____

肺炎链球菌疫苗

肺炎链球菌疫苗是预防肺炎链球菌肺炎的重要措施。肺炎链球菌疫苗在我国为第二类疫苗，接种疫苗前应以知情同意、自费自愿为原则，为自愿受种者提供免疫预防。

PPT

第三节　慢性阻塞性肺疾病

慢性阻塞性肺疾病（COPD）简称慢阻肺，是一组以气流受限为特征的肺部疾病，气流受限不完全可逆，呈进行性发展，是一种常见的、可防可治的疾病，肺功能检查对确定本病有重要意义。慢阻肺与慢性支气管炎和肺气肿有密切关系，当慢性支气管炎肺气肿患者肺功能检查出现持续气流受限时，则能诊断为慢阻肺。

【病因与发病机制】

（一）病因

本病病因尚不清楚，但与多种环境因素及机体自身因素长期相互作用有关。

1. 吸烟 为最重要的发病因素，烟龄越长，吸烟量越大，COPD 患病率越高。烟草中焦油、尼古丁和氢氰酸等化学物质，可损伤气道上皮细胞，影响纤毛运动，使气道净化能力下降；促使支气管黏液腺和杯状细胞增生肥大，黏液分泌增多；刺激副交感神经而使支气管平滑肌收缩，气道阻力增加；使氧自由基产生增多，破坏肺弹力纤维，诱发肺气肿形成。

2. 感染 是 COPD 发生发展的重要因素之一，可造成气管、支气管黏膜的损伤和慢性炎症。

3. 理化因素 接触职业粉尘、变应原、工业废气及大气中的有害气体等，浓度过高或时间过长时，均可促进发病。

4. 其他因素 免疫功能紊乱、气道高反应、自主神经功能失调、年龄增大等机体因素和气候等与 COPD 的发生发展有关。

（二）发病机制

多种机制的共同作用导致肺部小气道阻力升高，肺气肿改变，致使持续性气流受限。

1. 蛋白酶－抗蛋白酶失衡 蛋白水解酶对组织有损伤、破坏作用；抗蛋白酶对弹性蛋白酶等多种蛋白酶具有抑制功能，蛋白酶增多或抗蛋白酶不足均可导致组织结构破坏产生肺气肿。吸入有害气体、有害物质可以导致蛋白酶产生增多或活性增强，而抗蛋白酶产生减少或灭活加快；同时氧化应激、吸烟等危险因素也可以降低抗蛋白酶的活性。

2. 炎症机制 气道、肺实质及肺血管的慢性炎症是 COPD 的特征性改变，中性粒细胞的活化和聚集是 COPD 炎症过程的一个重要环节。通过释放中性粒细胞弹性蛋白酶等，引起慢性黏液高分泌状态并破坏肺实质。

3. 其他 如氧化应激机制、自主神经功能失调、营养不良、气温变化等都有可能参与 COPD 的发生、发展。

【临床表现】

（一）症状

起病缓慢、病程较长，早期可无明显自觉症状。

1. 慢性咳嗽 晨间咳嗽明显，夜间阵发性咳嗽或排痰。

2. 咳痰 一般为白色黏液或浆液性泡沫痰，清晨排痰量多。急性发作期痰量增多，可有脓性痰。

请你想一想

慢性阻塞性肺疾病的典型临床表现是什么?

3. 呼吸困难　进行性呼吸困难是 COPD 的标志性症状。早期在劳力时出现,后逐渐加重,致使日常活动甚至休息时也感到气短,感染时呼吸困难明显加重。晚期可出现呼吸衰竭。

4. 喘息和胸闷　重度患者或急性加重时出现喘息。

5. 其他　晚期患者有体重下降,食欲减退等。

(二) 体征

早期无明显表现,随疾病进展可有典型肺气肿体征。胸部视诊呈桶状胸,呼吸变浅,频率加快;触诊语颤减弱;肺部叩诊呈过清音,心浊音界缩小,肝上界下移;听诊呼吸音减弱,呼气期延长,部分患者可有湿啰音和(或)干啰音。

(三) 病程分期

1. COPD 急性加重期　短期内咳嗽、咳痰、呼吸困难加重,痰量增多,呈脓性或黏液脓性,可伴发热等症状,需要改变用药方案。

2. COPD 稳定期　患者咳嗽、咳痰、气短等症状稳定或症状较轻。

(四) 并发症

1. 慢性肺源性心脏病　COPD 引起肺血管床减少,缺氧致肺动脉收缩和血管重塑,肺动脉高压,右心室肥厚扩大,最终发生右心功能不全。

2. 呼吸衰竭　COPD 急性加重时,可出现缺氧和二氧化碳潴留的临床表现。

3. 自发性气胸　患者出现突发呼吸困难加重,患侧肺部叩诊为鼓音,听诊呼吸音减弱或消失,应考虑并发自发性气胸,通过 X 线检查可以确诊。

【辅助检查】

(一) 肺功能检查

肺功能检查是判断气流受限的主要客观指标,对 COPD 诊断、严重程度评价、疾病进展、治疗等有重要意义。吸入支气管舒张药后 $FEV_1/FVC < 70\%$ 可确定为持续气流受限。肺总量 (TLC)、功能残气量 (FRC) 和残气量 (RV) 增高,肺活量 (VC) 减低表明肺部过度充气。根据气流受限不同,对 COPD 严重程度进行分级,具体分级见表 3-1。

表 3-1　COPD 患者气流受限严重程度的肺功能分级

肺功能分级	分级标准
Ⅰ级:轻度	$FEV_1/FVC < 70\%$,$FEV_1 \geq 80\%$ 预计值
Ⅱ级:中度	$FEV_1/FVC < 70\%$,$50\% \leq FEV_1 < 80\%$ 预计值
Ⅲ级:重度	$FEV_1/FVC < 70\%$,$30\% \leq FEV_1 < 50\%$ 预计值
Ⅳ级:极重度	$FEV_1/FVC < 70\%$,$FEV_1 < 30\%$ 预计值

（二）胸部 X 线检查

早期 X 线胸片可无变化，随着病程进展可出现肺纹理增粗、紊乱等非特异性改变，也可出现肺气肿改变。

（三）血气分析

早期无异常，随着病情进展可出现低氧血症、高碳酸血症、酸碱平衡失调等。

（四）其他

COPD 合并细菌感染时，外周血白细胞增高，核左移。痰培养可协助明确病原体。

【治疗原则与药物治疗要点】

（一）稳定期

1. 宣教与指导 劝导患者戒烟是最有效的防治措施，但也是最难落实的措施。对吸烟的患者采用多种宣教措施，有条件者可以考虑使用辅助药物。脱离不利的工作环境，避免环境污染。

2. 支气管扩张剂 β_2 肾上腺素受体激动剂，如沙丁胺醇、特布他林、沙美特罗、福莫特罗等吸入剂；抗胆碱药如异丙托溴铵、噻托溴铵等；口服或静脉使用茶碱类药物。

3. 糖皮质激素 长期吸入糖皮质激素与长效 β_2 肾上腺素受体激动剂联合制剂能增加运动耐量、提高生活质量，常用的有沙美特罗替卡松粉吸入剂、布地奈德福莫特罗粉吸入剂。

4. 祛痰药 常用药物有盐酸氨溴索、N–乙酰半胱氨酸、羧甲司坦、标准桃金娘油胶囊等。

5. 长期家庭氧疗 COPD 合并慢性呼吸衰竭者通过氧疗可提高生活质量和生存率，一般采用低流量、低浓度持续吸氧，吸氧时间每天超过 15 小时。

6. 呼吸功能锻炼 腹式呼吸和缩唇呼吸训练是稳定期的主要治疗措施，目的是减轻呼吸肌疲劳，改善呼吸功能。

> **请你想一想**
>
> 慢性阻塞性肺疾病患者氧疗的方式是什么？

你知道吗

呼吸功能锻炼

1. 腹式呼吸法（膈式呼吸锻炼） 患者取立位、体弱者取坐位或平卧位，两膝屈曲（或膝下垫小枕），使腹肌放松。左右手分别放于前胸部和上腹部，用鼻缓慢深吸气，尽力挺腹，腹部手感向上抬起，胸部原位不动，呼气时用口呼出，同时收缩腹部，腹部手感下降，膈肌随腹腔内压增加而上抬，增进肺泡通气量。吸气与呼气的时间比例为 1∶（2~3），每日进行锻炼 2 次，每次 10~20 分钟。

2. 缩唇呼吸方法 指导患者用鼻吸气用口呼气，呼气时将口唇缩小（呈吹口哨样），尽量将气呼出，以延长呼气时间。吸气和呼气时间比为1：（2~3），建议与腹式呼吸法同时进行。

（二）急性加重期

1. 抗生素　根据当地病原体流行情况、经验用药或药物敏感试验，积极选择恰当的抗生素治疗。门诊可用阿莫西林克拉维酸、头孢唑肟、头孢呋辛、左氧氟沙星、莫西沙星口服治疗；住院患者可选用β-内酰胺类或β-内酰胺酶抑制剂、大环内酯类或呼吸喹诺酮类静脉给药。

2. 支气管扩张剂　药物治疗同稳定期。

3. 合理氧疗　低氧血症时给予鼻导管持续低流量（1~2L/min）、低浓度（25%~29%）吸氧，合并严重呼吸衰竭时使用机械通气。

4. 糖皮质激素　急性加重期住院患者可使用泼尼松龙、甲泼尼龙连用5~7天。

5. 其他治疗　注意合理补充液体，保持水、电解质平衡。合理营养，调节饮食，保证热量、蛋白质、维生素的摄入，必要时使用肠外营养治疗，积极排痰，处理并发症。

第四节　支气管哮喘

支气管哮喘简称哮喘，是一种以慢性气道炎症和气道高反应性为特征的异质性疾病，表现为多变的可逆性气流受限及气道重构。临床表现为反复发作的喘息、气急、胸闷或咳嗽等，常在夜间及凌晨发作或加重，多数患者可自行缓解或经治疗后缓解。哮喘是最常见的慢性疾病之一，发达国家哮喘患病率高于发展中国家，城市高于农村。该病经过长期规范化治疗和管理，大多数患者可以达到哮喘的临床控制。

【病因与发病机制】

（一）病因

哮喘与多基因遗传有关，具有家族集聚现象，同时也受环境因素的影响。环境因素中包括变应原因素，如尘螨、花粉、蟑螂、动物毛屑、真菌、二氧化硫、氨气、油漆等各种特异和非特异性吸入物；感染因素，如细菌、病毒、原虫、寄生虫等；食物因素，如鱼、虾、蟹、蛋类、牛奶、花生等；药物因素，如普萘洛尔（心得安）、阿司匹林等；气候变化、运动、妊娠等都可能是哮喘的激发因素。

请你想一想

哮喘常见的诱发因素有哪些？

（二）发病机制

哮喘的发病机制不完全清楚，可能与免疫－炎症反应、神经调节机制和气道高反应性及其相互作用导致产生可逆性气流受限有关。慢性气道炎症是哮喘发病的本质，当气道受到变应原或其他刺激后，多种炎症细胞释放炎症介质和细胞因子，引起气道上皮损害、上皮下神经末梢裸露等，从而导致气道高反应。同时哮喘与 β 肾上腺素受体功能低下有关。

【临床表现】

（一）症状

典型症状为发作性伴有哮鸣音的呼气性呼吸困难，可伴有气促、胸闷和咳嗽。症状可在数分钟内发作，持续数小时至数天，经解痉平喘药物治疗后或自行缓解，夜间及凌晨多发。若表现为运动时出现胸闷、咳嗽和呼吸困难，为运动性哮喘。有时咳嗽为唯一的症状（咳嗽变异型哮喘）。

（二）体征

非发作期可无异常。发作时双肺可闻及广泛的哮鸣音，呼气音延长。但严重哮喘发作时，哮鸣音反而减弱或完全消失，称为"沉默肺"，提示病情危重。

（三）并发症

严重发作时可并发气胸、肺不张、纵隔气肿；长期反复发作或感染可并发慢性阻塞性肺疾病、慢性肺源性心脏病、支气管扩张等。

你知道吗

咳嗽变异型哮喘

咳嗽变异型哮喘（CVA）是一种特殊类型的哮喘，以长期的顽固性干咳为主，无明显喘息、气促等症状或体征，气道反应性高。咳嗽变异型哮喘多发生于夜间和凌晨，以春、秋季最为多见。

【辅助检查】

（一）痰液检查

痰液中可见嗜酸性粒细胞计数增高，且与哮喘症状相关。

（二）肺功能检查

1. 通气功能检查 在哮喘发作时呈阻塞性通气功能障碍。1 秒钟用力呼气容积（FEV_1）、1 秒率（$FEV_1/FVC\%$）及最高呼气流量（PEF）均下降；残气量增加，残气占肺总量百分比增高。缓解期上述通气功能指标可逐渐恢复。

2. 支气管激发试验 用以测定气道反应性。适用于非哮喘发作期、FEV_1 在正常预计值的 70% 以上的患者。阳性者提示存在气道高反应。

3. **支气管舒张试验**　用以测定气道的可逆性改变。阳性者提示存在可逆性气道阻塞。

4. **呼气峰流速（PEF）及其变异率测定**　哮喘发作时 PEF 下降。监测 PEF 日间、周间变异率有助于哮喘的诊断和病情评估。

（三）动脉血气分析

严重发作时可有缺氧。过度通气可使 $PaCO_2$ 下降、pH 上升，致使呼吸性碱中毒。若病情严重时可同时存在缺氧及 CO_2 潴留，致使呼吸性酸中毒。

（四）胸部 X 线检查

哮喘发作时胸部 X 线可见两肺透亮度增加，呈过度通气状态；在缓解期多无明显异常。

（五）特异性变应原的检测

测定患者外周血变应原特异性 IgE，增高者有助于病因诊断；血清总 IgE 测定对哮喘诊断价值不大，但其增高的程度可作为中毒哮喘使用抗 IgE 抗体治疗及调整剂量的依据。

【治疗原则与药物治疗要点】

目前哮喘不能根治，但长期规范化治疗可使哮喘得到良好或为完全临床控制。

（一）确定并减少危险因素

能找到并脱离引起哮喘发作的变应原或其他非特异刺激因素是防治哮喘最有效的措施。

（二）药物治疗

治疗哮喘药物分缓解性药物和控制性药物。缓解性药物为按需使用，能迅速缓解支气管痉挛，也称解痉平喘药；控制性药物需要长期使用，主要治疗气道慢性炎症，使哮喘维持临床控制，也称抗炎药。

1. **$β_2$ 肾上腺素受体激动剂**　简称 $β_2$ 受体激动剂。常用的短效 $β_2$ 受体激动剂有沙丁胺醇、特布他林，维持时间为 4~6 小时，是治疗哮喘急性发作的首选药物，首选吸入给药，不宜长期单一使用，应该按需间歇使用。其主要不良反应为心悸、骨骼肌震颤、低血钾等。长效 $β_2$ 受体激动剂有福莫特罗、沙美特罗，维持时间为 10~12 小时，目前多与吸入性糖皮质激素联合使用以控制哮喘发作。

2. **糖皮质激素**　是目前控制哮喘发作最有效的药物，分为吸入、口服和静脉用药。常用的吸入性糖皮质激素有倍氯米松、布地奈德、氟替卡松、环索奈德、莫米松等，为目前哮喘长期治疗的首选药物。吸入性糖皮质激素全身不良反应少，但少数患者可出现口咽部念珠菌感染、声音嘶哑，建议患者使用后要清水漱口，减少不良反应。口服剂常见有泼尼松和泼尼松龙，用于吸入糖皮质激素无效或需要短期加强的患者。静脉剂型常见药物为甲泼尼龙、琥珀酸氢化可的松等，用于重度或严重哮喘发作时。

3. 白三烯调节剂治疗　具有抗炎及舒张支气管平滑肌作用，可单独应用于控制哮喘，常用药物有孟鲁司特或扎鲁司特，不良反应少，少数患者可见胃肠道不适、皮疹、血管性水肿、转氨酶升高，停药后可恢复正常。

4. 抗胆碱药　可以阻断节后迷走神经通路，降低迷走神经兴奋性而起舒张支气管作用，减少痰液分泌。常用短效抗胆碱药物有异丙托溴铵，维持 4～6 小时，用于哮喘急性发作的治疗，多与 β_2 受体激动剂联用。常用的长效抗胆碱药物有噻托溴铵，作用时间可达 24 小时，用于哮喘合并慢阻肺及慢阻肺患者的长期治疗。

5. 茶碱类　具有抗炎及舒张支气管作用，是目前治疗哮喘的有效药物之一。常用药物有氨茶碱及缓释茶碱。该药物的主要不良反应为恶心、呕吐、心律失常、血压下降及多尿，严重者可引起抽搐甚至死亡。用药时要注意监测血药浓度。

（三）免疫疗法

分为特异性和非特异性两种。特异性疗法又称脱敏疗法或减敏疗法，适用于变应原明确，且严格的环境控制及药物治疗效果不佳的患者。非特异性疗法有注射卡介苗、转移因子、疫苗等，对哮喘治疗有一定辅助的疗效。

第五节　肺结核

PPT

肺结核是结核分枝杆菌引起的慢性呼吸道传染病，是最常见的结核病，占各器官结核病的 80%～90%，常有低热、乏力、盗汗、咳嗽等症状。肺结核是 20 世纪严重危害人类健康的一种主要传染病，也是我国重点控制的主要传染病之一。

【病因与发病机制】

（一）结核分枝杆菌

结核菌分类属于分枝杆菌，涂片染色有抗酸性，亦称抗酸杆菌，包括人型、牛型、非洲型和鼠型 4 类，对人类致病主要是人型。

结核分枝杆菌对干燥、冷、酸、碱等抵抗力强，在干燥的环境中可存活数月或数年，在室内阴暗潮湿处能数月不死。该菌对紫外线比较敏感，太阳直射痰液中结核菌 2～7 小时可杀死，10W 紫外线灯距照射物 0.5～1m，照射 30 分钟具有明显的杀菌作用。结合分枝杆菌培养时间一般是 2～8 周，其菌体成分主要是类脂质、蛋白质和多糖类。类脂质与结核病的组织坏死、干酪液化、空洞发生以及结核变态反应有关；菌体蛋白质是结核菌素的主要成分，诱发皮肤变态反应；多糖类与血清反应等免疫应答有关。

（二）流行环节

1. 传染源　主要是排出结核菌的患者，特别是痰涂片阳性者，传染性的大小取决于痰内菌量的多少。

2. 传播途径 呼吸道感染是肺结核的主要传播途径，其中飞沫传播是最主要的形式。

3. 易感人群 遗传因素及社会因素（生活贫困、居住拥挤、营养不良等）影响机体对结核菌的抵抗力。免疫力低下者如婴幼儿、老年人、HIV 感染者、免疫抑制剂使用者、慢性疾病患者均为结核病的易感人群。

> **请你想一想**
>
> 肺结核的传播途径是什么？

（三）发病机制

人体感染结核菌后是否发病与人体的免疫状态、变态反应或感染细菌的数量、毒力等因素有关。结核病的免疫主要是保护机制的细胞免疫，表现为细胞吞噬作用和淋巴细胞的致敏性增强。结核菌侵入人体后4～8周，机体组织对结核菌及其代谢产物所发生的反应称为迟发性变态反应。免疫力和迟发性变态反应之间的关系相当复杂，尚不十分清楚，两者既有相似的方面，也有独立的一面。

【临床表现】

（一）症状

1. 全身毒性症状 发热为常见症状，多为午后潮热，伴有乏力、消瘦、盗汗、食欲减退等，女性患者可有月经不调。

2. 呼吸系统症状

（1）咳嗽及咳痰 是肺结核最常见症状。早期干咳或少量黏液痰；有空洞形成时，痰量增多；若合并其他细菌感染，痰可呈脓性；若合并支气管内膜结核，表现为刺激性咳嗽。

（2）咯血 约1/3的患者咯血，多数为少量咯血，少数为大咯血。

（3）胸痛 病变累及胸膜时可表现胸痛，可随呼吸运动和咳嗽加重。

（4）呼吸困难 多见于干酪样肺炎和大量胸腔积液患者。

（二）体征

患者的体征取决于病变性质和范围。病变范围较小时，可以无任何体征。病变范围较大时，可有肺实变体征，如触觉语颤增强、叩诊浊音、听诊闻及支气管呼吸音和细湿啰音。较大的空洞性病变听诊可以闻及支气管呼吸音。较大纤维条索形成时可有气管向患侧移位、患侧胸廓塌陷、叩诊浊音、听诊呼吸音减弱并可闻及湿啰音。结核性胸膜炎早期有局限性胸膜摩擦音，有渗出后出现胸腔积液体征。

（三）临床类型

1. 原发型肺结核 多有结核病家庭接触史，X 线胸片表现为哑铃型阴影，即肺内原发病灶、淋巴管炎和肿大的肺门淋巴结，统称为原发综合征。多见于少年儿童，无症状或症状较轻，本型大多预后良好。

2. 血行播散型肺结核 结核菌经破溃血管侵入血循环而引起。急性粟粒型肺结核起病急，以高热为主，伴有畏寒、盗汗、疲乏等中毒症状及干咳、胸痛、气急、发绀等呼吸系统症状，并发脑膜炎时出现脑膜刺激征。X 线胸片可见双肺分布均匀、密度一致、大小相等的粟粒状阴影。亚急性或慢性血行播散型肺结核临床上可无明显中毒症状，病情发展也较缓慢，患者常无明显感觉。

3. 继发型肺结核 包括浸润性肺结核（成人最常见类型）、空洞性肺结核、结核球、干酪样肺炎、纤维空洞性肺结核。以上类型多来源于原发感染后潜伏在肺内的病灶，当机体抵抗力减弱时，结核菌重新繁殖，或是与排菌的患者密切接触，反复经呼吸道感染引起，不同类型肺结核症状体征相差甚大。

4. 结核性胸膜炎 是结核菌侵入胸膜腔，引起以胸膜纤维蛋白渗出为主要病理变化的胸膜炎症。干性胸膜炎以胸痛为主要症状，深吸气、咳嗽时加剧，其典型体征为可闻及粗糙、局限而固定的胸膜摩擦音。渗出性胸膜炎除明显的全身中毒症状外，常有胸痛和呼吸困难，早期出现局限性胸膜摩擦音，随着积液增多出现胸腔积液征。

5. 其他肺外结核 按部位和脏器命名，如骨关节结核、肠结核、肾结核等。

6. 菌阴肺结核 为三次痰涂片及一次痰培养阴性的肺结核。

你知道吗
_____

肺结核的记录方式

按结核病分类、病变部位、范围、痰菌情况、化疗史的顺序记录肺结核的病情。如：原发型肺结核左上涂（－），初治。继发型肺结核双上涂（＋），复治。血行播散型肺结核可注明（急性）或（慢性）；继发型肺结核可注明（浸润性、空洞性等）。并发症（如慢性阻塞性肺疾病）、并存病（如糖尿病）、手术（如肺叶切除术后），可在化疗史后按并发症、并存病、手术等记录。

【辅助检查】

（一）痰结核菌检查

痰涂片检查是确诊肺结核简单、快速、易行和可靠的方法，但欠敏感。痰培养可提供准确、可靠的结果，灵敏度高于涂片，常作为结核病诊断的金标准，同时可测定药物敏感性，但培养时间较长，一般要 2～8 周。

（二）影像学诊断

胸部 X 线检查是诊断肺结核常规首选方法，可以发现早期轻微的结核病变，对确定病变部位、性质、范围及活动性具有参考价值，是临床分型的重要依据。肺结核病变多发生在上叶的尖后段、下叶的背段和后基底段，呈多态性，即浸润、增殖、干酪、纤维钙化等病变可同时存在。CT 可发现隐蔽、微小的病变而避免漏诊，也用于鉴别诊断。

（三）纤维支气管镜检查

可用于采集肺内分泌物或是灌洗液做病原体检查；或是用于病变部位钳取活体组

织进行病理学检查、结核分枝杆菌培养等。

（四）结核菌素试验

诊断结核感染的参考指标，用于检出结核分枝杆菌的感染。

【治疗原则与药物治疗要点】

（一）抗结核化学药物治疗（化疗）

肺结核化学治疗的原则是早期、规律、全程、适量、联合，其主要作用是杀菌、灭菌、防止耐药菌产生。整个治疗方案分为强化和巩固两个阶段，疗程一般6~9个月，常用抗结核病药物不良反应及注意事项见表3-2。

表3-2　常用抗结核药物不良反应及注意事项

药名（缩写）	主要不良反应	注意事项
异烟肼（H，INH）	周围神经炎，偶有肝功能损害	避免与抗酸药同时服用，注意消化道反应、肢体远端感觉及精神状态；监测肝功能
利福平（R，RFP）	肝功能损害、过敏反应	体液及分泌物会呈橘黄色；监测肝功能；与对氨基水杨酸、乙胺丁醇合用加重肝毒性和视力损害
链霉素（S，SM）	听力障碍、肾功能损害	用药前和用药后每1~2个月进行听力检查，注意有无平衡失调；监测尿常规及肾功能的变化
吡嗪酰胺（Z，PZA）	胃肠不适、肝功能损害、高尿酸	监测肝功能；注意关节疼痛、皮疹等反应；监测血尿酸浓度
乙胺丁醇（E，EMB）	视神经炎	用药前及用药后每1~2个月1次检查视力和辨色能力
对氨基水杨酸钠（P，PAS）	胃肠道反应、肝功能损害	饭后服药，减轻消化道不适；监测肝功能

请你想一想

常见的抗结核药物及其主要不良反应是什么？

（二）对症治疗

1. 一般治疗　充分休息，给予足够热量、蛋白质及高维生素饮食。

2. 咯血　少量咯血者，可用氨基己酸、氨甲苯酸（止血芳酸）、酚磺乙胺（止血敏）、卡络柳钠（安络血）等药物止血，慎用强力镇咳药。大咯血时可用垂体后叶素静脉滴注，注意高血压、冠心病、妊娠期女性、心衰者禁用。

（三）糖皮质激素的应用

糖皮质激素治疗结核病主要利用其抗炎、抗毒作用。结核毒性症状严重者，在确保有效抗结核药物治疗的前提下，使用糖皮质激素。

（四）肺结核外科手术治疗

肺结核外科手术治疗主要适用于经合理化学治疗后无效、结核性脓胸、大块干酪灶、有多重耐药的厚壁空洞、支气管胸膜瘘和大咯血保守治疗无效者。

（五）预防

1. 控制传染源　早发现、早隔离、早治疗肺结核患者，患者痰液消毒处理，管理好传染源。

2. 切断传播途径　加强社区宣传，注意个人卫生，不随地吐痰，勤洗手，不饮用未消毒牛奶，用公筷。患者外出戴口罩。

3. 保护易感人群　对未受过结核菌感染的人群，做好卡介苗疫苗接种，如新生儿、儿童等，以获得特异性免疫。

第六节　原发性支气管肺癌

PPT

原发性支气管癌，简称肺癌，是起源于呼吸上皮细胞（支气管、细支气管和肺泡）的恶性肿瘤。肺癌多发于 50 岁以上男性，临床症状隐匿，以咳嗽、咳痰、咯血和消瘦为主要表现。

【病因与发病机制】

未明确，目前研究认为与下列因素有关。

1. 吸烟　吸烟是引起肺癌的重要因素。烟雾中的苯并芘、尼古丁、亚硝胺和少量放射性元素钋等均有致癌作用。开始吸烟的年龄越小、吸烟时间越长、吸烟量越大，肺癌的发病率及死亡率越高。

2. 职业致癌因子　已被确认致肺癌的物质包括石棉、砷、芥子气、铬、镍、铍、煤焦油、多环芳香烃类、双氯甲基乙醚等。

3. 空气污染　室内小环境污染，如被动吸烟、室内接触煤烟或不完全燃烧物、烹调油烟等；室外大环境污染，如汽车尾气、工业废气等。

4. 电离辐射　可分为职业或非职业的，有来自体外的或是吸入放射性粉尘、气体引起的体内照射。

5. 其他　肺癌的发生还与饮食营养、结核感染、病毒感染、真菌感染、遗传等因素有关。

> **请你想一想**
> 肺癌最常见的致病因素是什么？

【病理和分类】

1. 按解剖学分类

（1）中央型肺癌　发生在段及以上支气管的肺癌，以鳞状上皮细胞癌（鳞癌）和小细胞肺癌多见。

（2）周围型肺癌　发生在段支气管以下的肿瘤，以腺癌较多见。

2. 按组织学分类分

（1）非小细胞肺癌　包括鳞状上皮细胞癌、腺癌（女性多见）、大细胞癌、腺鳞癌、肉瘤样癌、淋巴上皮瘤样癌等。

（2）小细胞肺癌　为低分化的神经内分泌肿瘤，增值速度快，早期即广泛转移，恶性程度高，对放疗和化疗敏感。

【临床表现】

肺癌的临床表现与肿瘤大小、类型、发展阶段、所在部位、有无并发症或转移等因素密切相关。5%～15%的患者无症状，仅在常规体检、胸部影像学检查时发现。

（一）原发肿瘤引起的症状和体征

1. 咳嗽　为早期症状，多为刺激性干咳，无痰或少痰。当肿瘤压迫支气管导致管腔狭窄时，可闻及高调金属音性的咳嗽或刺激性呛咳。

2. 痰中带血或咯血　多见于中央型肺癌。肿瘤向管腔内生长者可有间歇或持续性痰中带血，如肿瘤侵蚀大血管，可引起大咯血。

3. 气短或喘鸣　肿瘤压迫或侵蚀、肺门淋巴结肿大等原因引起支气管狭窄，或并发大量胸腔积液、心包积液，或有肺部广泛受累时，可有呼吸困难、气短、喘息，偶有喘鸣。

4. 胸痛　肿瘤转移或直接侵犯胸壁可致胸痛。

5. 发热　肿瘤引起的阻塞性肺炎或肿瘤组织坏死时，可出现发热。

6. 体重下降　肿瘤发展到晚期，由于肿瘤毒素和疾病消耗，食欲减退，可出现消瘦或恶病质。

（二）肿瘤局部扩展引起的症状

1. 吞咽困难　肿瘤侵犯或压迫食管可引起吞咽困难。

2. 声音嘶哑　肿瘤或肿大的纵隔淋巴结压迫喉返神经，可引起声音嘶哑。

3. 胸腔积液　肿瘤转移累及胸膜或肺淋巴回流受阻，可引起胸腔积液。

4. 上腔静脉阻塞综合征　肿瘤侵犯纵隔或肿大淋巴结压迫上腔静脉，或腔静脉内癌栓阻塞，引起上腔静脉回流受阻，表现为头面部、颈部和胸壁静脉曲张。

5. Horner 综合征　肺上沟癌压迫颈部交感神经，引起病侧眼睑下垂、瞳孔缩小、眼球内陷、同侧额部与胸壁少汗或无汗，称为 Horner 综合征。

（三）肺癌远处转移引起的症状

肺癌可转移至脑、骨骼、肝、淋巴结等部位，导致相应组织出现不同临床表现，如右锁骨上及腋下淋巴结肿大。

（四）胸外表现

肺癌非转移性胸外表现，称之为副癌综合征。常见有肥大性肺性骨关节病、男性乳房发育、库欣综合征、神经肌肉综合征、高钙血症等肺外表现。

【辅助检查】

（一）影像学检查

X 线胸片和 CT 是发现和诊断肺癌的重要方法，CT 的敏感性较胸片高。可见肺内有密度均匀、边缘毛糙，可有分叶或切迹，可伴有胸膜牵拉，有时可见肺不张或阻塞性肺炎等。磁共振显像（MRI）、正电子发射断层显像（PET）也是重要的影像学检查方法。

（二）获得病理学检查诊断的方法

1. 痰脱落细胞学检查 敏感性 <70％，但特异性高，取深部痰，可提高阳性率。

2. 胸腔积液细胞学检查 可抽取患者的胸腔积液找癌细胞，多次送检能提高阳性率。

3. 针吸活检 可在 X 线透视、胸部 CT 或超声引导下进行经胸壁穿刺肺活检或浅表淋巴结活检，以明确诊断。

4. 呼吸内镜检查 可通过支气管镜、胸腔镜、纵隔镜等取组织进行病理活检，明确诊断。

（三）其他

还可以通过肿瘤标志物、基因检测等方法，协助诊断。基因检测可识别靶向药物最佳用药人群。

你知道吗

需要进行肺癌相关筛查的人群

40 岁以上长期吸烟者有以下情况应进行肺癌相关检查：原有慢性呼吸道疾病，咳嗽性质改变者；无明显诱因的刺激性咳嗽持续 2～3 周，治疗无效；短期内反复痰中带血或咯血，无其他原因可解释者；原因不明的四肢关节疼痛及杵状指（趾）；反复发作的同一部位肺炎；原因不明的肺脓肿，无中毒症状，无大量脓痰，无异物吸入史，抗炎治疗效果不显著；影像学提示局限性肺气肿或段、叶性肺不张；孤立性圆形病灶和单侧性肺门阴影增大，原有肺结核病灶已稳定，而形态或性质发生改变；无中毒症状的胸腔积液，尤其是呈血性、进行性增加者。

【治疗原则与药物治疗要点】

肺癌的治疗以外科手术为最重要的治疗手段，彻底切除肺部原发病灶、局部及纵隔淋巴结，同时可辅以放射治疗、化学治疗、生物靶向治疗、中医中药治疗等。

（一）手术治疗

手术治疗是早期肺癌的最佳方法，分为根治术或姑息性手术，尽量进行根治术。可根据病情采用肺叶切除术或同侧全肺切除术，术后根据病情需要，进行放疗和化疗。

请你想一想

肺癌最重要的治疗手段是什么？

（二）药物治疗

药物治疗包括化疗及生物靶向药物治疗，用于晚期患者或复发患者。化疗还可以用于术前、术后辅助治疗。常用的化疗药物包括铂类（顺铂、卡铂）、吉西他滨、培美曲塞、紫杉类（紫杉醇、多西他赛）、长春瑞滨、依托泊苷和喜树碱类似物等，小细胞肺癌对化疗非常敏感。常用的靶向药物有厄洛替尼、吉非替尼、阿法替尼、克唑替尼、色瑞替尼等。靶向药物的成功关键为选择特异性靶向患者，如非小细胞肺癌中的腺癌患者。

（三）放射治疗

小细胞肺癌对放射疗法敏感性较高，其次为鳞癌、腺癌。放射治疗可以对不宜手术者及患者术前、术后的辅助治疗，防止复发，提高生存率。

（四）介入治疗

对于全身化疗无效，失去手术指征的晚期患者，可选择支气管动脉灌注化疗，以缓解症状，减轻患者痛苦。也可根据病情需要，选择经支气管镜介入治疗。

（五）中医药治疗

中医药的协同治疗，可减少患者对放疗、化疗的反应，提高机体的抗病能力。

第七节　呼吸衰竭

PPT

呼吸衰竭是指各种原因引起的肺通气和（或）换气功能严重障碍，导致低氧血症伴（或不伴）高碳酸血症，从而出现一系列病理、生理改变和相应临床表现的综合征，行动脉血气分析可明确诊断。在海平面、静息状态、呼吸空气条件下，动脉血氧分压（PaO_2）< 60mmHg，伴或不伴二氧化碳分压（$PaCO_2$）> 50mmHg，可诊为呼吸衰竭。

【病因与发病机制】

（一）病因

呼吸的过程由外呼吸、气体运输和内呼吸三个环节组成，参与外呼吸（肺通气和肺换气）的任何一个环节的严重病变均可导致呼吸衰竭。如严重呼吸道感染、急性气道阻塞、肺水肿、创伤、休克、急性颅内感染、有机磷中毒、重症肌无力等，可使肺通气和（或）换气功能迅速出现严重损害，在短时间内可引起急性呼吸衰竭；COPD、肺结核、肺间质纤维化、神经肌肉病变等，可造成呼吸功能的损害逐渐加重，继而出现慢性呼吸衰竭，其中以 COPD 最常见。

（二）发病机制

目前认为呼吸衰竭的发生与肺通气不足、弥散障碍、通气/血流比例失调、肺内动 - 静脉解剖分流增加、氧耗量增加有关，以上机制致使肺通气和（或）肺换气过程发生障碍，导致呼吸衰竭。临床上单一机制引起的呼吸衰竭很少见，常是多种机制并存或随着病情变化先后发挥作用。当机体出现低氧血症和高碳酸血症时，全身各系统脏器的代谢、功能及组织均可出现变化。在呼吸衰竭代偿期，各系统脏器的功能和代谢可发生一系列代偿性反应，以改善组织供氧、调节酸碱平衡、适应内环境的变化。当出现失代偿时，导致各系统脏器严重的功能和代谢紊乱直至衰竭。

【分类】

1. 按动脉血气分析分类

（1）Ⅰ型呼吸衰竭（缺氧性呼吸衰竭）　可见 $PaO_2 < 60mmHg$，$PaCO_2$ 正常或降低，常见于严重肺部感染性疾病、急性肺栓塞、间质性肺疾病等。

（2）Ⅱ型呼吸衰竭（高碳酸性呼吸衰竭）　可见 $PaO_2 < 60mmHg$ 及 $PaCO_2 > 50mmHg$，常见于 COPD。

> **请你想一想**
> 呼吸衰竭常见的分类标准是什么？

2. 按疾病发生的缓急分类

（1）急性呼吸衰竭　常见于突发的致病因素，如严重肺疾病、气道阻塞、创伤、休克等，若不及时抢救，会危及生命。

（2）慢性呼吸衰竭　最常见于 COPD。

【临床表现】

（一）急性呼吸衰竭

急性呼吸衰竭的临床表现为原发疾病症状及低氧血症致呼吸困难、多脏器功能障碍。

1. 呼吸困难　是呼吸衰竭最早出现的症状。病情轻时可为呼吸频率增快，随着病情加重，可出现呼吸急促，辅助呼吸肌活动加强，如"三凹征"。中枢性疾病所致的呼吸衰竭，可出现呼吸节律改变，如比奥呼吸、潮式呼吸。

2. 发绀　是缺氧的典型表现，可见口唇、指甲部位发绀。因发绀程度与还原血红蛋白含量有关，若患者伴有严重贫血，发绀可不明显；若合并红细胞增多症者，发绀则更明显。

3. 精神神经症状　急性缺氧可出现精神错乱、狂躁、昏迷、抽搐等。如合并急性 CO_2 潴留，可出现嗜睡、淡漠、扑翼样震颤，甚至是呼吸骤停。

4. 循环系统症状　缺氧早期心率增快、血压升高；后期由于严重缺氧及酸中毒，引起循环衰竭、心律失常、血压下降、心脏停搏。

5. 其他　严重呼吸衰竭对消化系统及泌尿系统都有影响，如出现上消化道出血、转氨酶升高、蛋白尿、氮质血症等，少数出现休克及 DIC 等。

（二）慢性呼吸衰竭

慢性呼吸衰竭与急性呼吸衰竭的临床表现大致相似，但有以下不同。

1. 呼吸困难　COPD 患者病情轻时，呼吸费力伴呼气延长，严重时可出现浅快呼吸。若并发 CO_2 潴留致 CO_2 麻醉时，患者由呼吸过速转为浅慢呼吸或潮式呼吸。

2. 精神神经症状　CO_2 潴留早期表现为兴奋症状，如烦躁、多汗、睡眠倒错、白日嗜睡、夜间失眠等；随 CO_2 潴留加重，对中枢神经系统则有抑制作用，表现为神志淡漠、扑翼样震颤、抽搐、昏睡、昏迷等，称肺性脑病。

3. 循环系统症状 CO_2潴留致使外周体表静脉充盈、皮肤充血、温暖多汗、血压升高、心排出量增加、脉搏洪大；脑血管扩张致使患者出现搏动性头痛。

【辅助检查】

（一）动脉血气分析

呼吸衰竭和酸碱失衡情况判断主要依靠动脉血气分析。Ⅰ型呼吸衰竭时 PaO_2 < 60mmHg，$PaCO_2$正常或降低；Ⅱ型呼吸衰竭可见 PaO_2 < 60mmHg，$PaCO_2$ > 50mmHg。当$PaCO_2$升高、pH正常时，提示代偿性呼吸性酸中毒；当$PaCO_2$升高、pH < 7.35，提示失代偿性酸中毒。血气分析受年龄、海拔高度、氧疗、贫血程度等因素的影响，要结合临床情况进行分析。

（二）肺功能检测

肺功能检测能判断患者的通气和换气功能障碍的严重程度。呼吸肌功能测试也能提示呼吸无力的原因和严重程度。

（三）胸部影像学检查

X线胸片、胸部CT、超声等检查，可了解胸部情况，协助诊断。

（四）纤维支气管镜检查

可协助明确气道阻塞情况及获取病变组织。

【治疗原则与药物治疗要点】

呼吸衰竭的处理原则为保持呼吸道通畅，纠正缺氧和CO_2潴留及代谢功能紊乱，积极治疗原发病，防治多器官功能衰竭。

（一）保持呼吸道通畅

保持呼吸道通畅是呼吸衰竭患者最基本、最重要的措施，能减轻呼吸肌疲劳，减轻气道感染，降低窒息风险。应注意指导患者有效咳嗽、协助拍背、雾化吸入及吸痰等。若患者出现气道痉挛，需使用支气管扩张药，如沙丁胺醇、异丙托溴铵等。如病情严重者，可进行人工气道开放，如气管插管、气管切开。

（二）氧疗

请你想一想

呼吸衰竭病人的氧疗方式是什么？

1. Ⅰ型呼吸衰竭 多为急性呼吸衰竭，可给予较高浓度（> 35%）吸氧以快速缓解低氧血症。当PaO_2快速提高到60mmHg或血氧饱和度达到90%以上，尽量降低吸氧浓度。

2. Ⅱ型呼吸衰竭 给予低流量（1~2L/min）、低浓度（25%~29%）吸氧，注意避免因吸氧浓度过高，解除了低氧对外周化学感受器的刺激，抑制患者呼吸的情况。

（三）机械通气

当患者出现严重的通气和（或）换气功能障碍时，可选用无创或有创机械通气，以维持肺泡通气量，改善气体交换，缓解呼吸肌疲劳，改善预后。

（四）药物治疗

慢性呼吸衰竭急性加重的原因多为感染，应根据疾病需要进行抗感染治疗。对于慢性呼吸衰竭者，根据病情，也可使用呼吸兴奋剂，如尼可刹米、多沙普仑、阿米三嗪，注意药物的不良反应如恶心、呕吐、烦躁、颜面潮红和肌肉颤动等。对烦躁不安患者慎用镇静剂或麻醉剂，避免诱发肺性脑病。注意纠正患者的酸碱平衡失调。

你知道吗

呼吸康复

大多数慢性呼吸系统疾病均可从呼吸康复中获益，包括 COPD、哮喘、呼吸衰竭等。呼吸康复主要包括患者的评估、运动治疗、自我管理、营养支持和心理支持。其中运动治疗是呼吸康复的核心内容。常用的运动方式有：①有氧训练，如快走、慢跑、游泳、打球。②阻抗训练，如哑铃、弹力带、深蹲、俯卧撑。③柔韧性锻炼。④呼吸肌功能锻炼。同时患者应该要学会有效咳嗽和排痰、缩唇呼吸、腹式呼吸，戒烟酒，合理用药，长期氧疗。

实训二　常用吸入性药物的使用方法 🔋微课

一、实训目的

1. 熟悉常见的吸入性药物装置及药物。
2. 学会常用吸入性药物的使用方法，能够教会患者正确使用。
3. 逐渐树立学生热爱岗位、关心患者的职业修养。

二、实训器材

多媒体、教学视频、定量雾化吸入器、都宝装置、准纳器、纸、笔等。

三、实训方法

1. 将学生分成几个小组（每组6~8人），教师课前发放学习资料给学生，让其做好预习。
2. 观看"常用吸入性药物的使用方法"相关多媒体视频。
3. 教师介绍常用吸入装置并示教使用方法。

（1）定量雾化吸入器（MDI）　定量雾化吸入器的使用需要患者协调呼吸动作，正确使用是保证吸入治疗成功的关键。常用吸入装置的气雾剂有硫酸沙丁胺醇吸入气雾剂（万托林）、异丙托溴铵气雾剂（爱全乐）、硫酸特布他林气雾剂（喘康速）、丙酸氟替卡松吸入气雾剂（辅舒酮）等。具体使用方法：①打开盖子，摇匀；②深呼气至不能呼出，用口包含定量雾化吸入器的喷嘴，请注意舌头不能堵住喷嘴；③一手按压喷药同时经口深吸气，吸气末屏住呼吸 10 秒，利于药物沉降至气管远端，然后缓慢呼气；④如需重复使用，至少休息 1 分钟后，方可重复一次；⑤用干纸巾擦干净吸嘴，将盖子套回；⑥使用后注意清水漱口，去除上咽部残留的药物。儿童或重症患者可在定量雾化吸入器上加贮雾瓶，雾化释出的药物在瓶中停留数秒，患者从容吸入，以减少雾滴在口咽部沉积引起的刺激。

（2）都保装置　为储存剂量型涡流式干粉吸入器，如布地奈德福莫特罗粉吸入剂（信必可都宝）、布地奈德粉吸入剂（普米克都宝）、富马酸福莫特罗粉吸入剂（奥克斯都宝）。具体使用方法：①保持都保竖立，旋转并拔出盖子；②握住底部红色旋柄和都保中间部分，向一方向旋转到底再向反方向旋转到底完成一次装药，此过程可听到"咔嗒"一声；③深呼气后（勿对着吸嘴呼气）用唇包住吸口用力深吸气，吸完移开吸嘴，屏气 10 秒，恢复正常呼吸；④用完后擦干净吸嘴，盖好瓶盖；⑤使用后注意漱口，去除咽部残留的药物，避免口腔感染。

（3）准纳器　常用药物有沙美特罗替卡松粉吸入剂（舒利迭）。具体使用方法：①平握准纳器，打开滑盖；②一手握住准纳器，另一手拇指往外推动准纳器的滑动杆，听到"咔嗒"声即为完成一次装药；③深呼气后（勿对着吸嘴呼气）用唇包住吸口用力深吸气，吸完移开吸嘴，屏气 10 秒，恢复正常呼吸；④用完后擦干净吸嘴，关闭准纳器，听到"咔嗒"声即为关闭；⑤使用后注意漱口，去除咽部残留的药物。

4. 学生以小组为单位进行学习，教师巡回指导，及时发现问题。

5. 学生分别进行角色扮演，模拟药师教授患者使用各类吸入装置的方法。小组内及组间进行评价，教师点评。

四、思考题

1. 准纳器的使用方法是什么？
2. 使用布地奈德福莫特罗粉吸入剂后为什么要漱口？

目标检测

一、单项选择题

1. 下列急性上呼吸道感染类型中最常见于细菌感染的是（　　）。

　　A. 普通感冒　　　　　　　　　　B. 急性病毒性咽炎和喉炎

　　C. 急性疱疹性咽峡炎　　　　　　D. 急性咽结膜炎

E. 急性咽扁桃体炎

2. 患者，男，25 岁。平素体健，淋雨后发热，体温 39.5℃，头痛，全身肌肉酸痛、咳嗽 2 天，咳铁锈色痰。应考虑为（　　）。

   A. 自发性气胸　　　　　　　　　B. 肺炎链球菌性肺炎

   C. 肺结核　　　　　　　　　　　D. 肺炎支原体肺炎

   E. 支气管炎

3. 患者，男，40 岁。慢性咳嗽、咳痰 10 年，近 1 周来有高热，咳黏痰，诊断为肺炎链球菌肺炎。典型肺炎链球菌肺炎者发病 2 ~ 3 天后痰液呈（　　）。

   A. 黑色　　　　　　　　B. 黄色　　　　　　　　C. 粉红色

   D. 铁锈色　　　　　　　E. 绿色

4. 患者，男，70 岁。反复咳嗽、咳痰、喘息 25 年，诊断为 COPD，目前处于缓解期。为防止发生呼吸衰竭，应指导患者（　　）。

   A. 少盐饮食　　　　　　B. 避免肺部感染　　　　C. 低脂饮食

   D. 戒酒　　　　　　　　E. 卧床休息

5. 支气管哮喘典型表现是（　　）。

   A. 发作性吸气性呼吸困难伴哮鸣音　　　　　　B. 脓痰

   C. 干咳　　　　　　　　　　　　　　　　　　D. 咯血

   E. 发作性呼气性呼吸困难伴哮鸣音

6. 当前治疗哮喘急性发作首选药物是（　　）。

   A. 糖皮质激素　　　　　B. 白三烯（LT）调节剂

   C. 酮替酚　　　　　　　D. 茶碱类

   E. 沙丁胺醇

7. 以下哪项为肺结核的全身性毒性症状中最典型的症状（　　）。

   A. 疲倦乏力　　　　　　B. 盗汗　　　　　　　　C. 午后潮热

   D. 胸痛　　　　　　　　E. 呼吸困难

8. 患者，男，18 岁。反复干咳 3 个月，现确诊为肺结核，拟行异烟肼、利福平和吡嗪酰胺化疗。其中利福平的药物不良反应是（　　）。

   A. 周围神经炎　　　　　B. 听力障碍　　　　　　C. 球后视神经炎

   D. 胃肠道反应　　　　　E. 肝损害

9. 原发性支气管肺癌早期最常见的症状是（　　）。

   A. 低热　　　　　　　　B. 痰中带血　　　　　　C. 胸痛

   D. 刺激性干咳　　　　　E. 呼吸困难

10. 患者，男，50 岁。反复咳嗽 3 个月，既往抽烟史 40 年，胸片提示右肺占位性病变，病理诊断为鳞癌。首选的治疗措施是（　　）。

   A. 手术切除　　　　　　B. 化疗　　　　　　　　C. 放疗

   D. 营养支持　　　　　　E. 免疫治疗

11. 患者，男，75岁。反复咳嗽咯痰25年，活动后气促15年，加重7天，近3天伴嗜睡。体检：双肺布满干湿啰音，双下肢水肿，动脉血气分析提示 PaO_2 45mmHg，$PaCO_2$ 55mmHg。入院后应立即采取的措施是（　　）。

 A. 高浓度持续面罩给氧　　　　　B. 低浓度间断吸氧

 C. 5%碳酸氢钠溶液　　　　　　D. 低浓度、低流量持续给氧

 E. 给予常规抗生素

12. 患者，男，60岁。患有COPD，2天前受凉后出现口唇发绀，神志恍惚，双下肺闻及湿啰音，心率115次/分。该患者禁用的药物是（　　）。

 A. 呋塞米　　　　　　　　B. 纳洛酮　　　　　　　　C. 安定

 D. 地高辛　　　　　　　　E. 地塞米松

二、多项选择题

1. 肺结核的化疗原则包括（　　）。

 A. 早期　　　　　　　　B. 规律　　　　　　　　C. 全程

 D. 适量　　　　　　　　E. 联合

2. 患者，女，60岁。诊断为慢性呼吸衰竭，若患者出现中枢兴奋性下降，可使用的药物是（　　）。

 A. 尼可刹米　　　　　　B. 氨溴索　　　　　　　C. 沙丁胺醇

 D. 氨茶碱　　　　　　　E. 多沙普仑

3. 患者，男，68岁。确诊为慢性阻塞性疾病20年，3天气前受凉后病情加重入院，现发热、咳嗽、咳黄痰，呼吸困难，头痛，烦躁，神志恍惚，患者因慎用以下哪种药物（　　）。

 A. 特布他林　　　　　　B. 布地奈德　　　　　　C. 可待因

 D. 盐酸氨溴索　　　　　E. 地西泮

（黄丽萍）

书网融合……

 微课　　　　　　　划重点　　　　　　自测题

第四章 循环系统疾病

▶▶

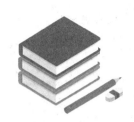

学习目标

知识要求

1. **掌握** 循环系统常见疾病的治疗原则和药物治疗要点。
2. **熟悉** 循环系统常见疾病的临床表现和辅助检查以及心律失常的药物治疗要点。
3. **了解** 循环系统常见疾病的病因与发病机制。

能力要求

1. 能够与服务对象进行良好的沟通。
2. 具备对心力衰竭、高血压、冠心病、心律失常患者的处方进行审核及按处方正确地配发药物的能力。

岗位情景模拟

情景描述 许先生，65 岁，既往有冠心病、高血压病史 20 余年。近 1 个月来在行走时出现呼吸困难，双下肢出现浮肿。2 天前呼吸困难加重，休息时即有，不能平卧。今来院就诊，测血压 166/78mmHg，R 28 次/分，颈静脉充盈，双下肢凹陷性水肿。

讨论 1. 该患者考虑哪种疾病？

　　　2. 该患者的治疗原则是什么？

循环系统疾病包括心脏、血管和调节血液循环的神经体液的疾病，以心脏病最多见。循环系统疾病的主要临床表现有呼吸困难、水肿、胸痛、心悸等。随着生活水平的提高和卫生事业的不断发展，人群的疾病谱发生了明显改变，心血管病逐渐成为威胁人类健康的主要疾病，目前在我国已成为引起死亡的首要原因。

第一节　心力衰竭

PPT

心力衰竭是各种心脏结构或功能性疾病导致心室充盈和（或）射血能力受损而引起的一组综合征。由于心室收缩功能下降射血功能受损，心排血量不能满足机体代谢的需要，器官、组织血液灌注不足，同时出现肺循环和（或）体循环淤血，临床表现主要是呼吸困难和乏力而致体力活动受限和水肿。心力衰竭按其发病过程分为急性和慢性心力衰竭；按其临床表现分为左心衰竭、右心衰竭和全心衰竭；按其发病机制分为收缩功能障碍型心力衰竭和舒张功能障碍型心力衰竭。

为了大体上反映病情严重程度，将心脏病患者按心功能状态分级，以便采取治疗措施，评定劳动能力，判断预后等。目前通用的是美国纽约心脏病学会（NYHA）、美国心脏病协会（AHA）1994 年修订的标准，依据患者自觉的活动能力划分为四级。

Ⅰ级　患者仅有心脏病体征，但活动量不受限，平时一般活动不引起疲乏、心悸、呼吸困难或心绞痛等症状。

Ⅱ级　心脏病患者的体力活动受到轻度的限制，休息时无自觉症状，但平时一般活动下可出现心衰症状。

Ⅲ级　心脏病患者体力活动明显受限，小于平时一般活动即出现心衰症状。

Ⅳ级　心脏病患者不能从事任何体力活动。休息状态下也出现心衰的症状，体力活动后加重。

你知道吗

6 分钟步行试验

6 分钟步行试验是一种简单易行、安全方便的评定慢性心衰患者的严重程度的方法。要求患者在平直走廊里尽快行走，测定 6 分钟的步行距离，＜150m，150～450m 和＞450m 分别为重度、中度和轻度心衰。

一、急性心力衰竭

急性心力衰竭是指由于各种急性心脏病变引起心排血量急剧降低，导致组织器官灌注不足和急性淤血的综合征。主要表现为急性肺水肿或心源性休克，病情危急严重，若不及时抢救可导致患者死亡。

【病因与发病机制】

急性心力衰竭常由于一定的诱因，使心脏功能代偿的患者突然发生心衰。常见的病因如下。

1. 急性弥漫性心肌损害　如急性心肌梗死、急性心肌炎等。

2. 急性心肌后负荷过重　如高血压、主动脉瓣狭窄、肺动脉瓣狭窄。

3. 急性容量负荷过重　如大量快速静脉补液、二尖瓣关闭不全、主动脉瓣关闭不全等。

本病的诱发因素有感染、严重心律失常、血容量增加、过度劳累、情绪激动、药物治疗不当等。

【临床表现】

请你想一想

急性心力衰竭患者的典型临床表现是什么？

1. 症状　突发严重呼吸困难，呼吸频率 30～50 次/分，强迫坐位，频繁咳嗽，咳大量粉红色泡沫痰。

2. 体征　面色苍白、发绀、大汗、呼吸急促、烦躁不安。听诊两肺满布湿啰音和哮鸣音；心尖部第一心音减弱，心率快，舒张早期奔马律。肺动脉瓣第二心音亢进。动脉压升高。

【辅助检查】

1. X 线检查　心脏增大或外形异常。肺野可见大片融合阴影，肺门呈蝴蝶状。

2. 超声心动图　各心腔大小改变，室壁厚度及心瓣膜结构和功能异常，心脏舒缩功能减退。

3. 血流动力学监测　肺毛细血管动脉楔压升高。

【治疗原则与药物治疗要点】

急性心力衰竭是急危重症，必须及时给予抢救。一般可采取利尿、强心、扩张血管、镇静等措施处理。

1. 一般治疗　患者取坐位，双腿下垂。立即高流量鼻导管吸氧，以减少肺泡内渗出。病情特别严重者，可用面罩呼吸机或用人工呼吸机给氧。

2. 药物治疗　急性心衰的致命危险是缺氧和呼吸困难，必须尽快控制，针对病因治疗。

（1）镇静剂　吗啡 3～5mg 静注，间隔 15 分钟重复一次，共 2～3 次。但昏迷、休克、严重慢性肺部疾患和支气管哮喘者禁用，老弱患者减量或肌内注射。

（2）利尿剂　呋塞米 20～40mg，在 2 分钟内静注完毕，4 小时后重复一次。

（3）血管扩张剂　①硝酸甘油：5～10mg 加入 5% 葡萄糖液 250～500ml，从 10μg/min 开始静滴，每 10 分钟调整一次，每次增加 5～10μg，以收缩压达到 90～100mmHg 为宜。②硝普钠：25～50mg 加入 5% 葡萄糖液 250～500ml，起始以 0.3μg/（kg·min）滴入，根据血压增加剂量，最大量可达 5μg/（kg·min），维持量为 50～100μg/min。使用该药时应现配现用，避光输入。硝普钠含有氰化物，用药不宜连续超过 24 小时。

（4）正性肌力药　①多巴胺：每次 20mg 加入 5% 葡萄糖 250～500ml，以（75～100μg）滴速滴入，如病情需要可加快滴速。②多巴酚丁胺：0.25g 加入 5%～10% 葡萄糖 250～500ml，以 2.5～10μg/kg 滴速滴入，按病情需要调整。③米力农：起始 25μg/kg 于 10～20 分钟推注，继以 0.375μg/（kg·min）速度滴注。

（5）洋地黄类药物　毛花苷 C 首剂可给 0.4～0.8mg 静脉注射，2 小时后可再给 0.2～0.4mg。急性心肌梗死患者 24 小时内不宜用洋地黄类药物；二尖瓣狭窄所致肺水肿洋地黄类药物无效。

3. 其他治疗　主动脉内球囊反搏和临时心肺辅助系统，在有条件的医院可使用于极危重患者。急性症状缓解后，应及时针对诱因和基本病因治疗。

二、慢性心力衰竭

慢性心力衰竭（chronic heart failure，CHF）是心血管疾病的终末期表现和最主要的死因，是各种心血管疾病的最后阶段。冠心病、高血压已成为慢性心力衰竭最主要的病因。临床上左心衰竭最为常见，尤其是左心衰竭后继发右心衰竭而致的全心衰竭。

单纯右心衰竭较少见。

【病因与发病机制】

1. 原发性心肌舒缩功能障碍　是最常见的心力衰竭的原因，包括心肌病变和心肌代谢障碍等。

2. 心肌负荷过度　①压力性负荷过度，如高血压、主动脉瓣狭窄、肺栓塞等。②容量性负荷过度，如二尖瓣、主动脉瓣关闭不全等。

3. 心脏舒张受限　常见于冠心病、肥厚性心肌病、心包疾病等。

本病的诱发因素有感染、心律失常、血容量增加、过度劳累、情绪激动、妊娠和分娩、贫血与出血、药物治疗不当等。

【临床表现】

1. 左心衰竭　以肺循环淤血及心排血量降低为主要表现。

（1）症状　不同程度的呼吸困难（劳力性呼吸困难、夜间阵发性呼吸困难、端坐呼吸、急性肺水肿），咳嗽、咳痰、咯血，乏力、疲倦，少尿及肾功能损害症状。

（2）体征　肺部湿性啰音，从肺底开始，侧卧位时下垂的一侧啰音较多。一般有心脏扩大和相对性二尖瓣关闭不全的反流性杂音、肺动脉瓣区第二心音亢进及第三心音或第四心音奔马律。

2. 右心衰竭　以体循环淤血为主要表现。

（1）症状　消化道症状最常见，表现为腹胀、食欲缺乏、恶心、呕吐等胃肠道及肝脏淤血的表现。另外，继发于左心衰竭的右心衰竭患者会有劳力性呼吸困难。

（2）体征　①水肿：始于低垂部位的对称性凹陷性水肿。②颈静脉充盈、怒张：是右心衰竭的主要体征，肝颈静脉回流征阳性更具特征性。③肝大。④心脏体征：可出现三尖瓣关闭不全的反流性杂音。

3. 全心衰竭　左心衰竭继发右心衰竭而形成的全心衰竭，呼吸困难症状反而有所减轻。

【辅助检查】

1. X线检查　心脏扩大变形，早期肺静脉压增高，肺门血管影增强，肺动脉压增高，右下肺动脉增宽。急性肺泡性肺水肿时肺门呈蝴蝶状，肺野可见大片融合的阴影。

2. 心电图　可有各种心律失常，以室性期前收缩最多见，心房纤维颤动次之。不同程度的房室传导阻滞，右束支传导阻滞常见。广泛 ST－T 改变，左心室肥厚，左房肥大，由于心肌纤维化可出现病理性 Q 波，各导联低电压。

3. 超声心动图　比 X 线更准确地提供各心腔大小变化、心瓣膜结构及功能情况。还可以估计心脏的收缩和舒张功能，其中超声多普勒检查是临床上最实用的判断舒张功能的方法。

4. 放射性核素检查　放射性核素心池显影，可判断心室腔大小，以收缩末期和舒张末期心室影像的差别计算 EF 值，通过记录放射活性－时间曲线，计算左心室最大充盈速率，以反映心脏的舒张功能。

5. 心－肺吸氧运动试验　适用于慢性稳定性心衰患者。

（1）测定最大耗氧量　心功能正常时，此值应 > 20；轻至中度心功能损伤时为 16 ~ 20，中至重度心功能损伤时为 10 ~ 15，极重度损伤时则 < 10。

（2）无氧阈值　此值愈低说明心功能愈差。

6. 有创性血流动力学检查　急性重症心力衰竭患者，必要时可采用漂浮导管测定各部位的压力及血液含氧量，计算心脏指数及肺小动脉楔压，了解血流动力学变化。

【治疗原则与药物治疗要点】

1. 一般治疗　包括生活方式管理，如对患者进行教育、体重管理、饮食管理等。急性期或病情不稳定者应限制体力活动、卧床休息，病情稳定的患者则应进行主动运动。

2. 病因治疗　应早期对所有可能导致心脏功能受损的常见疾病如高血压、冠心病、糖尿病、代谢综合征等进行有效治疗。并应积极消除诱因，最常见者为呼吸道感染。

3. 药物治疗

（1）利尿剂　是改善症状的基石，可消除水、钠潴留，但不能作为单一治疗。

1）袢利尿剂　以呋塞米为代表，为强效利尿剂。对轻度心衰患者，从小剂量（20mg，每日 1 次口服）起始，逐渐加量，控制体重下降 0.5 ~ 1.0kg/d。重度者可增加至 100mg，每日 2 次，也可进行静脉注射。注意引起低血钾。

2）噻嗪类利尿剂　以氢氯噻嗪为代表。轻度者首选，12.5 ~ 25mg，每日 1 次起始，逐渐加量，可增至每日 75 ~ 100mg，分 2 ~ 3 次服用。注意电解质平衡，常与保钾利尿剂合用。长期大剂量应用可影响糖、脂代谢。

3）保钾利尿剂　常用的有螺内酯（安体舒通）、氨苯蝶啶、阿米洛利。

（2）RAAS 抑制剂

1）血管紧张素转换酶抑制剂（ACEI）　ACEI 可缓解症状，还能延缓心衰进展，降低不同病因、不同程度心力衰竭患者的死亡率。一般从小剂量开始，如能耐受则逐渐加量，开始用药后 1 ~ 2 周内监测肾功能与血钾，后定期复查，长期维持终身用药。不良反应主要有低血压、肾功能一过性恶化、高血钾、干咳和血管性水肿等。

2）血管紧张素受体拮抗剂（ARB）　心衰患者首选 ACEI，当 ACEI 引起干咳、血管性水肿时，不能耐受者可改用 ARB，不主张二者联用。

3）醛固酮受体拮抗剂　如螺内酯、依普利酮。

（3）β 受体拮抗剂　可抑制交感神经激活，长期应用能减轻症状、改善预后、降低死亡率和住院率。

1）选择性 β_1 受体拮抗剂　如美托洛尔、比索洛尔等。

2）非选择性肾上腺素能 α_1、β_1 和 β_2 受体拮抗剂　如卡维地洛。

对于病情稳定且无禁忌证的心衰患者应从小剂量起始逐渐增加，达最大耐受剂量并长期维持，避免突然停药。其主要目的在于延缓疾病进展，减少猝死。禁忌证为支气管痉挛性疾病、严重心动过缓、Ⅱ度及Ⅱ度以上房室传导阻滞、重度急性心衰。

（4）正性肌力药

1）洋地黄类药物　伴有快速房颤或房扑的收缩性心力衰竭是应用洋地黄的最佳指征。常用制剂有地高辛，常以 0.125mg 每日口服 1 次起始并维持。毛花苷 C（西地兰）、毒毛花苷 K 为快速起效的静脉注射用制剂，适用于急性心力衰竭或慢性心衰加重时。应用过程中应警惕洋地黄中毒的发生。常见的表现为各类心律失常，以室性期前收缩最常见。胃肠道表现如恶心、呕吐，以及神经系统症状如视物模糊、黄视、绿视。发生洋地黄中毒后应立即停药。

2）非洋地黄类正性肌力药　①儿茶酚胺类强心剂：多巴胺、多巴酚丁胺，静脉滴注。②磷酸二酯酶抑制剂：氨联吡啶酮（氨力农）、依诺昔酮等。

（5）抗凝治疗　适用于进展性非出血性梗死的患者，禁用有出血倾向、溃疡病史、严重高血压等患者。目前临床上常用肝素、低分子量肝素和华法林等。治疗期间应注意监测凝血时间和凝血酶原时间，并备有维生素 K 和鱼精蛋白等对抗剂。

（6）抗血小板聚集治疗　选用阿司匹林、双嘧达莫、氯吡格雷、西洛他唑等。

（7）脑保护治疗　选用尼莫地平、盐酸氟桂嗪、依达拉奉、维生素 E、细胞色素 C、胞磷胆碱、脑活素等。

4. 中医治疗　活血化瘀、通经活络。常用丹参、川芎、黄芪、红花等。

5. 手术治疗　开颅减压术、颈动脉内膜切除术、颅内外动脉吻合术等手术。但临床上要严格掌握手术适应证。

第二节　高血压

PPT

原发性高血压是以血压升高为主要临床表现，伴或不伴有多种心血管危险因素的综合征，通称为高血压。高血压可严重影响心、脑、肾等重要脏器的结构和功能，最终导致这些脏器功能的衰竭，是引起心、脑血管患者死亡的重要原因之一。据统计我国成人高血压患病率达 18.8%，全国有高血压病患者约 1.6 亿人，男女差别不大，近年高血压发病率呈明显的增长趋势，已成为威胁社会人群健康的"头号杀手"。因此，防治高血压具有非常重要的意义。

目前，我国采用国际上统一的血压分类和标准（表4-1），高血压定义为收缩压≥140mmHg 和（或）舒张压≥90mmHg，根据血压升高水平，又进一步将高血压分为1、2、3级。

表 4 – 1　血压的定义和分类

类别	收缩压（mmHg）	舒张压（mmHg）
正常血压	<120	<80
正常高值	120～139	80～89
高血压		
1级（轻度）	140～159	90～99
2级（中度）	160～179	100～109
3级（重度）	≥180	≥110
单纯收缩期高血压	≥140	<90

注：当收缩压和舒张压属不同级别时，以较高的级别作为标准；正在服用抗高血压药者，血压虽已低于140/90mmHg，亦应诊断为高血压。以上标准适用于男、女性任何年龄的成人。

【病因与发病机制】

高血压是遗传易感性和环境因素相互作用的结果。环境因素多因饮食摄盐较多和饮酒过量、精神应激及肥胖、服食避孕药物等，引起交感神经系统活性亢进、肾性水钠潴留、肾素 – 血管紧张素 – 醛固酮系统激活、细胞膜离子转运异常、胰岛素抵抗等一系列病理变化，导致小动脉中层平滑肌细胞增殖和纤维化，管壁增厚和管腔狭窄，引起重要靶器官组织缺血，并促进动脉粥样硬化的形成，从而出现相关并发症等。

【临床表现】

（一）症状

大多数起病缓慢、渐进，一般无特征性临床表现。常有头晕、头痛、疲劳、心悸等症状，呈轻度持续性，在紧张或劳累后加重，不一定与血压水平有关，多数症状可自行缓解。也可出现视力模糊、鼻出血等较重症状。

（二）体征

血压随季节、昼夜、情绪等因素有较大波动。冬季血压较高，夏季较低；血压有明显昼夜波动，一般夜间血压较低，清晨起床活动后血压迅速升高，形成清晨血压高峰。体格检查听诊时可有主动脉区第二心音亢进、收缩期杂音或收缩早期喀喇音，少数患者在颈部或腹部可听到血管杂音。

请你想一想

高血压病人的心脏听诊特点是什么？

（三）恶性或急进型高血压

少数患者发展急骤，舒张压持续≥130mmHg，常伴有头痛，视力模糊，眼底出血、渗出和乳头水肿，肾脏损害突出，持续蛋白尿、血尿与管双尿。病情进展迅速，如不及时降压治疗，预后很差，常死于肾功能衰竭、脑卒中或心力衰竭。

（四）并发症

1. 高血压危象 高血压患者因紧张、疲劳、寒冷、嗜铬细胞瘤、阵发性高血压发作或突然停服降压药等诱因，导致小动脉发生强烈痉挛，血压急剧升高，影响重要脏器血液供应而产生危急症状。临床表现为血压可达 260/120mmHg，并出现剧烈头痛、烦躁、眩晕、恶心、呕吐、心悸、视力模糊等严重症状。

你知道吗

嗜铬细胞瘤

多发于 20～50 岁人群，无男女性别差异，约 10% 为恶性肿瘤。嗜铬细胞瘤起源于肾上腺髓质、交感神经节或其他部位的嗜铬组织，可持续或间断地释放大量儿茶酚胺，引起持续性或阵发性高血压和多个器官功能及代谢紊乱。

2. 高血压脑病 重症高血压患者由于过高的血压突破了脑血流自动调节范围，脑组织血流灌注过多引起脑水肿。临床表现为严重头痛、呕吐、意识障碍、精神错乱，甚至昏迷、局灶性或全身抽搐等。

3. 脑血管病 在长期高血压血管病变的基础上，可并发多种脑血管病，如短暂脑缺血发作、脑出血、脑梗死、高血压脑病等。

4. 心力衰竭 血压长期升高，可导致左心室肥厚、扩大，最终导致心力衰竭，形成高血压心脏病。合并冠状动脉粥样硬化的患者可有心绞痛或心肌梗死。

5. 慢性肾功能衰竭 长期高血压可致肾小动脉硬化，肾功能减退，逐渐出现蛋白尿、多尿、夜尿增多等症状，晚期可发展为慢性肾功能衰竭。

6. 主动脉夹层 主动脉夹层是血液渗入主动脉壁中层形成的夹层血肿，并沿着主动脉壁延伸剥离的严重心血管急症，也是猝死的病因之一。高血压是导致本病的重要因素。表现为突发剧烈的胸痛，常易误诊为急性心肌梗死。疼痛发作时心动过速、血压更高，可迅速出现夹层破裂而危及生命。

【辅助检查】

（一）常规检查项目

包括尿常规、血糖、血脂、肾功能、血尿酸和心电图等。这些检查有助于发现相关的危险因素和靶器官损害。部分患者根据需要和条件可进一步检查眼底、超声心动图、血电解质等。

（二）特殊检查

为了更进一步了解高血压患者病理生理状况和靶器官结构与功能变化，可以有目的地选择一些特殊检查，如 24 小时动态血压监测（ABPM），踝/臂血压比值，心率变异，颈动脉内膜中层厚度（IMT），动脉弹性功能测定，血浆肾素活性（PRA）等。24 小时动态血压监测有助于判断血压升高严重程度，了解血压昼夜律，指导降压治疗以及评价降压药物疗效。

【治疗原则与药物治疗要点】

（一）高血压治疗目的

最大限度地降低高血压患者心、脑血管病的发生率和死亡率。平稳控制血压至目标水平。患者发生心、脑血管并发症不仅与血压水平密切相关，而且常与其他心血管危险因素合并存在，因此应该综合治疗，并且确定血压控制目标值。

（二）降压药物治疗对象

1. 高血压 2 级或以上（≥160/100mmHg）。

2. 高血压合并糖尿病，或已有心、脑、肾损害或并发症者。

3. 血压持续升高 6 个月以上，改善生活行为不能改善者。

4. 心血管危险分层中，属于高危或极高危患者。

（三）血压控制目标值

原则上应将血压降至患者的最大耐受水平。目前一般主张血压控制目标值为 <140/90mmHg；对合并糖尿病或慢性肾脏疾病者应 <130/80mmHg；对老年收缩期高血压患者，收缩压 140～150mmHg，舒张压 < 90mmHg 但不低于 65～70mmHg。

（四）治疗措施

1. 非药物治疗 ①减轻体重：尽量使体重指数［体重指数（BMI）= 体重（kg）/身高（m）^{2}］<24，可以改善胰岛素抵抗、糖尿病、高脂血症及左心室肥厚。②低钠饮食：每人每日摄入食盐 <6g 为宜。③补充钾和钙：每人每日吃新鲜蔬菜 400～500g，喝牛奶 500ml，可以补充钾 1000mg 和钙 400mg。④减少脂肪摄入。⑤限制饮酒。⑥增加运动：有利于减轻体重，改善胰岛素抵抗，稳定血压水平。⑦减轻精神紧张。

2. 药物治疗 目前常用以下五类降压药物，即利尿剂，β 受体阻滞剂，钙通道阻滞剂（CCB），血管紧张素转换酶抑制剂（ACEI）以及血管紧张素 Ⅱ 受体阻滞剂（ARB）。

（1）利尿剂 包括噻嗪类、袢利尿剂、保钾利尿剂三类。噻嗪类利尿剂主要用于轻、中度高血压，尤其在老年人高血压，合并心力衰竭、糖尿病、肥胖时降压效果明显；其不良反应是低血钾及影响血糖、血脂和血尿酸代谢，小剂量可以避免这些不良反应。袢利尿剂仅用于并发肾功能衰竭时。保钾利尿剂引起血钾升高，不宜与 ACEI 合用。另有制剂吲哚帕胺，同时具有利尿及血管扩张作用，能有效降压而较少引起低血钾。

（2）β 受体阻滞剂 其作用为阻滞 β 受体，减慢心率、减弱心肌收缩力，降低心排出量和肾素活性，从而降低血压。其特点是作用强，起效迅速，作用持续时间有差异，适用于轻、中度高血压，尤其在静息时心率较快（>80 次/分）的中青年患者或合并心绞痛时。房室传导阻滞、支气管哮喘、病态窦房结综合征及外周血管病患者禁用。可选用美托洛尔、倍他洛尔。

（3）钙通道阻滞剂（CCB）又称钙拮抗剂。其作用为阻滞钙离子进入周围动脉平滑肌细胞，抑制血管平滑肌收缩，降低外周血管阻力，从而使血压下降。适用于各种程度的高血压，尤其在老年收缩期高血压或合并稳定型心绞痛时。可分为二氢吡啶类和非二氢吡啶类，前者以硝苯地平为代表，后者有维拉帕米和地尔硫草。

（4）血管紧张素转换酶抑制剂（ACEI）　其作用是抑制周围和组织的血管紧张素转换酶（ACE），使血管紧张素Ⅱ生成减少；同时抑制激肽酶使缓激肽降解减少，从而达到降压效果。降压作用起效缓慢，逐渐加强。低钠或联合使用利尿剂使降压作用增强。适用于高血压合并糖尿病、肥胖，或合并心脏功能不全、肾脏损害有蛋白尿的患者。主要不良反应是干咳和血管性水肿。妊娠、肾动脉狭窄、高钾血症、肾功能衰竭（血肌酐 > $265\mu mol/L$ 或 3mg/dl）及 ACEI 过敏患者禁用。常用的药物有卡托普利、依那普利、培哚普利。

（5）血管紧张素Ⅱ受体拮抗剂（ARB）　其作用主要是阻滞组织的血管紧张素Ⅱ受体，更加充分有效地阻断血管紧张素Ⅱ的水钠潴留、血管收缩和组织重构作用。常用的药物是氯沙坦、缬沙坦、伊贝沙坦、替米沙坦、坎地沙坦。

3. 联合用药　联合用药的优点在于产生协同作用，减少每一种药物剂量，抵消副反应，提高疗效。目前认为比较合理的配伍为：①利尿剂与 β 受体阻滞剂。②利尿剂与 ACEI 或 ARB。③二氢吡啶类钙拮抗剂与 β 受体阻滞剂。④钙拮抗剂与 ACEI 或 ARB。3 种降压药合理的联合治疗方案除有禁忌证外必须包含利尿剂。

4. 高血压急症的治疗　①迅速降压：短时间内将血压降至安全范围（舒张压 110mmHg 左右）。可使用硝普钠静脉滴注，也可使用硝酸甘油静脉滴注。②降低颅内压：可用 20% 甘露醇快速静滴或呋塞米稀释后静注。③制止抽搐：可用镇静剂地西泮静注，也可用苯巴比妥钠肌注或用 10% 水合氯醛保留灌肠等。

第三节　冠状动脉粥样硬化性心脏病

PPT

冠状动脉粥样硬化性心脏病是指冠状动脉粥样硬化使血管腔狭窄或阻塞，或（和）因冠状动脉功能性改变（痉挛）导致心肌缺血缺氧或坏死而引起的心脏病，统称为冠状动脉性心脏病，简称冠心病，亦称缺血性心脏病。本病多发生于 40 岁以后，男性多于女性，脑力劳动者多见。本病常见的易患因素主要有高血压病、高脂血症、肥胖症、糖尿病和高龄。临床分型是以世界卫生组织（WHO）的分型为标准，一般分为 5 型：①无症状性心肌缺血。②心绞痛。③心肌梗死。④缺血性心肌病。⑤猝死。近年来根据发病特点和治疗原则不同分为两大类，即慢性冠脉疾病和急性冠脉综合征。

一、心绞痛

心绞痛是冠状动脉供血不足，心肌急剧的、暂时缺血与缺氧所引起的临床综合征。其特点为发作性前胸压榨性疼痛，经休息或舌下含服硝酸甘油后缓解。

【病因与发病机制】

1. 病因　常见病因为冠状动脉粥样硬化和（或）痉挛使管腔狭窄，引起心绞痛。重度主动脉瓣狭窄或关闭不全、原发性肥厚型心肌病、梅毒性主动脉炎等也可发生心绞痛，但不归入冠心病范畴。

2. 发病机制　当冠状动脉的供血与心肌的需血之间发生矛盾，冠状动脉血流量不能满足心肌代谢的需要，引起心肌急剧的、暂时的缺血缺氧时，即可发生心绞痛。因为在缺血缺氧的情况下，心肌内积聚过多的代谢产物，如乳酸、丙酮酸、磷酸等酸性物质；或类似激肽的多肽类物质，刺激心脏内自主神经的传入纤维末梢，经 1~5 胸交感神经节和相应的脊髓段，传至大脑，产生疼痛感觉。这种痛觉反映在与自主神经进入水平相同脊髓段的脊神经所分布的皮肤区域，即胸骨后及两臂的前内侧与小指，尤其是在左侧，而多不在心脏解剖位置处。

心肌氧耗的多少主要由心肌张力、心肌收缩强度和心率所决定，故常用"心率 × 收缩压"（即二重乘积）作为估计心肌氧耗的指标。

【临床表现】　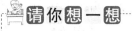

1. 症状

（1）诱因　常于体力劳动、情绪激动、饱餐、寒冷、烟酒过度、心动过速、贫血或休克等因素诱发。

（2）部位　典型的疼痛部位为胸骨体上段或中段之后，可波及心前区，疼痛范围大小如手掌，界限不清楚。疼痛常放射至左肩及沿左肩前内侧直至小指、无名指，或至颈部、下颌及咽部。

> **请你想一想**
>
> 心绞痛患者的疼痛发作特点？

（3）性质　胸痛多为压迫、发闷和紧缩性，也可有烧灼感，但不尖锐，不像针刺或刀扎样痛，偶有濒死感。疼痛迫使患者停止动作，直至症状缓解。

（4）持续时间　疼痛常持续 3~5 分钟，可自行缓解，偶尔持续 15 分钟。发作可数天或数个星期一次，或一天内多次。

（5）缓解方式　在休息后或舌下含硝酸甘油后数分钟内疼痛可缓解。

2. 体征　平时一般无异常体征。发作时常呈焦虑状态，血压增高，心率增快。心尖部第一心音减弱，有时出现病理性第三心音及第四心音，心尖部可听到中、晚期收缩期杂音。

【辅助检查】

1. 心电图

（1）静息心电图　一般无异常。有陈旧性心肌梗死的变化或非特异性 ST – T 改变，有时为房室或束支传导阻滞或室性、房性期前收缩等心律失常。

（2）发作时心电图　大多数出现暂时性 ST 段压低≥0.1mV，T 波低平或倒置。

（3）心电图负荷试验　最常用的是运动负荷试验，活动方式为平板和踏车。运动强度逐步分期升级，以运动中出现典型心绞痛的心电图改变，ST 段水平型或下斜型压低≥0.1mV，持续 2 分钟为运动试验阳性标准。

（4）心电图连续动态监测　在 24 小时心电图动态监控下，发现胸痛发作时的缺血性 ST – T 改变，有助于心绞痛的诊断。

2. X 线检查　如伴有缺血性心脏病可见心影增大、肺充血等。

3. 冠状动脉造影　可以了解病变的部位、范围和狭窄的程度。

4. 其他　放射性核素、超声心动图、螺旋 CT、磁共振显像（MRI）、血管镜及多普勒检查等。

【治疗原则与药物治疗要点】

1. 发作时的治疗　心绞痛发作时的治疗原则是改善冠状动脉的血供和降低心肌的耗氧，同时治疗动脉粥样硬化。

（1）休息　发作时立刻休息，多数患者症状在数分钟内即可缓解。

（2）药物治疗　较重的发作，可使用作用快的硝酸酯制剂。这类药物除扩张冠状动脉，降低其阻力，增加其血流量外，还通过对周围血管的扩张作用，减少静脉回心血量，降低心室容量、心腔内压、心排血量和血压，减低心脏前后负荷和心肌的需氧，从而缓解心绞痛。

1）硝酸甘油　可用 0.3 ~ 0.6mg 片剂，置于舌下含化，使之迅速被唾液溶解而吸收，1 ~ 2 分钟即开始起作用，约半小时后作用消失。长期反复应用可由于产生耐药性而效力减低，停用 10 天以上，可恢复有效。近年还有喷雾剂和胶囊制剂可用。不良作用有头昏、头胀痛、头部跳动感、面红、心悸等，偶有血压下降，因此第一次用药时，患者宜取平卧位，必要时吸氧。

2）二硝酸异山梨醇（消心痛）　可舌下含服，2 ~ 5 分钟见效，作用维持 2 ~ 3 小时。或用喷雾剂喷入口腔，1 分钟见效。

3）亚硝酸异戊酯　为极易气化的液体，盛于小安瓿内，每安瓿 0.2ml，用时以手帕包裹敲碎，立即盖于鼻部吸入。作用快而短，10 ~ 15 秒内开始，几分钟即消失。本药作用与硝酸甘油相同，其降低血压的作用更明显，宜慎用。同类制剂还有亚硝酸辛酯。

4）在应用上述药物的同时，可考虑用镇静药。

2. 缓解期治疗　缓解期的治疗宜尽量避免各种确知足以诱致发作的因素。调节饮食，特别是一次进食不应过饱；禁绝烟酒。调整日常生活与工作量；减轻精神负担；保持适当的体力活动，但以不致发生疼痛症状为度；一般不需卧床休息。

（1）药物治疗　使用作用持久的抗心绞痛药物，以防心绞痛发作，可单独选用、交替应用或联合应用下列作用持久的药物。

1）硝酸酯制剂　①硝酸异山梨酯：硝酸异山梨酯片剂或胶囊口服，服后半小时起作用，持续 3 ~ 5 小时。缓释制剂药效可维持 12 小时。②5 – 单硝酸异山梨酯：是新型长效硝酸酯类药物，无肝脏首过效应，生物利用度几乎 100%。③长效硝酸甘油制剂：

服用长效片剂，硝酸甘油持续而缓慢释放，口服后半小时起作用，持续可达 8 ~ 12 小时。用 2% 硝酸甘油油膏或橡皮膏贴片（含 5 ~ 10mg）涂或贴在胸前或上臂皮肤而缓慢吸收，适于预防夜间心绞痛发作。

2）β 受体阻滞剂 具有阻断拟交感胺类对心率和心收缩力受体的刺激作用，减慢心率，降低血压，减低心肌收缩力和氧耗量，从而缓解心绞痛的发作。常用制剂有：美托洛尔或缓释片、阿替洛尔、纳多洛尔（康加尔多）、比索洛尔（康可）、塞利洛尔（塞利心安）、卡维地洛、阿罗洛尔（阿尔马尔）。

使用 β 受体阻滞剂时要注意：①β 受体阻滞剂与硝酸酯类合用有协同作用，因而用量应偏小，开始剂量尤其要注意减小，以免引起体位性低血压等不良反应。②停用 β 受体阻滞剂时应逐步减量，如突然停用诱发心肌梗死的可能。③低血压、支气管哮喘、心动过缓、二度或以上房室传导阻滞者不宜应用。

3）钙通道阻滞剂 本类药物抑制钙离子进入细胞内，也抑制心肌细胞兴奋 – 收缩耦联中钙离子的利用。可抑制心肌收缩，减少心肌氧耗；扩张冠状动脉，解除冠状动脉痉挛，改善心内膜下心肌的血供；扩张周围血管，降低动脉压，减轻心脏负荷；还降低血液黏度，抗血小板聚集，改善心肌的微循环。适用于同时有高血压的患者。常用制剂有：①维拉帕米或其缓释剂，不良反应有头晕、恶心、呕吐、便秘、心动过缓、P – R 间期延长、血压下降等。②硝苯地平舌下含用，不良反应有头痛、头晕、乏力、血压下降、心率增快等。控释片（拜新同）不良反应较少。同类制剂有尼索地平、氨氯地平等。③地尔硫草（硫氮草酮），或其缓释剂，不良反应有头痛、头晕、失眠等。

治疗变异型心绞痛以钙通道阻滞剂的疗效最好。本类药可与硝酸酯同服，其中硝苯地平尚可与 β 受体阻滞剂同服，但维拉帕米和地尔硫草与 β 受体阻滞剂合用时则有过度抑制心脏的危险。停用本类药时也宜逐渐减量然后停服，以免发生冠状动脉痉挛。

4）中医中药治疗 目前以"活血化瘀"法和"祛痰通络"法最为常用。此外，针刺或穴位按摩治疗也可能有一定疗效。

5）其他治疗 高压氧治疗增加全身的氧供应，可使顽固的心绞痛得到改善，但疗效不易巩固。体外反搏治疗可能增加冠状动脉的血供，也可考虑应用。兼有早期心力衰竭者，治疗心绞痛的同时宜用快速作用的洋地黄类制剂。

（2）外科手术 主要是主动脉 – 冠状动脉旁路移植手术。指征：左冠脉主干病变；三支冠脉病变或包括左前降支的二支病变；冠脉狭窄在 70% 以上。禁忌证：冠状动脉呈弥漫性病变；左室功能差（射血分数 <35%）。

（3）经皮腔内冠状动脉成形术（PTCA） 用带球囊的心导管经周围动脉送到冠状动脉，在导引钢丝的指引下进入狭窄部位，向球囊内注入造影剂使之扩张。有指征患者中，PTCA 可代替外科手术治疗而收到同样的效果。PTCA 的即时成功率约 90%，但手术 3 ~ 6 个月内，25% ~ 35% 患者发生再狭窄，冠状动脉内肝素化支架安置能降低再狭窄发生率。

（4）运动锻炼疗法 谨慎安排活动进度，适宜的运动锻炼有助于促进侧支循环的发展，提高体力活动的耐受量而改善症状。

二、心肌梗死

心肌梗死是指在冠状动脉病变的基础上，发生冠状动脉血供急剧减少或中断，使相应的心肌严重而持久地急性缺血导致心肌坏死。临床上多有剧烈而持久的胸骨后疼痛、休息及硝酸酯类药物不能完全缓解，伴白细胞增高、发热、血沉加快，血清心肌酶活性增高及进行性心电图变化，可并发心律失常、休克或心力衰竭等并发症。属冠心病的严重类型。

【病因与发病机制】

在冠状动脉粥样硬化病变的基础上并发粥样斑块破裂、出血、血管腔内血栓形成或动脉持续性痉挛，使管腔迅速发生持久而完全的闭塞时，如侧支循环尚未充分建立，即可导致该动脉所供应的心肌严重持久缺血，持续达 1 小时以上即可发生心肌坏死。此外，在冠状动脉硬化致管腔狭窄的基础上，发生心排血量骤降，或左心室负荷剧增，或血液黏稠度增高等也可使心肌严重持久缺血，引起心肌坏死。

【临床表现】

1. 先兆 多数患者于发病前数日有乏力，胸部不适，活动时心悸、气急、烦躁、心绞痛等前驱症状，其中以新发生心绞痛（初发型心绞痛）或原有心绞痛加重（恶化型心绞痛）为最突出。

2. 症状

（1）疼痛 是最先出现、最突出的症状。发作多无明显诱因，且常发作于安静时，疼痛部位和性质与心绞痛相同，但疼痛程度较重，持续时间久，长达数小时甚至数天，休息和含用硝酸甘油多不能缓解。患者常烦躁不安、出汗、恐惧或有濒死感。少数患者可无疼痛，一开始即表现为休克或急性心力衰竭。部分患者疼痛位于上腹部，被误认为胃穿孔、急性胰腺炎等急腹症。部分患者疼痛可放射至下颌、颈项及背部上方，被误认为骨关节痛。

（2）全身症状 有发热、心动过速、白细胞增高和红细胞沉降增快等，是由于坏死物质吸收所引起。发热一般在疼痛发生后 1 ~ 2 天内出现，程度与梗死范围常呈正相关，体温一般在 38℃左右，很少超过 39℃，持续约 1 周。

（3）胃肠道症状 疼痛剧烈时常伴有频繁的恶心、呕吐、上腹胀痛、肠胀气，重症者可出现呃逆。其发生与迷走神经受坏死组织刺激、心排血量降低、组织灌注不足等有关。

（4）心律失常 见于 75% ~ 95% 的患者，多发生在起病 1 ~ 2 天内，而以 24 小时内为最多见，各种心律失常中以室性心律失常最多，尤其是室性期前收缩，部分患者可出现室性心动过速或心室颤动而猝死。前壁梗死如发生房室传导阻滞，则说明范围广泛，病情严重。

（5）低血压与休克　疼痛时血压下降常见，未必是休克。但如疼痛缓解而收缩压仍低于 80mmHg，并有面色苍白、烦躁不安、皮肤湿冷、脉搏细而快、大汗淋漓、尿量减少（＜20ml/h），反应迟钝，甚至晕厥者，则为休克表现。休克多在起病后数小时至 1 周内发生，见于约 20% 的患者。

（6）心力衰竭　主要是急性左心衰竭，可在起病最初几天内发生，或在疼痛、休克好转阶段出现，为梗死后心脏舒缩力显著减弱且不协调所致，发生率为 32%～48%。出现呼吸困难、咳嗽、烦躁、发绀等症状。严重者发生急性肺水肿，随后可发生颈静脉怒张、肝大、水肿等右心衰竭表现。右心室心肌梗死者可一开始即出现右心衰竭表现，伴血压下降。

3. 体征

（1）心脏体征　心脏浊音界可轻度至中度增大，心率多增快，少数也可减慢，第一心音减弱及舒张期奔马律等。二尖瓣乳头肌功能失调或断裂时，心尖区可出现粗糙的收缩期杂音或伴收缩中、晚期喀喇音；10%～20% 患者在发病后 2～3 天出现心包摩擦音，多在 1～2 天内消失，少数持续 1 周以上；出现心律失常、休克或心力衰竭时，亦可有相关体征。

（2）血压　除极早期可增高外，几乎所有患者都有血压降低，且常不再恢复到起病前的水平。

【辅助检查】

1. 心电图　心肌梗死发生后，心电图具有特征性的动态改变，对心肌梗死的诊断、定位、定范围、估计病情演变和预后都有帮助。

（1）特征性改变　①病理性 Q 波，出现在面向坏死区心肌的导联上。②ST 段抬高，呈弓背向上的单向曲线，出现于面向坏死区周围损伤区的导联。③T 波倒置，出现于面向损伤周围缺血区的导联。若以上 3 种改变同时存在，对急性心肌梗死最有诊断价值。

（2）动态演变　①起病数小时内，可无异常或出现异常高大两肢不对称的 T 波。②急性期：起病数小时后，ST 段明显抬高，呈弓背向上，与直立的 T 波连接呈单向曲线。1～2 天内出现病理性 Q 波，同时 R 波降低。Q 波在 3～4 天内稳定不变，以后 70%～80% 永久存在。③亚急性期：ST 段抬高持续数日至 2 周左右，逐渐回到基线水平，T 波变为平坦或倒置。④慢性期：T 波由浅变深，第 3～6 周改变显著，以后由深变浅，最后直立，有 3～4 个月或更长时间。

（3）定位和范围　有病理性 Q 波的心肌梗死的定位和定范围可根据出现特征性改变的导联数来判断。

2. 血常规　起病 24～48 小时后白细胞可增至（10～20）×10⁹/L，中性粒细胞增多，嗜酸性粒细胞减少或消失；红细胞沉降率增快；C 反应蛋白（CRP）增高均可持续 1～3 周。起病数小时至 2 天内血中游离脂肪酸增高。

3. 血心肌坏死标记物增高　①肌红蛋白发病后 2 小时内升高，12 小时内达高峰；

24~48 小时内恢复正常。②肌钙蛋白 T（cTnT）或 I（cTnI）发病 3~4 小时后升高，cTnI 在 11~24 小时达高峰，7~10 日降至正常；cTnT 在 24~48 小时达高峰，10~14 日降至正常。这些心肌结构蛋白含量的增高是诊断心肌梗死的敏感指标。③肌酸激酶同工酶 CK-MB 在起病后 4 小时内升高，16~24 小时达高峰，3~4 天恢复正常，其增高的程度能较准确地反映梗死的范围。

【治疗原则与药物治疗要点】

治疗原则是尽快恢复心肌的血液灌注以挽救濒死心肌，防止梗死扩大及缩小心肌缺血范围，保护和维持心脏功能，及时处理严重心律失常、泵衰竭和各种并发症，防止猝死，使患者不但能渡过急性期，且康复后还能保持尽可能多的有功能的心肌。

1. 监护和一般治疗

（1）监护　在冠心病监护室（CCU）进行心电监护，同时监测血压、心率、呼吸、神志、疼痛及全身情况。必要时还需监测肺毛细血管楔压和中心静脉压，一般监护 5~7 天。

（2）休息　保持环境安静，减少探视，防止不良刺激，解除焦虑。急性期 12 小时卧床休息，若无并发症，24 小时内应鼓励患者在床上行肢体活动，若无低血压，第 3 天就可在病房内走动；梗死后第 4~5 天，逐步增加活动直至每天 3 次步行 100~150m。

（3）吸氧　最初几日间断或持续通过鼻管面罩给氧。

（4）护理　饮食不宜过饱，少量多餐。以清淡易消化、低钠、低脂不胀气食物为宜，但须给予必需的热量和营养。保持大便通畅，避免用力，便秘者可给缓泻剂。

（5）建立静脉通道，保持给药途径通畅。

（6）阿司匹林　无禁忌证者即服水溶性阿司匹林或嚼服肠溶阿司匹林 150~300mg，1 次/天，3 天后改为 75~150mg，1 次/天，长期服用。

2. 解除疼痛　应尽早解除疼痛，一般可用：①哌替啶（杜冷丁）肌内注射或吗啡皮下注射，注意呼吸功能抑制。②疼痛较轻者可用可待因或罂粟碱肌内注射或口服。③也可试用硝酸甘油或硝酸异山梨酯（消心痛）舌下含化或静脉滴注，注意心率增加和血压降低。

3. 再灌注心肌　防止梗死面积扩大，缩小心肌缺血范围，要尽早使闭塞的冠状动脉再通。

（1）溶栓疗法　在起病 3~6 小时，最多在 12 小时内，使用纤溶酶激活剂溶解冠状动脉内的血栓，使之再通并恢复血供。常用的药物有尿激酶、链激酶及重组组织型纤溶酶原激活剂（rt-PA）。若无出血或出血倾向等严重禁忌证，可行静脉内溶栓。用药过程中应注意出血倾向，用药前后需进行有关出凝血方面的检查。

（2）急诊冠状动脉介入治疗　对患者行冠状动脉球囊成形术（PTCA）及冠状动脉内支架植入术，其效果较溶栓更好。

（3）紧急主动脉-冠状动脉旁路移植术　介入治疗失败或溶栓治疗无效有手术指征者，宜争取 6~8 小时内施行主动脉-冠状动脉旁路移植术。

你知道吗

冠状动脉旁路移植术

　　该术是取患者本身的血管如胸廓内动脉、乳内动脉、胃网膜右动脉、桡动脉、腹壁下动脉、下肢大隐静脉等血管，将狭窄冠状动脉的远端和主动脉连接起来，让血液绕过狭窄的冠状动脉，到达缺血部位，从而满足心肌血液供应，缓解心绞痛症状，改善心脏功能。该手术是在主动脉根部和缺血心肌之间建立起一条通路，人们形象地称为"搭桥术"。

　　4. 消除心律失常　发生室性心律失常，立即以利多卡因静脉注射，如室性心律失常反复者可用胺碘酮。室性心动过速可采用同步直流电复律，发生室颤时，应立即进行非同步直流电除颤。对缓慢心律失常可用阿托品肌内或静脉注射。

　　5. 控制休克　急性心肌梗死后的休克属于心源性，亦可伴有外周血管舒缩障碍或血容量不足。应根据具体情况分别采用补充血容量、升压药、血管扩张剂、纠正酸中毒和其他疗法。最好能在血流动力学监测下进行。

　　6. 治疗心力衰竭　心力衰竭的处理原则基本同一般急性左心衰竭。由于最早期出现的心力衰竭主要是坏死心肌间质充血、水肿引起顺应性下降所致，而左室舒张末期容量并不增多，且洋地黄对电生理状态不稳定的心肌可能诱发室性心律失常，故在发生梗死 24 小时内应避免使用洋地黄。右室梗死者应慎用利尿剂。

第四节　心律失常

PPT

　　心律失常是指心脏冲动的起源、频率、节律、传导速度与激动次序的异常。正常情况下，心脏的搏动起源于窦房结，并沿一定的路径传导于心房与心室，一旦心肌细胞的自律性、兴奋性及传导性发生改变，就会导致心脏冲动形成和或冲动传导异常。

　　【病因与发病机制】

　　（一）病理性因素

　　各种器质性心脏病是引起心律失常的最常见原因，如急性心肌梗死、心力衰竭、心源性休克等；严重疾患，如慢性阻塞性肺疾病、甲状腺功能亢进、自主神经功能紊乱、电解质及酸碱平衡失调、重度贫血、休克等。

　　（二）生理性因素

　　情绪紧张、激动、疲劳、吸烟、饮酒和饱食等。

　　（三）理化因素

　　如中毒，心脏手术和心导管检查等。

（四）其他药物不良反应

如洋地黄制剂、肾上腺素、抗心律失常药物、麻醉药物等。

【临床表现】

（一）窦性心律失常

正常成人心率大多在 60～100 次/分，心电图特征 P 波在 I、II、aVF、$V_4 \sim V_6$ 直立，在 aVR 倒置，P–R 间期 0.12～0.20 秒。按心律的频率可分为窦性心动过速、窦性心动过缓、窦性心律不齐和窦性停博。

1. 窦性心动过速　成人窦性心律的频率超过 100 次/分，称为窦性心动过速。生理上：吸烟饮酒、饮茶或咖啡、体力活动、情绪激动等情况下发生。病理上：发热、甲亢、心力衰竭、休克或应用肾上腺素、阿托品等药物可引起。心电图示窦性心律，P 波规律出现，P–P 间期 <0.6 秒，成人频率大多在 100～150 次/分。窦性心动过速患者可无症状或有心悸感，一般无须特殊治疗，必要时应用 β 受体阻滞剂（如美托洛尔）减慢心率。

2. 窦性心动过缓　成人窦性心律的频率低于 60 次/分，称为窦性心动过缓。常同时伴发窦性心律不齐。生理上：健康的青年人、运动员、睡眠状况等可出现，系迷走神经张力增高所致。病理上：颅内压增高、严重缺氧、甲状腺功能减退症以及 β 受体阻滞剂、钙通道阻滞剂和洋地黄药物过量等可引起。

（二）期前收缩

期前收缩是窦房结以外的异位起搏点提前发出的激动，是临床上最常见的心律失常。期前收缩起源于一个异位起搏点，称为单源性，起源于多个异位起搏点为多源性。每一个窦性搏动后出现一个期前收缩，称为二联律；每两个窦性搏动后出现一个期前收缩为三联律；每一个窦性搏动后出现两个期前收缩为成对期前收缩；期前收缩大于 5 个/分称频发性期前收缩。

生理上，健康人在过度劳累、情绪激动、大量吸烟和饮酒、浓茶、咖啡等可引起；病理上，见于各种器质性心脏病，如冠心病、心肌炎等。

根据异位起搏点的部位不同，可分为房性、交界区性和室性期前收缩。其中以室性期前收缩最为常见。

偶发的期前收缩患者可无症状，也可有心悸或心跳暂停感。频发室性期前收缩因心排血量下降引起乏力、头晕及胸闷等，甚至诱发或加重原有的心绞痛、心力衰竭。听诊心律不规则，期前收缩的第一心音增强，第二心音减弱，之后有一较长的代偿间歇，可有脉搏短绌。

频发房性、交界性期前收缩常选用维拉帕米、胺碘酮等；洋地黄中毒引起的室性期前收缩应立即停用洋地黄，并给予钾盐和苯妥英钠治疗。

（三）阵发性心动过速

阵发性心动过速是一种阵发性快速而规律的异位心律，由 3 个或 3 个以上连续发生的期前收缩形成。根据异位起搏点的部位不同，可分为房性、交界性（由于临床上常难以区别房性、交界性阵发性心动过速，将两者统称为阵发性室上性心动过速，简称室上速）和室性阵发性心动过速（简称室速）。

室上速在无器质性心脏病基础上多表现为心悸、乏力及胸闷；在器质性心脏病基础上可出现头晕、黑矇、晕厥、心绞痛及心力衰竭。心率 150～250 次/分，心律规则，第一心音强弱一致。临床表现具有突然起始与终止的特点。

室速最常见病因为冠心病，多表现为呼吸困难、低血压、晕厥、抽搐及心绞痛，甚至猝死，是患者发生危险的信号。心率 140～220 次/分，心律不规则，第一心音强弱不一致。

治疗首选利多卡因、胺碘酮、普鲁卡因胺等；药物无效或已发生休克、心绞痛、低血压等，应迅速实施同步直流电复律。

（四）扑动与颤动

扑动与颤动是一种比阵发性心动过速搏动频率更快的自发性异位心律，可发生在心房或心室。

心房扑动患者心室率不快时可无任何症状，快时可诱发心绞痛或心力衰竭。一旦发生，首选同步直流电复律。心室扑动为致命性心律失常。一旦发生，患者迅速出现意识丧失、抽搐、呼吸停止，甚至死亡。急救时应立即实施心肺复苏（CPR）和非同步直流电复律。

房颤患者心室率不快时可无任何症状，快时可表现为心悸、胸闷、头晕或乏力等，严重者可引起晕厥、心绞痛或心力衰竭；持久性房颤易形成左心房附壁血栓，栓子脱落易导致脑栓塞。护理体检：第一心音强弱不等，心律绝对不齐，脉搏短绌。药物复律可选用胺碘酮、普罗帕酮等；伴血流动力障碍如血压下降、急性心衰时，首选同步直流电复律；其他，可选择导管射频消融术或人工心脏起搏器植入、手术治疗等。

心室颤动常见于急性心肌梗死、洋地黄中毒、严重低血钾等。一旦发生，患者迅速出现意识丧失、抽搐（阿-斯综合征）、呼吸停止甚至死亡。护理体检：心音消失，脉搏触不到，血压测不到。

急救：立即实施 CPR 和非同步直流电复律。

（五）房室传导阻滞

房室传导阻滞指冲动从心房传到心室的过程中受到不同程度的延迟或中断。按阻滞的程度可分为三度，一度房室传导阻滞指传导时间延长；二度房室传导阻滞指心房冲动部分不能传入心室，即心搏脱漏；三度房室传导阻滞指心房冲动完全不能传入心室。因此，一、二度房室传导阻滞又称为不完全传导阻滞，三度房室传导阻滞则为完全性传导阻滞。

一度房室传导阻滞除原发疾病症状，可无其他表现，听诊第一心音减弱，心室率不太慢者无需特殊治疗。二度房室传导阻滞可有心悸、心搏脱漏感，也可无症状。三度房室传导阻滞可出现疲乏、晕厥、心绞痛、心力衰竭和阿－斯综合征（最易发生，如不及时抢救常容易猝死）。心率慢而规则，第一心音强弱不等，可闻及心房音（响亮而清晰的大炮音），血压偏低。二度和三度房室传导阻滞如存在心室率慢伴明显症状（如阿－斯综合征）或血流动力学障碍时应实施心脏起搏治疗；药物治疗可选用阿托品、异丙肾上腺素。

【辅助检查】

（一）动态心电图

是诊断心律失常的重要手段，可获得患者日常生活状态下连续 24 小时甚至更长时间的心电图资料，可检测到常规心电图检查不易发现的心律失常。

（二）心电图

是诊断心律失常最重要的无创性检查。

【治疗原则与药物治疗要点】

（一）抢救配合

1. 患者突然出现心悸、头晕、气促、心绞痛或晕厥等症状时提示发生猝死先兆，应立即嘱咐患者停止活动，通知医师，采取半卧位，给氧，持续心电监护，密切观察病情变化并做好抢救准备。

2. 患者出现意识突然丧失、抽搐、呼吸停止、大动脉搏动消失、瞳孔散大等猝死表现时，应立即报告医师，建立静脉通道，遵医嘱及时给予抗心律失常药物、抢救药物及除颤器或临时起搏器等。

（二）用药护理

严格遵医嘱定时定量给予抗心律失常药物，静脉给药时输液速度宜缓慢（腺苷除外），注意用药前、中、后的心率、心律和心电图的变化，以判断疗效及不良反应。

1. 奎尼丁有较强的心脏毒性作用，给药前应测血压、心率，当血压小于 90/60mmHg、心率小于 60 次/分或心律不规则时停药并报告医师。

2. 利多卡因静脉注射时不可过快、过量，以免导致传导阻滞、低血压、抽搐甚至呼吸抑制和心脏停搏。

3. 普萘洛尔、美托洛尔可引起心动过缓、房室传导阻滞等，给药前测量心率，当心率小于 50 次/分时停药。

4. 严重心力衰竭、低血压或高度房室传导阻滞患者禁用维拉帕米。

（三）心脏电复律的护理

1. 适应证　非同步电复律适用于心室颤动和扑动。同步电复律适用于心房颤动和扑动、室上性及室性心动过速。

2. 禁忌证 ①病史长。②心脏（尤其左房）明显扩大。③心房有血栓形成或近 3 个月内有栓塞史。④伴二度 Ⅱ 型或三度房室传导阻滞的心房颤动或扑动。⑤洋地黄中毒或低血钾患者。⑥伴病态窦房结综合征的异位性快速心律失常。

3. 复律注意事项 ①遵医嘱停用洋地黄药物 1~3 天，复律前 1~2 天口服奎尼丁。②嘱患者复律当日晨禁食，排空膀胱。③放电过程医护人员注意身体的任何部位均不要直接接触铁床及患者以防电击意外。

4. 电复律后护理 ①卧床休息 1 天，清醒后 2 小时禁食。②持续心电监护 24 小时，密切观察心率、呼吸、血压，每半小时测量并记录直至平稳。电击局部皮肤如有烧伤，应给予处理。

（四）心脏起搏器安置术后护理

1. 持续心电监护 24 小时，绝对卧床 1~3 天，取平卧位或半卧位，避免压迫植入侧。

2. 6 周内限制体力活动，植入侧手臂、肩部应避免过度活动，避免剧烈咳嗽等以防电极移位或脱落，避开强磁场和高电压场所。

3. 遵医嘱给予抗生素治疗，同时注意伤口有无渗出和感染。

4. 做好患者的术后宣教，例如如何观察起搏器工作情况和排除故障、定期复查的必要、日常生活中要随身携带。

实训三　常用高血压药物

一、实训目的

1. 掌握常用降压药物的配伍禁忌。

2. 正确运用常用降压药物。

3. 训练与培养学生对常用降压药物的认知。

二、实训准备

药师和患者（均由学生扮演）、多媒体、典型案例、纸、笔等。本节课案例如下：

患者，男性，58 岁。主诉：血压控制不佳 2 个月，现病史：既往有高血压 7 年，最高血压 185/95mmHg。曾先后服过洛丁新、降压 0 号等药物治疗，血压一直控制不佳。2 个月前，每天加用氨氯地平 5mg 治疗，血压有波动，同时伴有颜面部潮红和双下肢水肿而停用，故来诊。既往史：吸烟史 10 年，高血压病史 7 年。体格检查：血压 155/95mmHg，各瓣膜听诊区未闻及杂音：心率 76 次/分，肝、脾未触及，双肾区无叩击痛，双下肢无水肿。辅助检查：血脂：LDL－C：3.26mmol/L。TG：1.62mmol/L。血糖：5.0mmol/L。余血生化指标正常。尿常规正常。

三、实训方法

1. 本次实训课前教师发放病例资料给学生，学生做好预习。

2. 本次实训课先观看"高血压常用降压药物的分类"相关多媒体视频。

3. 观看视频后,将学生以 6~8 人为一组分成 7 个小组。由一位学生扮演药师,另一位学生扮演患者。

4. 教师指导学生阅读病历资料,了解患者的一般状况和主要症状。

5. 学生以小组为单位进行问诊,每组的药师和患者进行交谈沟通,小组其他同学记录内容,必要时可进行补充。

6. 讨论过程中,教师巡回指导,及时发现问题。

7. 实训课下课前,教师对本次实训课进行点评与总结。

四、思考题

1. 高血压的临床特征有哪些?
2. 简述高血压常用降压药物的分类和用法。

目标检测

单项选择题

1. 心力衰竭最常见的诱因是( )。
   A. 静脉输液过多过快　　　　　　B. 情绪激动
   C. 不当使用 β 受体阻滞剂　　　　D. 肺部感染
   E. 缺血加重

2. 肝颈静脉回流征阳性的疾病有( )。
   A. 右心衰竭　　　　　　　　　　B. 左心衰竭
   C. 甲状腺功能亢进　　　　　　　D. 心律不齐
   E. 肝硬化

3. 咳大量红色泡沫样痰的疾病是( )。
   A. 癔症　　　　　　　　　　　　B. 左心功能不全
   C. 急性脑血管疾病　　　　　　　D. 慢性阻塞性肺气肿
   E. 大叶性肺炎

4. 左心衰竭的临床表现主要是因为( )。
   A. 肺淤血、肺水肿所致　　　　　B. 左心室扩大所致
   C. 体循环静脉压增高所致　　　　D. 肺动脉压增高所致
   E. 心室重构所致

5. 目前临床上最常用的溶栓药是( )。
   A. 尿激酶　　　　　B. 氨甲苯酸　　　　　C. 阿司匹林
   D. 肝素　　　　　　E. 华法林

6. 诊断心律失常最主要的检查方法是（　　）。

    A. 心电图　　　　　　　　B. 心音图　　　　　　　　C. 超声心动图

    D. 心电图运动试验　　　　E. 心电图信号平均技术

7. 患者右肋缘下 3cm 处可触及肝脏，质软，压痛，肝颈静脉回流征阳性，双下肢水肿。首先考虑（　　）。

    A. 左心功能不全　　　　　　　　B. 肝硬化

    C. 右心功能不全　　　　　　　　D. 慢性肾炎

    E. 低蛋白血症

8. 治疗心衰时，常用的保钾利尿药是（　　）。

    A. 氢氯噻嗪　　　　　　　B. 螺内酯　　　　　　　　C. 呋塞米

    D. 氨苯喋啶　　　　　　　E. 依他尼酸

9. 下列哪项最支持典型心绞痛的诊断（　　）。

    A. 胸痛多在夜间发作　　　　　　B. 胸痛多位于心前区

    C. 含硝酸甘油疼痛 5 分钟内缓解　　D. 疼痛时心电图 ST 段抬高

    E. 持续性左胸憋闷感达 15 分钟以上

10. 急性心肌梗死最先出现下列哪一症状（　　）。

    A. 疼痛　　　　　　　　B. 低血压和休克　　　　　C. 心律失常

    D. 发热　　　　　　　　E. 呼吸困难

11. 缓解急性心肌梗死剧烈疼痛效果最好的是（　　）。

    A. 吗啡　　　　　　　　B. 硝苯地平　　　　　　　C. 硝酸甘油

    D. 消心痛（异山梨酯）　　E. 罂粟碱

12. 患者，男性，70 岁。诊断为高血压脑出血入院。现呈昏迷状态，右侧肢体偏瘫，该患者主要治疗措施是（　　）。

    A. 降低颅内压和控制脑水肿　　　B. 应用血管扩张剂

    C. 应用止血药物　　　　　　　　D. 抗凝治疗

    E. 血液扩充剂治疗

13. 最符合典型心绞痛发作特点的是（　　）。

    A. 劳累后心前区不适，卧床 2 日后逐渐缓解

    B. 心尖部一过性刺痛

    C. 上腹部痛，含服硝酸甘油 1 分钟后缓解

    D. 劳力时胸骨后压榨性疼痛，休息后 3 分钟内缓解

    E. 持续性胸骨后压榨性疼痛，休息后不能缓解

14. 缓解心绞痛发作时疼痛，下列哪种药物最好（　　）。

    A. 硝苯地平　　　　　　　B. 洋地黄　　　　　　　　C. 阿托品

    D. 硝酸甘油　　　　　　　E. 吗啡

15. 原发性高血压急症患者，首选的降压药是（　　　）。

A. 硝酸甘油　　　　　　B. 氢氯噻嗪　　　　　　C. 硝普钠

D. 阿替洛尔　　　　　　E. 利血平

（聂春莲）

书网融合……

微课　　　　　　划重点　　　　　　自测题

▷▷ 第五章 消化系统疾病

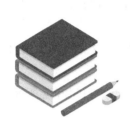

学习目标

知识要求

1. **掌握** 消化系统常见疾病的治疗原则和药物治疗要点。
2. **熟悉** 消化系统常见疾病的临床表现和辅助检查。
3. **了解** 消化系统常见疾病的病因与发病机制。

能力要求

1. 能够与服务对象进行良好的沟通。
2. 具备对胃炎、胃食管反流病、消化性溃疡、肝硬化、急性胰腺炎患者的处方进行审核及按处方正确的配发药物的能力。

📋 岗位情景模拟

情景描述 王先生，38岁，反复上腹疼痛8年，常在餐后3小时发生，进食后缓解。1天前聚餐时吃麻辣火锅后腹痛再次发生，排黑便2次，量约80g，无呕血，伴头晕、心悸。

讨论 1. 该患者考虑哪种消化系统疾病？
2. 如何为该患者进行治疗？常用的药物有哪些？

消化系统疾病在我国属常见病、多发病，包括食管、胃、肠、肝、胆、胰等器官的疾病。主要临床表现有食欲不振、恶心、呕吐、嗳气、反酸、吞咽困难、腹痛、腹胀、腹部肿块、腹泻、便秘、呕血、黑便及黄疸等。

你知道吗

消化系统的组成

消化系统由消化管和消化腺两部分组成。消化管包括口腔、咽、食管、胃、十二指肠、空肠、回肠、盲肠、结肠、直肠；消化腺有肝、胰、腮腺、下颌下腺、舌下腺、胃腺、肠腺。

📖 第一节 胃炎

PPT

胃炎是指各种原因引起的胃黏膜炎症，是最常见的消化系统疾病之一。根据发病的急缓和病程长短，一般将胃炎分为急性胃炎和慢性胃炎。

一、急性胃炎

急性胃炎是由各种原因引起的急性胃黏膜炎症。本节主要阐述急性糜烂出血性胃炎。

【病因与发病机制】

1. 药物　最常引起胃黏膜炎症的药物是非甾体抗炎药，如阿司匹林、吲哚美辛等，此类药物可削弱前列腺素对胃黏膜的保护作用。抗肿瘤化疗药物、口服铁剂、氯化钾等可致胃黏膜糜烂。

2. 应激　大手术、大面积烧伤、严重创伤、精神紧张等会导致胃黏膜屏障破坏，胃酸分泌增加，引起胃黏膜糜烂和出血。

3. 其他因素　长期大量饮酒、大量放射性照射、急性感染、胆汁和胰液反流等均可导致胃炎的发生。

【临床表现】

急性糜烂出血性胃炎多以突然出现呕血和（或）黑便为主要表现，是上消化出血的常见原因之一。持续少量出血可导致贫血，急性大出血可引发晕厥或休克。

【辅助检查】

胃镜检查是确诊的主要依据，镜下可见胃黏膜多发性糜烂、出血灶。一般胃镜检查应在出血后 24～48 小时内进行。

【治疗原则与药物治疗要点】

急性胃炎的治疗原则是去除病因，对症及药物治疗等。

1. 病因治疗　去除和避免对胃黏膜有损害的因素，如停用对胃黏膜有刺激性的药物。

2. 一般治疗　卧床休息，给予清淡流质饮食，呕吐严重者可禁食 1～2 天。

3. 对症处理　腹痛明显者可给予解痉药物止痛，如阿托品、颠茄合剂、山莨菪碱等。呕吐者可口服甲氧氯普胺。上消化道出血者给予止血措施。

4. 药物治疗　可给予抑制胃酸分泌药，如西咪替丁或奥美拉唑等，或具有胃黏膜保护作用的药物，如硫糖铝等。

二、慢性胃炎

慢性胃炎是由多种病因引起的慢性胃黏膜炎症病变，是一种常见病，在各种胃病中发病率居首位，中年以上人群患病率增加。根据病变部位及病理组织学改变将慢性胃炎分为浅表性、萎缩性和特殊类型三大类，其中慢性萎缩性胃炎又可分为多灶萎缩性胃炎和自身免疫性胃炎两种。特殊类型胃炎临床上较少见。

【病因与发病机制】

1. 幽门螺杆菌（Hp）感染　是慢性胃炎最常见的病因，其产生的尿素酶及其菌体胞壁等可致胃黏膜发生慢性炎症。

2. 自身免疫　自身免疫性胃炎的发病与免疫因素有关。

3. 饮食 长期高盐饮食、缺乏新鲜蔬菜水果等与慢性胃炎的发生密切相关。长期饮浓茶、酒、咖啡，食物过冷、过热或粗糙等，也可损伤胃黏膜。

4. 其他因素 十二指肠-胃反流，精神因素，服用大量非甾体类抗炎药等也可损伤胃黏膜而发生慢性炎症变化。

【临床表现】

本病进展缓慢，常反复发作，大多数患者无明显症状或仅表现为上腹痛或餐后饱胀不适、嗳气、反酸、恶心、呕吐等。自身免疫性胃炎患者可出现明显厌食、体重减轻、贫血等；体征多不明显，有时上腹部轻压痛。

请你想一想

急性胃炎与慢性胃炎在临床表现上有何区别？

【辅助检查】

1. 胃镜及胃黏膜活组织检查 是诊断慢性胃炎最可靠的方法。胃镜直视下可确定病变部位，并通过胃黏膜活检确定病变类型。

2. 幽门螺杆菌检测 可明确病因。^{13}C 或 ^{14}C 尿素呼气试验敏感性和特异性较高，且无须做胃镜检查，常作为根除 Hp 感染治疗后复查的首选方法。

3. 胃液分析 有助于慢性萎缩性胃炎的诊断及治疗。

4. 血清学检测 有助于自身免疫性胃炎的诊断及治疗。

【治疗原则与药物治疗要点】

治疗原则是消除病因、缓解症状、根除幽门螺杆菌、防治并发症等。

1. 一般治疗 戒烟酒，避免摄入对胃黏膜有刺激的食物和药物。多吃新鲜蔬菜、水果，少吃或不吃烟熏、腌制的食物，减少食盐的摄入量。

2. 药物治疗 停用非甾体类抗炎药，给予抑制胃酸和保护胃黏膜的药物。胃动力改变者，选用促胃动力药物如多潘立酮、西沙必利等。胆汁反流明显者可用氢氧化铝凝胶吸附，或用硫糖铝以及胃动力药，减轻症状。恶性贫血者需终生注射维生素 B_{12}。Hp 感染所致的胃炎，治疗方案详见消化性溃疡。

3. 手术 慢性胃炎伴重度异型增生，应进行预防性手术治疗。

第二节 胃食管反流病

PPT

胃食管反流病是指胃十二指肠内容物反流入食管引起烧心、反流等不适症状及食管临近组织损害的一种疾病。根据有无食管黏膜的糜烂、溃疡，分为反流性食管炎和非糜烂性反流病，以后者多见。胃食管反流病是一种常见病，40～60岁为高峰发病年龄，男女发病无差异。欧美国家患病率为 10%～20%，亚洲地区患病率约为 5%。

【病因与发病机制】

胃食管反流病是由多种因素造成的消化道动力障碍性疾病。直接损伤因素包括胃酸、胃蛋白酶、非结合胆盐、胰酶等。

（一）抗反流屏障功能减弱

贲门失迟缓症术后，某些激素如缩胆囊素、胰高血糖素等；食物如高脂肪、巧克力等；药物如钙通道阻滞剂、地西泮等；腹内压增高如妊娠、腹水、呕吐等；长期胃内压增高如胃排空延迟、胃扩张等，以上因素可致食管黏膜受到反流物损伤，引起胃食管反流病。

（二）食管清除能力障碍

常见于食管蠕动异常和唾液分泌减少的疾病，如干燥综合征。

（三）食管黏膜屏障功能降低

长期饮酒、吸烟、刺激性食物或药物等可致食管黏膜屏障作用下降，削弱了抵御反流物损害的功能。

【临床表现】

（一）食管症状

1. 典型症状　烧心和反流是本病最常见、最典型的症状，常发生在餐后 1 小时，弯腰、卧位或腹内压增高时可加重。

2. 非典型症状　主要有胸痛、吞咽困难。胸痛一般发生在胸骨后，严重时可表现为剧烈刺痛。吞咽困难呈间歇性发作，进食固体或液体食物均可发生，可能因食管痉挛或功能紊乱所致。

（二）食管外症状

由反流物刺激或损伤食管以外的组织或器官引起，如咽喉炎、慢性咳嗽、哮喘，严重者可出现吸入性肺炎、肺间质纤维化。

（三）并发症

常见的有上消化道出血、食管狭窄、Barrett 食管。

【辅助检查】

（一）胃镜检查

胃镜检查是诊断胃食管反流病最准确的方法。可判断严重程度及有无并发症，并在胃镜下对胃食管反流病进行分级，结合活检与其他原因引起的食管炎或食管疾病相鉴别。

（二）24 小时食管 pH 监测

24 小时食管 pH 监测是诊断食管反流病的重要检查方法。应用便携式 pH 记录仪监测患者 24 小时 pH，可明确食管是否存在过渡酸、碱反流。

（三）食管测压

食管测压可了解食管动力状态，常作为抗反流手术的术前评估。

【治疗原则与药物治疗要点】

胃食管反流病的治疗目的是控制症状、治愈食管炎、减少复发和预防并发症。

（一）一般治疗

1. 改变生活方式和饮食习惯，如避免饭后剧烈运动，避免睡前 2 小时进食，进餐后不宜立即卧床，睡眠时抬高床头 15 ~ 20cm。避免进食使食管下括约肌压力降低的食物，如高脂肪、巧克力、咖啡、浓茶等。

2. 避免使用降低食管下括约肌压力的药物及引起胃排空延迟的药物，如激素、抗胆碱能药物、茶碱、地西泮、钙通道阻滞剂等。

3. 避免引起腹内压增高的因素，如肥胖、便秘、紧束腰带、负重劳动等。

（二）药物治疗

1. 抑酸药 ①质子泵抑制剂（PPI）：抑酸作用强，是治疗胃食管反流病的首选药物，适用于症状重、有严重食管炎者。常用药物有奥美拉唑、兰索拉唑、泮托拉唑等，疗程一般为 4 ~ 8 周。②H_2受体拮抗剂：能减少胃酸分泌，但抑酸能力比 PPI 弱，适用于轻、中症患者。常用药物有西咪替丁、雷尼替丁、法莫替丁等，疗程 8 ~ 12 周。

2. 抗酸药 可缓解临床症状，仅适用于症状轻、间歇发作的患者。常用药物有氢氧化铝、铝碳酸镁及其复方制剂等。

3. 促胃动力药 可增加食管下括约肌压力，改善食管蠕动功能，促进胃排空，减少胃食管内容物的反流。适用于轻症患者或作为抑酸药的辅助治疗药物。常用药物有多潘立酮、莫沙必利、依托必利等。

4. 抗反流手术治疗 腹腔镜胃底折叠术是目前最常用的抗反流手术，可阻止胃内容物反流入食管。对于持续存在与反流相关的慢性咳嗽、咽喉炎及哮喘，且 PPI 治疗效果欠佳的患者，宜考虑抗反流手术。

第三节 消化性溃疡

PPT

消化性溃疡是指发生在胃和十二指肠黏膜的慢性溃疡，即胃溃疡（GU）和十二指肠溃疡（DU）。胃溃疡好发于胃角和胃小弯，十二指肠溃疡好发于十二指肠球部。本病是一种全球性常见病，可发生于任何年龄段，男性多于女性，DU 多见于青壮年，GU 多见于中老年，DU 较 GU 多见，两者之比约为 3 : 1。

【病因与发病机制】

消化性溃疡是一种多因素疾病，溃疡的形成与胃、十二指肠黏膜的自身防御因素和侵袭因素平衡失调，以及胃酸、胃蛋白酶的自身消化有关。

（一）幽门螺杆菌（Hp）

幽门螺杆菌感染是消化性溃疡的主要病因。DU 患者幽门螺杆菌的感染率为 90% ~ 100%，GU 患者为 60% ~ 90%。Hp 阳性率高的人群，消化性溃疡患病率也较高。根除 Hp 可促进溃疡愈合和显著降低溃疡复发。

你知道吗

幽门螺杆菌

20 世纪 80 年代，Warren 和 Marshall 发现了人类胃内感染幽门螺杆菌，在 2005 年获得诺贝尔医学奖。幽门螺杆菌能生存在胃部及十二指肠的各区域内，是目前发现唯一能在胃里面生存的细菌。幽门螺杆菌与胃炎、消化性溃疡、胃癌的发病息息相关。

（二）胃酸和胃蛋白酶

消化性溃疡的最终形成是由于胃酸、胃蛋白酶对黏膜的自身消化所致，其中胃酸是溃疡形成的关键因素。

（三）药物

长期服用非甾体抗炎药、糖皮质激素、抗癌药等可损伤胃黏膜，减少黏膜血流，从而使胃黏膜受损而发生溃疡。非甾体抗炎药是导致消化性溃疡最常见的药物。

（四）其他因素

如遗传、应激、心理因素、长期吸烟、大量饮酒或过食辛辣等。

【临床表现】

消化性溃疡的主要临床表现是上腹节律性疼痛，呈慢性过程、周期性发作的特点。

（一）症状

上腹痛是最常见、最主要的症状。胃、十二指肠溃疡上腹部的疼痛特点比较见表 5 - 1。

表 5 - 1　胃、十二指肠溃疡上腹部疼痛特点

	胃溃疡	十二指肠溃疡
疼痛部位	上腹部正中或剑突下偏左	上腹部正中或偏右
疼痛性质	钝痛、胀痛、灼痛	钝痛、胀痛、灼痛、饥饿样不适感
发作时间	常在餐后 0.5 ~ 1 小时出现，即餐后痛	常在进食 2 ~ 3 小时后出现，即饥饿痛、夜间痛
疼痛节律	进食→疼痛→缓解	疼痛→进食→缓解

（二）体征

溃疡活动时剑突下有局限性压痛点，缓解期无明显体征。

（三）并发症

1. 出血 消化性溃疡最常见的并发症。主要表现为粪便隐血试验阳性、呕血、黑便，严重时可发生失血性休克。

2. 穿孔 消化性溃疡最严重的并发症。以急性穿孔最常见，饮酒、过度劳累等可诱发，主要表现为突发剧烈腹痛，疼痛多从上腹开始迅速蔓延至全腹，伴腹肌紧张，有明显的压痛、反跳痛，部分患者可出现休克。

3. 幽门梗阻 幽门管溃疡和十二指肠球部溃疡多见。主要表现为恶心、反复大量呕吐，呕吐物为发酵酸性的宿食，严重者可致失水和低氯、低钾性碱中毒。

4. 癌变 少数胃溃疡可以发生癌变，对有长期慢性胃溃疡病史、年龄 45 岁以上、溃疡顽固不愈、大便隐血试验持续阳性者应警惕癌变。

> **请你想一想**
>
> 胃溃疡患者突然出现上腹部刀割样剧烈疼痛并迅速向全腹扩散，该患者可能发生了什么情况？

【辅助检查】

（一）胃镜及胃黏膜活组织检查

胃镜及胃黏膜活组织检查是确诊消化性溃疡的首选方法和金标准。胃镜可直接观察溃疡的部位、病变大小、性质，在直视下取活组织做病理检查及幽门螺杆菌检测，评价治疗效果。对合并出血者还可给予止血治疗。

（二）幽门螺杆菌检测

幽门螺杆菌检测是消化性溃疡的常规检查项目，根据有无幽门螺杆菌感染决定治疗方案，亦可用于根除幽门螺杆菌治疗后的复查。

（三）X 线钡餐检查

简易而有效的诊断方法，龛影是直接征象，对消化性溃疡有确诊价值。间接征象包括胃大弯痉挛性切迹、十二指肠球部激惹及球部变形等。因内镜技术的普及和发展，应用越来越少。

（四）大便隐血试验

隐血试验阳性提示溃疡处于活动期。胃溃疡患者大便隐血试验持续阳性，警惕癌变可能。

【治疗原则与药物治疗要点】

治疗原则是去除病因，缓解症状，促进溃疡愈合，防止复发和预防并发症。

（一）一般治疗

去除引起消化性溃疡的因素，如避免过劳和精神紧张、改变不良生活习惯，避免食用粗糙、过冷、过热和辛辣刺激的食物，戒烟酒、慎用非甾体抗炎药。

（二）药物治疗

药物治疗主要包括抑制胃酸分泌、保护胃黏膜、根除幽门螺杆菌的药物。

1. 抑制胃酸分泌

（1）H_2受体拮抗剂　治疗消化性溃疡的主要药物之一，通过与壁细胞 H_2 受体竞争结合，减少胃酸分泌。常用药物有法莫替丁、雷尼替丁。长期使用不良反应少，主要有乏力、头痛、嗜睡、腹泻、白细胞减少等。

（2）质子泵抑制剂　治疗消化性溃疡的首选药物。通过抑制壁细胞分泌膜促进胃酸分泌的关键酶 H^+，K^+ – ATP 酶的活性，从而抑制胃酸的分泌，制酸作用强、持续时间长。常用药物有奥美拉唑、兰索拉唑、泮托拉唑等，药物不良反应少，主要有腹泻、头痛、恶心和皮疹等。

2. 保护胃黏膜

（1）铋剂　该类药物在酸性溶液中呈胶体状，与溃疡基底面的蛋白形成蛋白 – 铋复合物，覆于溃疡表面，从而发挥保护黏膜的作用。铋剂亦有杀菌作用，被推荐为根除 Hp 的四联药物治疗方案的主要药物之一。服药后可使舌苔和粪便变黑，长期服用可能发生铋在体内过量积蓄而引起神经毒性，肾功能不良者慎用。

（2）弱碱性抗酸剂　抗酸药物能中和胃酸，可迅速缓解疼痛，但促进溃疡愈合的作用不强，多作为加强止痛的辅助治疗，目前更多被视为黏膜保护剂。常用的抗酸药物有氢氧化铝、铝碳酸镁及其复方制剂等。

3. 根除幽门螺杆菌　目前倡导的联合方案是含有铋剂的四联方案（表 5 –2），即 1 种质子泵抑制剂 +1 种铋剂 +2 种抗生素，疗程为 10～14 天。

表 5 –2　根除幽门螺杆菌四联方案常用药物

根除幽门螺杆菌四联方案常用药物	
PPI	奥美拉唑、兰索拉唑、泮托拉唑、雷贝拉唑等
铋剂	枸橼酸铋钾、果胶铋等
抗生素	克拉霉素、阿莫西林、甲硝唑、替硝唑、喹诺酮类抗生素、呋喃唑酮、四环素等

请你想一想

如何为有幽门螺杆菌感染的胃溃疡病人选择药物？

4. 手术治疗　对上消化道大出血经内科紧急处理无效、急性穿孔、瘢痕性幽门梗阻、内科治疗无效的顽固性溃疡、胃溃疡疑有癌变者可行手术治疗。

PPT

第四节　肝硬化

肝硬化是我国常见的肝脏疾病，起病隐匿，病程发展缓慢。以肝细胞变性、坏死，再生结节形成，肝脏弥漫性纤维化，肝小叶结构破坏，假小叶形成为特征的慢性肝病。其中假小叶形成是肝硬化的标志，临床主要表现为肝功能减退和门静脉高压，晚期常出现多种严重并发症，死亡率较高。

【病因与发病机制】

肝硬化是一种多病因所致的疾病，常见的原因有：病毒性肝炎、酒精中毒、脂肪性肝炎、药物或化学毒物、胆汁淤积、慢性充血性心力衰竭、遗传代谢性疾病、营养障碍、免疫功能紊乱、血吸虫病等。其中我国以病毒性肝炎所致的肝硬化为主，欧美国家以慢性酒精中毒所致多见，但近年在国内的发病率也逐渐增高。

各种因素导致广泛的肝细胞变性、坏死，残存肝细胞形成再生结节、大量纤维结缔组织增生，导致肝小叶结构破坏和假小叶形成。这些病理改变造成肝内循环紊乱，形成门静脉高压，促进肝硬化病变进一步发展。

> **请你想一想**
>
> 在我国引起肝硬化的主要病因是什么？为什么？

【临床表现】

（一）代偿期

症状轻，缺乏特异性。以乏力、食欲不振等为主要表现，可伴腹胀、恶心、腹泻、厌油腻等非特异性症状。肝脏轻度肿大，质地偏硬，肝功能检查正常或轻度异常。

（二）失代偿期

1. 肝功能减退

（1）全身症状　消瘦，皮肤干而粗糙，面色灰暗黝黑无光泽（肝病面容），可有不规则低热、水肿、低血糖、夜盲症等。

（2）消化道症状　食欲减退、上腹饱胀不适、恶心、呕吐、稍进油腻食物即可引起腹泻等。

（3）黄疸　皮肤、巩膜黄染，尿色加深。肝细胞进行性或广泛性坏死、肝衰竭时，黄疸持续加重。

（4）出血倾向和贫血　患者常出现鼻、牙龈、皮肤、胃肠等部位出血，女性患者可有月经过多，并出现不同程度的贫血。

（5）内分泌紊乱　因肝脏对雌激素灭活功能障碍使体内雌激素增多、雄激素减少而引起。表现为蜘蛛痣、肝掌，男性患者出现性功能减退、睾丸萎缩、乳房发育等，女性患者常有月经失调、闭经、不孕等。

2. 门静脉高压　脾大、侧支循环建立与开放、腹水是门静脉高压的三大临床表现。

（1）脾大　脾脏多呈轻、中度肿大。晚期常伴脾功能亢进，表现为白细胞、血小板和红细胞计数减少。

（2）侧支循环建立与开放　常见的三支重要的侧支循环有：①食管胃底静脉曲张，可因进食粗糙、坚硬食物机械损伤或剧烈咳嗽等引起曲张静脉破裂出现上消化道大出血；②腹壁静脉曲张，多以脐周为中心向周围腹壁放射性扩张；③痔静脉曲张，破裂时出现便后滴血。

（3）腹水　为肝硬化失代偿期最突出的晚期临床表现，患者常感腹胀，大量腹水时呈蛙状腹，膈肌抬高，出现呼吸困难、脐疝等。腹水的形成与门静脉压力增高、低白蛋白血症、肝淋巴液生成过多、继发醛固酮、抗利尿激素增多等因素有关。

（三）体征

早期肝脏肿大，表面光滑，质中等硬度；晚期肝脏缩小，表面不平，质硬，一般无压痛。

（四）并发症

1. 上消化道出血　最常见的并发症，多因食管胃底静脉曲张破裂而突然发生，呕血和黑便是其特征性的表现，严重时引起失血性休克，可诱发肝性脑病。

2. 肝性脑病　主要表现为性格行为失常、意识障碍、昏睡甚至昏迷等。是晚期肝硬化最严重的并发症，也是最常见的死亡原因。

3. 感染　患者免疫功能低下，易并发细菌感染，如自发性腹膜炎、肺炎、胆道感染、泌尿系感染等，以自发性细菌性腹膜炎为多见，主要表现为不同程度的发热、腹痛、短期内腹水迅速增加，腹膜刺激征，严重者可出现中毒性休克。

4. 原发性肝癌　当患者短期内出现肝脏迅速增大、原因不明的持续性肝区疼痛、腹水增多且为血性等，应考虑并发原发性肝癌。

> **请你想一想**
> 一位肝硬化的男性患者，头面颈部出现蜘蛛痣的原因是什么？

5. 肝肾综合征　多发生于晚期肝硬化并大量腹水的患者，表现为自发性少尿或无尿、氮质血症、稀释性低钠血症等，但肾脏并无器质性病理改变。

6. 肝肺综合征　严重肝病基础上肺内血管扩张导致低氧血症。主要表现为严重肝病、肺内血管扩张和低氧血症的三联征。

7. 电解质和酸碱平衡紊乱　有低钠、低钾、低氯血症和代谢性碱中毒等。

【辅助检查】

（一）血常规

失代偿期可有不同程度的贫血，脾功能亢进时红细胞、白细胞、血小板计数减少。

（二）肝功能检查

代偿期肝功能多正常或轻度异常。失代偿期清蛋白降低、球蛋白增高、清蛋白/球蛋白（A/G）比值降低或倒置，天冬氨酸转氨酶、丙氨酸转氨酶可不同程度增高，凝血酶原时间延长。

（三）腹水检查

一般为漏出液。若并发自发性腹膜炎，比重介于漏出液与渗出液之间。

（四）影像检查

食管、胃底静脉曲张患者做食管吞钡 X 线检查可发现虫蚀样、蚯蚓状充盈缺损。超声、CT、MRI 等检查可显示肝脾形态及大小、外形改变等。

（五）肝穿刺活组织检查

肝穿刺活组织检查是肝硬化的主要诊断依据，特别适用于代偿期肝硬化的早期诊断。

（六）内镜检查

内镜检查可确定有无食管胃底静脉曲张，直视静脉曲张及其部位和程度。并发上消化道出血时，可明确出血部位和病因，进行止血治疗。

【治疗原则与药物治疗要点】

目前尚无特效治疗，关键在于早期诊断，采用综合治疗措施尽可能使病情缓解并延长其代偿期。失代偿期患者主要采用对症支持治疗、改善肝功能及积极防治并发症。

（一）一般治疗

1. 休息　代偿期患者宜适当减少活动，避免劳累。失代偿期以卧床休息为主。

2. 合理饮食　给予高热量、高蛋白、丰富维生素且易消化的食物。食管胃底静脉曲张患者应避免进食坚硬、粗糙食物。有腹水者应少盐或无盐饮食，肝功能损害显著或有肝性脑病先兆时应限制或禁食蛋白质。禁烟酒，禁用对肝脏有损害的药物。

> **请你想一想**
>
> 肝硬化食管静脉曲张的病人为何要避免进食坚硬、粗糙的食物？

3. 支持治疗　失代偿期患者可通过静脉输液补充营养，纠正水、电解质、酸碱平衡紊乱，酌情应用复方氨基酸、白蛋白和凝血因子。

（二）腹水治疗

1. 限制水、钠的摄入　氯化钠限制在 <2.0g/d，水控制在 <1000ml/d。

2. 利尿剂　目前主张螺内酯和呋塞米联合使用，可增加疗效，减少不良反应。一般开始用螺内酯 60mg/d + 呋塞米 20mg/d，逐渐增加至螺内酯 100mg/d + 呋塞米 40mg/d。利尿速度不宜过快、过猛，以每日体重减轻不超过 0.5kg 为宜，以免引起水、电解质紊乱，诱发肝性脑病。利尿剂应在白天使用，避免影响患者夜间睡眠。

3. 放腹水与输注白蛋白　每次放腹水不宜超过 3000ml，以免诱发肝性脑病。一般每放腹水 1000ml，静脉输注清蛋白 8g，可提高疗效。

4. 提高血浆胶体渗透压　定期静脉输注血浆、白蛋白，促进腹水消退。

5. 其他方法　腹水浓缩回输、经颈静脉肝内门体分流术等。

（三）食管胃底静脉曲张破裂出血的治疗

1. 一般急救措施　卧床休息，保持呼吸道通畅，必要时给予吸氧、禁食。密切监测生命体征，观察呕血、黑便情况。

2. 补充血容量　迅速建立有效的静脉输液通路，立即进行交叉配血，尽快补充血容量。若出现失血性休克或血红蛋白低于 70g/L、血细胞比容低于 25% 时，应给予紧急输血。

3. 止血措施

（1）药物　尽早给予收缩内脏血管药物如生长抑素、奥曲肽，因其对全身血流动力学影响较小，不良反应少，是治疗最常用的药物。生长抑素用法为首剂 250μg 静脉缓注，继以 250μg/h 持续静脉泵入，并且滴注过程不能中断。奥曲肽用法为首剂 100μg 静脉缓注，继以 25~50μg/h 持续静脉滴注。

（2）气囊压迫止血　经鼻腔插入三腔二囊管，通过注气入胃囊、食管囊压迫胃底、食管静脉达到止血效果。一般持续压迫时间不能超过 24 小时，以免引起黏膜糜烂。放气解除压迫一段时间后可重复使用。气囊压迫止血效果肯定，但患者痛苦大，并发症较多，故不宜长期使用。目前用于药物不能控制的出血。

（3）内镜治疗　出血量中等以下者可紧急采用内镜结扎治疗，即经内镜用橡皮圈结扎曲张的静脉，不但能止血，亦可防止早期再出血。

（四）手术治疗

可采用门脉分流、断流术，脾切除术，肝移植术等。

第五节　胆道疾病

PPT

　　胆道感染主要是胆囊炎和不同部位的胆管炎，可分为急性、亚急性和慢性感染。胆道感染主要因胆道梗阻、胆汁淤滞引起。胆道感染与胆石症（胆道梗阻）常互为因果关系，胆石症可引起胆道梗阻，梗阻可造成胆汁淤滞，细菌繁殖而致胆道感染；胆道反复感染又是胆石形成的致病因素和促发因素。

一、急性胆囊炎

【病因与发病机制】

1. 胆囊管梗阻　80% 由胆囊结石引起，其他还有蛔虫、扭转和狭窄等。胆汁浓缩后，浓度高的胆盐可损害胆囊黏膜上皮，加重黏膜的炎症，引起水肿甚至坏死等炎症反应。

2. 细菌感染　多为继发感染，致病菌大多通过胆道逆行而入侵胆囊，或经血液循环、淋巴途径入侵胆囊。致病细菌主要是革兰阴性杆菌，如大肠埃希菌、产气杆菌、铜绿假单胞菌等，以大肠埃希菌最常见。

3. 创伤 如严重创伤后或大手术后，胆囊收缩功能降低，胆汁淤滞，胆汁酸盐浓度增高，刺激胆囊黏膜致病。

4. 化学刺激 胰液反流入胆囊，亦可引起急性胆囊炎。

请你想一想
胆囊结石最常见的病因是什么？

【临床表现】

女性多见，50 岁前为男性的 3 倍，50 岁后为 1.5 倍。

1. 症状 右上腹持续性疼痛阵发性加剧，疼痛向右肩胛部放射，常因饱餐、进食油腻食物或夜间发作；伴恶心、呕吐、发热，但很少寒战，白细胞计数及中性粒细胞比例升高。

2. 体征 墨菲征（Murphy）阳性，右上腹可能触及肿大的胆囊并有触痛，炎症累及胆囊浆膜层时可有压痛和肌紧张。

【辅助检查】

1. 实验室检查 血常规检查可见白细胞计数及中性粒细胞比例升高，部分患者可有血清胆红素、转氨酶、AKP 及淀粉酶升高。

2. B 超检查 胆道疾病首选检查方法，对急性胆囊炎的诊断准确率为85%～95%，可见胆囊肿大，胆囊壁增厚，胆囊结石显示强回声，其后有声影。患者需要在检查前禁食12 小时，禁饮4 小时，前一天晚餐宜进清淡饮食，以保证胆囊、胆管内充盈胆汁，并减少胃肠内容物和气体的干扰。

3. 胆囊造影 可显示结石影以及结石大小、数量。

【治疗原则与药物治疗要点】

胆囊炎主要为手术治疗，手术时机和手术方式取决于患者的病情，原则上应争取择期手术。

1. 非手术治疗 包括禁食和（或）胃肠减压，纠正水、电解质和酸碱平衡紊乱，解痉止痛，控制感染及全身支持，控制感染可选用对革兰阴性细菌及厌氧菌有效的抗生素，服用消炎利胆及解痉药物，在非手术治疗期间若病情加重或出现胆囊坏疽、穿孔等并发症应及时手术治疗。

2. 手术治疗 发病在48～72 小时内，经非手术治疗无效或者病情加重者，有胆囊穿孔、弥漫性腹膜炎、并发急性化脓性胆管炎、急性坏死性胰腺炎等并发症者，可行胆囊切除术，首选腹腔镜胆囊切除术。

二、慢性胆囊炎

【病因与发病机制】

慢性胆囊炎大多数继发于急性胆囊炎，是急性胆囊炎反复发作的后果，超过90%

的患者都有胆囊结石。

【临床表现】

1. 症状　病史中有多次急性胆囊炎的症状，反复发作。一般症状不典型，可有右上腹发胀、隐痛、反酸、厌油等消化不良的症状，常被误认为胃病。

2. 体征　腹部检查可无阳性体征，可仅有右上腹胆囊区轻压痛或不适感，少数患者可触及肿大的胆囊——胆囊积水"白胆汁"。

【辅助检查】

慢性胆囊炎 B 超检查示胆囊增大、壁增厚，排空功能减退或消失，大部分患者可见胆囊内结石影。

【治疗原则与药物治疗要点】

确诊为慢性胆囊炎者应行胆囊切除术，不能耐受手术者可选择非手术治疗。

三、胆石症

胆石症是常见病和多发病，包括发生在胆管和胆囊的结石，随着人民生活水平的提高，发病率在 40 岁后随年龄增长而增高，女性比男性高 1 倍左右。胆囊结石发病率较胆管结石高。

（一）胆囊结石

【病因与发病机制】

胆囊结石的成因非常复杂，是综合性因素作用的结果。主要与脂类代谢异常造成胆固醇与胆汁酸磷脂浓度比例异常、胆囊的细菌感染和收缩排空功能减退有关。这些因素引起胆汁的成分和理化性质发生变化，使胆汁中的胆固醇呈过饱和状态，沉淀析出、结晶而形成结石。胆囊结石主要为胆固醇结石或以胆固醇为主的混合性结石。

【临床表现】

胆囊结石主要见于成年人，发病率在 40 岁后随年龄增长而增加，女性患者多于男性。约 30% 的胆囊结石患者可终身无临床症状，仅于体检或手术时发现的结石，称为静止性结石。

（1）症状　腹痛是主要的临床表现，典型的发作常在饱餐、进油腻食物后，或在夜间睡眠中体位变化时。主要表现为右上腹阵发性绞痛，疼痛常放射至右肩或右背部，伴恶心、呕吐等，病情重的还会有畏寒和发热。

（2）体征　右上腹有压痛、反跳痛和肌紧张，Murphy 征阳性（深压胆囊区，嘱患者深吸气，患者有触痛反应而突然屏气），可在右上腹触及肿大而有触痛的胆囊；如大网膜粘连包裹形成胆囊周围炎性团块时，则右上腹肿块界限不清，活动度受限；如胆囊壁发生坏死、穿孔，则出现弥漫性腹膜炎的体征。

【辅助检查】

（1）实验室检查　合并胆囊炎时可有血白细胞计数及中性粒细胞比例增高。

（2）B超检查　胆道疾病首选检查方法，合并胆囊炎时可有提示胆囊增大，囊壁增厚，大部分患者可见到胆囊结石影像。

【治疗原则与药物治疗要点】

（1）手术治疗

1）手术切除病变的胆囊　手术时机最好在急性发作后缓解期为宜。

2）腹腔镜胆囊切除术（首选）　是在腹腔镜窥视下，利用特殊器械，通过腹壁小口在腹腔内施行胆囊切除术。其优点：不用剖腹、创伤小、痛苦轻、恢复快且较安全。

（2）非手术治疗　对合并严重心血管疾病不能耐受手术的老年患者，可采取非手术疗法。

（二）胆管结石

【病因与发病机制】

根据结石所在部位，胆管结石分为肝外胆管结石和肝内胆管结石。肝外胆管结石多见于胆总管中下段。肝外胆管结石根据病因不同，分为原发性和继发性胆管结石。在胆管内形成的结石，称为原发性胆管结石，其形成与肝内感染、胆汁淤积、胆道蛔虫有密切关系，尤其是反复胆道感染与胆管结石关系密切，以胆色素结石或混合性结石为主。胆管内结石来自于胆囊者，称为继发性胆管结石，以胆固醇结石多见。

【临床表现】

患者常伴非特异性消化道症状，如上腹部不适、呃逆、嗳气等。当肝外胆管结石（胆总管结石）阻塞胆管并继发感染时可致典型的胆管炎症状：腹痛、寒战、高热和黄疸，称为 Charcot 三联症。

（1）腹痛　位于剑突下或右上腹部，呈阵发性、刀割样绞痛，或持续性疼痛伴阵发性加剧。疼痛向右后肩背部放射。伴有恶心、呕吐，主要系结石嵌顿于胆总管下端或壶腹部，刺激胆管平滑肌，引起 Oddi 括约肌痉挛所致。

（2）寒战、高热　于剧烈腹痛后出现寒战、高热，体温可高达 39～40℃，呈弛张热。为梗阻胆管继发感染后，脓性胆汁和细菌逆流入肝、入血，并随肝静脉扩散引起脓毒血症所致。

（3）黄疸　结石堵塞胆管后，胆红素逆流入血，患者出现黄疸。由于黄疸的程度与梗阻的程度、是否继发感染及阻塞的结石是否松动有关，故临床上，黄疸多呈间歇性和波动性变化。

单纯性肝内胆管结石可无症状或有肝区和患侧胸背部持续性胀痛，合并感染时除有 Charcot 三联症外，还易并发胆源性肝脓肿、胆管 – 支气管瘘；感染反复发作的患者可导致胆汁性肝硬化、门静脉高压症等，甚至并发肝胆管癌。

【辅助检查】

（1）实验室检查　合并感染时，白细胞计数及中性粒细胞比例明显升高；肝细胞损害时，血清转氨酶和碱性磷酸酶增高。血清胆红素、尿胆红素升高，尿胆原降低或消失，粪中尿胆原减少。

（2）影像学检查　B 超检查可显示胆管内有结石影，近段扩张。

（3）其他检查　必要时可行 PTC、ERCP 检查，了解结石的部位、数量、大小和胆管梗阻的部位等。

【治疗原则与药物治疗要点】

胆管结石的治疗原则是清除结石及解决因反复胆道感染以及因此引起的胆道狭窄及肝脏病变，治疗方案的确定应根据有经验的肝胆外科医师对病情判断后制订，原则上以手术及介入治疗为主要选择。

（1）急诊手术　适应于积极消炎利胆治疗 1～2 天后病情仍恶化，黄疸加深，胆囊肿大，明显压痛，出现腹膜刺激征或出现 Reynolds 五联症者应即行胆总管切开取石及引流术。

（2）择期手术　适用于慢性患者。

（3）纤维胆道镜微创手术。

（4）对症治疗　黄疸患者皮肤瘙痒时可外用炉甘石洗剂止痒，温水擦浴；高热时物理降温；胆绞痛发作时，按医嘱给予解痉、镇静和止痛，常用哌替啶 50mg 或阿托品 0.5mg 肌内注射，但勿使用吗啡，以免胆道下端括约肌痉挛，使胆道梗阻加重。

第六节　急性胰腺炎

PPT

急性胰腺炎是各种病因导致胰酶在胰腺内被激活后引起胰腺及其周围组织自身消化、水肿、出血甚至坏死的化学性炎症。根据病情的轻重，可分为轻症急性胰腺炎和重症急性胰腺炎。前者多见，常呈自限性，预后良好；后者少见，常出现多种并发症，病死率高。我国急性胰腺炎的发病率逐年增长，但死亡率总趋势在逐渐下降。

【病因与发病机制】

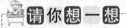

　　为什么胆道疾病是导致急性胰腺炎最常见的病因？

1. 胆道疾病　我国急性胰腺炎最常见病因是胆道疾病，如胆道结石、感染或胆道蛔虫等，其中以胆道结石最常见。

2. 酗酒、暴饮暴食　常为重要的诱发因素。

3. 其他因素　胰管阻塞、手术与创伤、内分泌与代谢障碍、药物、感染等。

急性胰腺炎的发病机制未完全明了，主要是各种病因使胰腺腺泡内的酶原激活，发生胰腺自身消化的连锁反应。同时胰腺导管内通透性增加，使活性胰酶渗入胰腺组织，加重胰腺炎症。

你知道吗

胰酶

在正常情况下，合成的胰酶绝大部分是无活性的酶原。当胰液进入十二指肠后，在肠激酶的作用下，首先激活胰蛋白酶原，形成胰蛋白酶。在胰蛋白酶作用下，各种胰消化酶被激活，成为有生物活性的消化酶，从而对食物进行消化。

【临床表现】

（一）症状

1. 腹痛 最主要表现和首发症状。常在酗酒或暴饮暴食后突然发病，程度轻重不一。疼痛部位常在中上腹，向腰背部呈带状放射。疼痛性质为钝痛、钻痛、绞痛或刀割样痛，呈持续性、阵发性加剧，取弯腰屈膝位可减轻。轻症者腹痛 3～5 日即可缓解，重症者则患者腹痛剧烈，持续时间较长，并发腹膜炎时，可引起全腹痛。

2. 恶心、呕吐及腹胀 频繁恶心与呕吐，呕吐物为食物、胆汁，呕吐后腹痛并不减轻，多伴有腹胀。出血坏死型者常有明显腹胀或有麻痹性肠梗阻。

3. 发热 中度以上发热，一般持续 3～5 日。若高热持续不退应考虑重症急性胰腺炎。

4. 水、电解质及酸碱平衡紊乱 多有轻重不等的脱水、低血钾，呕吐频繁者可出现代谢性酸中毒。低钙血症时出现手足抽搐，提示预后不良。

5. 休克 重症急性胰腺炎可发生，主要是由有效循环血量不足，缓激肽类物质导致周围血管扩张，并发消化道出血等原因所致。

（二）体征

1. 轻症急性胰腺炎 腹部体征较轻，上腹部有轻压痛，无腹肌紧张及反跳痛。

2. 重症急性胰腺炎 患者急性痛苦面容，脉搏加快，呼吸急促，血压降低。上腹或全腹压痛、腹肌紧张、反跳痛，肠鸣音减弱或消失。少数患者因胰酶、坏死组织液沿腹膜间隙与肌层渗入到腹壁下，使两侧腰部皮肤呈暗灰蓝色，称 Grey - Turner 征，或出现脐周围皮肤青紫，称 Cullen 征。

（三）并发症

主要见于重症急性胰腺炎。局部并发症有胰腺脓肿和假性囊肿；全身并发症有急性肾衰竭、急性呼吸窘迫综合征、消化道出血、心力衰竭、弥散性血管内凝血等，病死率极高。

【辅助检查】

（一）淀粉酶测定

淀粉酶测定是诊断急性胰腺炎最常用指标。血清淀粉酶在发病后 6～12 小时开始升高，48 小时后开始下降，持续 3～5 日。血清淀粉酶超过正常 3 倍可确诊本病。尿淀粉酶一般于发病后 12～14 小时开始升高，持续 1～2 周，逐步恢复正常，易受患者尿量影响。血清脂肪酶常于起病后 24～72 小时开始升高，持续 7～10 日，对就诊较晚患者有诊断价值。

（二）血液生化检查

血清钙降低的程度与临床严重程度平行，若低于 1.5mmol/L，则提示预后不良。

（三）影像学检查

腹部 B 超检查为常规初步筛查，进一步可做腹部 CT 检查，增强 CT 是诊断胰腺坏死的最佳方法。

【治疗原则与药物治疗要点】

治疗原则为解痉止痛、减少胰液分泌，积极补充血容量，防治并发症，必要时手术治疗。

（一）非手术治疗

1. 减少胰液分泌

（1）一般治疗　早期禁饮、禁食，持续胃肠减压，给予营养支持。重症患者可采用全肠外营养，补液量宜控制在 3500～4000ml/d。

（2）药物治疗　外源性补充生长抑素或生长抑素类似物奥曲肽，可抑制胰液分泌，亦可控制胰腺炎症及全身炎症反应。轻症患者早期可给予生长抑素 250μg/h 或奥曲肽 25μg/h，持续静脉滴注 3 天。重症患者起病 48 小时内给予生长抑素 500μg/h 或奥曲肽 50μg/h，3～4 天后分别减量为 250μg/h、25μg/h，持续静脉滴注 4～5 天。

> **请你想一想**
>
> 急性胰腺炎病人为什么不宜使用吗啡止痛呢？

2. 解痉止痛　多数患者在静脉滴注生长抑素或奥曲肽后，腹痛可缓解。腹痛严重者给予哌替啶 50～100mg 肌内注射。不宜使用吗啡、胆碱能受体拮抗剂如阿托品等。

3. 抗感染　重症急性胰腺炎应使用抗生素，以预防胰腺坏死合并感染。常选用喹诺酮类或头孢类抗生素，并联合应用抗厌氧菌的药物如甲硝唑。此外，可给予 33% 硫酸镁每次 30～50ml 或芒硝 40g + 开水 600ml 导泻，尽早恢复肠内营养，以维护肠功能，预防胰腺感染。

4. 抗休克　维持血容量及水、电解质、酸碱平衡。若患者有休克，应积极补充血容量。若扩容后循环衰竭仍未改善者，可用血管活性药物。适当补充白蛋白、鲜血或血浆代用品。出现手足抽搐者可静脉注射 10% 葡萄糖酸钙 10～20ml。

（二）手术治疗

可进行局部引流和腹腔灌洗，感染不能控制时，行坏死组织清除和引流手术。选用内镜或外科手术等方式去除病因。

实训四　消化系统疾病典型案例分析

一、实训目的

1. 通过案例分析，加强对消化性溃疡的临床表现及治疗要点的理解。

2. 通过案例讨论，训练学生的临床思维，培养学生分析解决临床问题的能力。

3. 逐渐树立学生热爱岗位、关心患者的职业修养。

二、实训器材

多媒体、典型案例、纸、笔等。本节课案例如下：

案例1

患者，男性，38 岁。因"节律性上腹部疼痛 5 年，加重伴黑便 1 天"入院。患者自入院 5 年前开始，常于餐后半小时上腹部胀痛，于餐后 2 小时缓解，未予重视。昨天与朋友聚餐饮酒后再次出现中上腹部持续性胀痛，较以往严重，今天上午排便 1 次，约 80g，无呕血。查体：T 36.8℃，R 20 次/分，P 86 次/分，BP 109/76mmHg。神志清楚，精神疲乏，面色苍白，心肺（－），腹部平坦，腹壁柔软，上腹部压痛明显，无肌紧张和反跳痛，全腹未触及包块，肝脾未及，移动性浊音阴性，肠鸣音 10 次/分。血常规：RBC 3.0×10^{12}/L，Hb 100g/L，WBC 5.0×10^{12}/L，大便潜血试验（＋＋＋＋）。

问题：

1. 该患者初步诊断是什么？

2. 该病常用的治疗药物有哪些？

案例2

案例 1 中患者入院后给予胃镜检查，结果提示幽门螺杆菌阳性。

问题：如何为该患者选择治疗药物？

三、实训方法

1. 将学生分成几个小组（每组 6～8 人），教师课前发放病例资料给学生，让其做好预习。

2. 学生以小组为单位对病例进行分析与讨论，提出可能的诊断，初步制定诊疗方案。各组派代表汇报讨论结果，其他组学生进行查漏补缺，教师点评。

3. 注意课堂中学生提出问题，教师及时总结。

四、思考题

1. 简述胃溃疡和十二指肠溃疡上腹痛的特点。

2. 急性胰腺炎的腹痛特点有哪些？

3. 简述肝硬化中生长抑素和奥曲肽的用法。

目标检测

一、单项选择题

1. 慢性胃炎最可靠的确诊方法是（　　）。
   A. 临床表现　　　　　　　　　　　B. 胃镜检查
   C. 胃肠钡餐 X 线检查　　　　　　　D. 血清学检查
   E. 胃液分析

2. 胃溃疡的疼痛特点是（　　）。
   A. 进食 - 疼痛 - 疼痛　　　　　　　B. 疼痛 - 进食 - 疼痛
   C. 疼痛 - 进食 - 缓解　　　　　　　D. 进食 - 疼痛 - 缓解
   E. 无规律性

3. 使用枸橼酸铋钾时的注意事项中正确的是（　　）。
   A. 可有黑便及便秘　　　　　　　　B. 可与抗酸药同服
   C. 可与牛奶同服　　　　　　　　　D. 可长期服用
   E. 肾功能不良者亦可用

4. 肝硬化最常见的死亡原因是（　　）。
   A. 肝性脑病　　　　　　　　　　　B. 原发性肝癌
   C. 肝肾综合征　　　　　　　　　　D. 自发性腹膜炎
   E. 上消化道大出血

5. 肝硬化患者血液检查发现外周血三系均减少，其减少的主要原因应是（　　）。
   A. 骨髓移植　　　　　　　　　　　B. 病毒感染
   C. 脾功能亢进　　　　　　　　　　D. 消化道大量出血
   E. 肠道吸收障碍

6. 王先生，55 岁，肝硬化病史 8 年，面颈部出现蜘蛛痣的原因是（　　）。
   A. 雄激素减少　　　　　　　　　　B. 雌激素增多
   C. 糖皮质激素减少　　　　　　　　D. 继发性醛固酮增多
   E. 孕激素增多

7. 消化性溃疡患者不宜使用以下哪个药物（　　）。
   A. 胶体铋剂　　　　　　　　　　　B. 硫糖铝
   C. 雷尼替丁　　　　　　　　　　　D. 奥美拉唑
   E. 阿司匹林

8. 消化性溃疡最常见的致病菌是（　　）。
   A. 幽门螺杆菌　　　　　B. 链球菌　　　　　　　C. 金黄色葡萄球菌
   D. 四联球菌　　　　　　E. 空肠弯曲菌

9. 抑制胃酸分泌最强的药物是（　　　）。

　　A. 奥美拉唑　　　　　　　　B. 氢氧化铝镁　　　　　　C. 枸橼酸铋钾

　　D. 硫糖铝　　　　　　　　　E. 法莫替丁

10. 以下不是急性胆囊炎特征的是（　　　）。

　　A. 右上腹痛　　　　　　　　　　　B. 疼痛向右肩部放射

　　C. 墨菲征阳性　　　　　　　　　　D. 可触及肿大的胆囊

　　E. 黄疸明显

11. 胆石症患者出现胆绞痛时禁用（　　　）。

　　A. 阿托品　　　　　　　　　B. 硫酸镁　　　　　　　　C. 吗啡

　　D. 654-2　　　　　　　　　E. 安定

12. 女性，43岁，因右上腹阵发性绞痛，伴恶心、呕吐4小时来院。检查：体温 37℃，右上腹深部轻度压痛，无腹肌紧张，Murphy 征阴性，为确诊进一步检查应首选（　　　）。

　　A. 白细胞计数和分类　　　　　　　B. 腹部 X 线平片

　　C. B超　　　　　　　　　　　　　D. 测血清淀粉酶

　　E. PTC 经皮肝穿刺造影

13. 幽门螺杆菌阳性的患者，可选用以下哪种治疗方案（　　　）。

　　A. 奥美拉唑 + 克拉霉素 + 阿莫西林 + 枸橼酸铋钾

　　B. 奥美拉唑 + 克拉霉素 + 庆大霉素 + 枸橼酸铋钾

　　C. 奥美拉唑 + 庆大霉素 + 甲硝唑 + 枸橼酸铋钾

　　D. 铋剂 + 庆大霉素 + 甲硝唑 + 奥美拉唑

　　E. 铋剂 + 克拉霉素 + 阿莫西林 + 甲硝唑

14. 肝硬化患者服用排钾利尿药时应注意（　　　）。

　　A. 不宜过快、过猛　　　　　　　　B. 大剂量、持续用药

　　C. 利尿速度宜快不宜慢　　　　　　D. 每周减轻体重2kg以上

　　E. 以上均不是

15. 肝硬化合并冠心病的患者，出现上消化道出血时不宜使用以下哪个药物（　　　）。

　　A. 法莫替丁　　　　　　　　　　　B. 去甲肾上腺素

　　C. 奥美拉唑　　　　　　　　　　　D. 生长抑素

　　E. 垂体后叶素

二、多项选择题

1. 肝肾综合征的临床表现包括（　　　）。

　　A. 低钠血症　　　　　　　　B. 氮质血症　　　　　　　C. 大量蛋白尿

　　D. 少尿或无尿　　　　　　　E. 低尿钠

2. 以下关于枸橼酸铋钾说法正确的有（　　　）。

　　A. 使用吸管直接吸入　　　　　　　B. 用药期间可能出现便秘

　　C. 用药后可使粪便呈黑色　　　　　　D. 最好在餐后半小时服用

　　E. 部分患者可出现急性肾损伤

3. 下列不属于质子泵抑制剂的有（　　　）。

　　A. 西咪替丁　　　　　　　　B. 奥美拉唑　　　　　　　　C. 兰索拉唑

　　D. 枸橼酸铋钾　　　　　　　E. 多潘立酮

4. 急性胆囊炎的描述中，正确的是（　　　）。

　　A. 起病常在进食油腻食物后　　　　B. 右上腹剧烈绞痛，阵发性加重

　　C. 疼痛常放射至左肩或左背部　　　　D. 多数患者伴有黄疸

　　E. Murphy 征阳性

（张惠群　章　佩）

书网融合……

划重点　　　自测题

第六章 泌尿生殖系统疾病

学习目标

知识要求

1. **掌握** 泌尿生殖系统常见疾病的治疗原则与药物治疗要点。
2. **熟悉** 泌尿生殖系统常见疾病的临床表现和辅助检查；计划生育的原理和方法。
3. **了解** 泌尿生殖系统常见疾病的病因与发病机制。

能力要求

1. 能够与服务对象进行良好的沟通。
2. 具备对肾炎、尿路感染、尿石症、月经失调、女性生殖系统炎症及内分泌疾病患者的处方进行审核及按处方正确配发药物的能力。

泌尿系统的主要功能是生成和排出尿液，由肾脏、输尿管、膀胱、尿道及其血管、淋巴和神经构成。肾脏是泌尿系统最主要的器官，也是人体重要的排泄器官和内分泌器官，具有维持水、电解质和酸碱平衡，以及分泌多种激素的作用。生殖系统包括男性生殖系统和女性生殖系统，两者均由内生殖器和外生殖器构成。内生殖器由生殖腺、生殖管道和附属腺组成。生殖系统功能对于种族的繁衍、遗传信息的传递都起着重要的作用。本章主要介绍女性生殖系统疾病。

第一节 肾小球肾炎

PPT

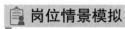 **岗位情景模拟**

情景描述 患者，男，35岁。发现晨起眼睑水肿2年。体查：体温37.2℃，脉搏70次/分，呼吸18次/分，血压165/95mmHg。神志清楚，双踝部凹陷性水肿。实验室检查：尿常规蛋白（++）、尿红细胞10～15个/高倍镜视野，血肌酐143.8mmol/L，尿素氮10.6mmol/L。

讨论 1. 该患者的初步诊断是什么？诊断依据是什么？

2. 针对此疾病的治疗原则及药物治疗要点是什么？

肾小球疾病是一组以血尿、蛋白尿、水肿和高血压等为临床表现的肾脏疾病，是慢性肾衰的主要病因。本节简单介绍原发性肾小球疾病中的急性肾小球肾炎和慢性肾小球肾炎。

一、急性肾小球肾炎

急性肾小球肾炎简称急性肾炎，是以急性肾炎综合征为主要临床表现的一组疾病。其特点为急性起病，患者出现血尿、蛋白尿、水肿和高血压，并可伴有一过性肾功能损害。大多数预后良好。

【病因与发病机制】

本病是由 β-溶血性链球菌 A 组感染引起的一种免疫复合物性肾小球肾炎。在 β-溶血性链球菌 A 组中，由呼吸道感染所致肾炎的菌株以 12 型为主。

你知道吗

β-溶血性链球菌

β-溶血性链球菌是革兰阳性，需氧或兼性厌氧菌。在自然界中广泛存在，可通过直接接触、空气飞沫或皮肤、黏膜伤口感染传播。

【临床表现】

本病好发于儿童，5~14 岁高发，男性多于女性。前驱期常有链球菌所致的上呼吸道感染，如急性化脓性扁桃体炎、咽炎、淋巴结炎等，潜伏期为 1~3 周。前驱链球菌感染后经 1~3 周无症状间歇期而急性起病。本病有自愈倾向，常在数月内临床痊愈。典型者表现如下。

1. 尿异常 常为首发症状和就诊原因。几乎全部患者均有血尿，为肾小球源性血尿，约 40% 的患者可有肉眼血尿。可出现蛋白尿，尿蛋白通常为（+）~（++）。

2. 水肿 也是早期症状之一，出现率为 80% 左右。典型表现为晨起眼睑水肿或伴有下肢可凹性水肿，少数严重者可波及全身。

3. 高血压 多为一过性的轻、中度高血压，常与其水、钠潴留有关。利尿后血压可逐渐恢复正常，少数患者可出现严重高血压，甚至高血压脑病。

并发症主要有充血性心力衰竭、高血压脑病和急性肾衰竭。

【辅助检查】

1. 尿液检查 尿中红细胞多为变形红细胞，还可见红细胞管型，是急性肾炎的重要特点。尿蛋白通常为（+）~（++）。

2. 免疫学检查 血清补体 C3 及总补体发病初下降，8 周内恢复正常，链球菌溶血素"O"抗体（ASO）滴度可高于 200U。

3. 肾功能检查 肾小球滤过率（GFR）呈不同程度下降，但肾血浆流量仍可正常。临床常见一过性氮质血症，血中尿素氮、肌酐增高。

4. 血液检查 红细胞计数及血红蛋白可稍低。白细胞计数正常或增高。血沉增快，2~3 个月内恢复正常。

【治疗原则与药物治疗要点】

本病治疗以卧床休息和对症治疗为主。

1. 卧床休息 急性期症状明显者通常需卧床休息2~3周，待肉眼血尿消失、血压恢复正常、水肿减退即可逐步增加室内活动量。1~2个月内活动量宜适当限制。3个月内宜避免剧烈体力活动。

2. 对症治疗 宜限制盐、水、蛋白质摄入，利尿、降压治疗。水肿明显通常用呋塞米或甘露醇利尿。

3. 控制感染 首选青霉素，其次为大环内酯类、第三代头孢菌素等抗生素。一般多用青霉素40万~60万单位，肌内注射，一日2次。常规疗程10~14天。

> **请你想一想**
>
> 怎么预防急性肾小球肾炎？

4. 透析治疗 发生急性肾衰竭且有透析指征者，应及时给予短期透析治疗，以度过危险期。

二、慢性肾小球肾炎

慢性肾小球肾炎简称慢性肾炎，以蛋白尿、血尿、高血压和水肿为基本特征，本病病程长，病情逐渐发展，发病过程中常有肾功能损害，最终发展成慢性肾功能衰竭。

【病因与发病机制】

病因尚未清楚，多数起病隐匿，仅少数慢性肾炎是由急性肾炎迁延所致，慢性肾炎的发病机制不尽相同，有免疫和非免疫因素。其中肾小球血流动力学的改变是肾小球疾病不断发展的主要因素，健存肾单位的高滤过、高灌注、高压力，最终导致肾小球硬化。疾病过程中的高血压长期存在，高蛋白饮食等加速了肾小球结构的损害。

【临床表现】

慢性肾炎可发生于各种年龄，但以中青年为主，男性多于女性。起病缓慢，病程迁延，多数以蛋白尿和水肿为首发症状，有不同程度的肾功能损害，渐进性发展为慢性肾衰竭。

1. 起病缓慢 早期患者可有乏力、疲乏、食欲下降，随着病情缓慢发展，患者可有水肿和高血压及贫血，可产生头痛、头晕、失眠等神经系统症状。

2. 蛋白尿、血尿 蛋白尿常为首发症状和就诊原因。随着肾功能下降，常常蛋白尿明显，可伴有血尿。

3. 少尿及水肿 多数患者尿量减少，在1000ml/d以下，常伴有水肿。

4. 高血压 多为轻、中度高血压。有的患者血压持续升高，还伴有眼底出血、渗出等，预后较差。

5. 并发症 慢性肾炎合并重度高血压时可致高血压脑病和高血压心脏病。

【辅助检查】

1. 尿常规 尿蛋白定性在（＋）～（＋＋＋），尿蛋白定量在 1～3g/d。尿中常有红细胞及管型，急性发作期有明显血尿或肉眼血尿。尿比重偏低，多在 1.020 以下。

2. 血液检查 血清总蛋白下降，可有低蛋白血症。常有轻、中度贫血，红细胞及血红蛋白成比例下降，血沉增快。

3. 肾功能检查 早期肾功能无明显改变，晚期肾小球滤过率、内生肌酐清除率降低，血尿素氮及肌酐升高。

【治疗原则与药物治疗要点】

治疗原则是防止或延缓肾功能衰竭，改善或缓解临床症状，防治并发症。

1. 积极控制高血压及减少蛋白尿 高血压和蛋白尿是加速肾小球硬化、导致肾功能恶化的重要因素，积极控制高血压和减少尿蛋白是治疗慢性肾小球肾炎的重要环节。

（1）控制血压和尿蛋白 血压应控制在 130/80mmHg 以下；尿蛋白每天减少至小于 1g。

（2）选择延缓肾功能恶化、有保护作用的降血压药物 ①ACEI 类（如贝那普利）和血管紧张素 II 受体拮抗剂（如氯沙坦）除具有降低血压作用外，还有减少尿蛋白和延缓肾功能恶化的保护作用，为慢性肾炎治疗高血压和（或）减少尿蛋白的首选药物。②水、钠潴留容量依赖性高血压，可选用噻嗪类利尿药（如氢氢噻嗪）。高血压难以控制时可联合应用受体阻断药、钙离子通道阻滞剂等，但降压不宜过快、过低，以免因肾灌注减少而加重肾损害。

2. 限蛋白质限磷 肾功能不全患者应限制蛋白质及磷的摄入量，采用优质低蛋白饮食［＜0.6g/（kg·d）］或加用必需氨基酸或 a－酮酸。

3. 利尿消肿 中度以上水肿者可按病情选用噻嗪类利尿药物，保钾利尿剂（螺内酯、氨苯蝶啶）或呋塞米，可单独或联合应用，剂量宜由小到大，逐渐消肿以防止电解质紊乱。

4. 避免加重肾损害的因素 有严重高血压、水肿、肾功能不全的患者，应卧床休息及控制液体进入量。感染、劳累、妊娠及肾毒性药物（如氨基糖苷类抗生素、含马兜铃酸中药等）均可导致肾功能恶化，应避免。

你知道吗

常见的肾毒性药物

常见的肾毒性药物主要有：①抗生素类药，如氨基糖苷类、新霉素等；②非类固醇抗炎镇痛药，如吲哚美辛、布洛芬、氨基比林等；③肿瘤化疗药物，如甲氨蝶呤、5－氟尿嘧啶等；④中药，如雷公藤、防己、木通等。

5. 糖皮质激素和细胞毒药物 由于慢性肾炎有多种病理类型，故此类药物是否应用，应区别对待。一般不主张积极应用，但患者肾功能正常或仅轻度受损，病理类型较轻（如轻度系眼增生性肾炎、早期膜性肾病等），尿蛋白较多，无禁忌者可试用。无效则逐步撤去。

第二节　尿路感染

PPT

岗位情景模拟

情景描述　某患者，女性，27 岁。婚后外出旅游度蜜月，旅行第二天开始出现排尿次数增多，近 20 次，排尿时尿道口灼痛，有尿不尽感，伴有耻骨弓上不适，故放弃旅行，到医院就诊。

讨论　1. 该患者的初步诊断是什么？确诊需进一步做的检查？

　　　2. 如何进行治疗？

尿路感染简称尿感，是指各种致病菌侵入尿路并生长、繁殖而引起的尿路感染性疾病。多见于育龄期妇女、女婴及老年人。尿感分为上尿路感染（急性肾盂肾炎）及下尿路感染（膀胱炎和尿道炎）。

【病因与发病机制】

（一）致病菌

尿路感染以大肠埃希菌最为多见，约占尿路感染的 85%，其次为副大肠埃希菌、变形杆菌、葡萄球菌、铜绿假单胞菌、产气杆菌、粪链球菌等，偶见厌氧菌、真菌、原虫及病毒等。

（二）感染途径

1. 上行感染　是最常见的感染途径，当机体抵抗力下降或尿道黏膜有损伤时，或者细菌毒力大，细菌可沿尿路上行引起感染。

2. 血行感染　较少见，多为体内感染灶的细菌侵入血液循环到达肾脏，引起肾盂肾炎。

3. 淋巴管感染　更少见，多因盆腔、肠道炎症时，细菌经该处淋巴管与肾周围淋巴管交通支进入肾脏，引起炎症。

4. 直接感染　偶见外伤或肾周围器官发生感染时，该处细菌直接侵入肾脏引起感染。

（三）易感因素

1. 尿路梗阻　如结石、肿瘤等，引起尿路梗阻，导致尿流不畅，有利于细菌生长繁殖，其感染率比无梗阻者高 10 倍。

2. 机体抵抗力降低　如糖尿病或长期应用糖皮质激素的患者等。

3. 性别及性活动 女性尿道短（约4cm）直而宽，括约肌收缩力弱；尿道口与肛门、阴道相近；女性经期、妊娠期、性生活、绝经期因内分泌等因素改变而更易发病。

4. 泌尿系统局部损伤与防御机制的破坏 如外伤、手术、导尿导致黏膜损伤，使细菌进入深部组织而发病。

5. 尿道口 周围或盆腔有炎症。

【临床表现】

请你想一想

什么是膀胱刺激征？

（一）膀胱炎

本病约占尿路感染的60%，主要表现为尿频、尿急、尿痛，伴有耻骨弓上不适，一般无全身感染的表现。

（二）急性肾盂肾炎

起病急骤、畏寒、发热、体温可达38℃以上，常伴头痛、全身不适、疲乏无力、食欲减退、恶心、呕吐等全身症状。泌尿系统表现有尿频、尿急、尿痛及下腹部不适，可有腰痛、肾区叩击痛，肋脊角有压痛，部分患者有膀胱区、输尿管走行区压痛，尿液浑浊或有血尿。轻症患者可无明显全身症状，仅有尿路刺激征及尿液改变。

（三）慢性肾盂肾炎

大多数因急性肾盂肾炎治疗不彻底发展而来。临床表现多不典型，病程长，迁延不愈，反复发作。急性发作时可有全身及尿路刺激症状，与急性肾盂肾炎相似。部分患者仅有低热、乏力，多次尿细菌培养阳性，称为无症状性菌尿，部分患者以高血压、轻度水肿为首发表现。慢性肾盂肾炎后期有肾功能减退症状。

（四）并发症

多见于严重急性肾盂肾炎，可有肾周围炎、肾脓肿、败血症等。

【辅助检查】

（一）尿常规

尿常规可有少量尿蛋白，尿沉渣白细胞、红细胞增多，其中以白细胞增多最常见（>5/HP）。若见白细胞（或脓细胞）管型，对肾盂肾炎有诊断价值。

（二）尿细菌学检查

尿细菌学检查是诊断尿路感染最可靠的检查。临床常用清洁中段尿做细菌培养、菌落计数、尿细菌定量培养。临床意义为：菌落计数≥10^5/ml为有意义，$10^4 \sim 10^5$/ml为可疑阳性，<10^4/ml则可能是污染。

（三）血常规

急性期血白细胞计数和中性粒细胞比例可升高，慢性期血红蛋白可降低。

（四）肾功能检查

慢性期可出现持续性肾功能损害，肾浓缩功能减退，如夜尿多，尿渗透浓度下降，肌酐清除率降低，血尿素氮、肌酐增高。

【治疗原则与药物治疗要点】

治疗原则是纠正诱因，采取有效、敏感药物消灭细菌，辅以全身支持疗法。

（一）急性肾盂肾炎

注意抗菌治疗，轻症患者可单一用药 2 周，如复方磺胺甲基异噁唑 1.0g，每日 2 次；或氧氟沙星 0.2g，每日 3 次。用药 72 小时未显效，应按药物敏感试验结果更改抗菌药物。对于较重急性肾盂肾炎患者宜采用肌内或静脉途径给药，必要时联合给药。可选用氨苄西林、头孢菌素类、喹诺酮类制剂等。氨基糖苷类抗生素肾毒性较大，应慎用。

（二）慢性肾盂肾炎

关键是积极寻找并及时去除易感因素。急性发作者按急性肾盂肾炎治疗，但常需联合用药，疗程要长，用药 2~4 周。对于反复发作的重新感染者，应考虑用长疗程低剂量抑菌疗法做预防性治疗。在每晚临睡前排尿后服用 1 次，如复方磺胺甲基异噁唑 1~2 片、TMP 50mg、呋喃妥因 50mg 或氧氟沙星 200mg，每 7~10 日更换药物 1 次，酌情使用半年。

你知道吗

尿路感染疗效的评定标准

①见效：治疗后复查细菌尿转阴。②治愈：治疗后症状消失，细菌尿转阴，疗程结束后第二周、第六周复查细菌尿仍为阴性。③治疗失败：治疗后细菌尿仍阳性或治疗后细菌尿阴性，但是两周或六周复查细菌尿转为阳性，且为同一种菌珠。

（三）急性膀胱炎和尿道炎

一般采用单剂量或短程疗法的抗生素治疗。单剂量疗法可选用氧氟沙星 0.4g 顿服或阿莫西林 3.0g 顿服。对于单剂量疗法无效者可采用短程疗法，即复方磺胺甲基异噁唑 1.0g，每日 2 次；或氧氟沙星 0.2g，每日 3 次；或阿莫西林 0.5g，每日 4 次；以上用药均连续 3 天。排尿时尿道口灼痛的患者，可服用小苏打水碱化尿液，减少刺激。

PPT

第三节　慢性肾功能衰竭

　　慢性肾功能衰竭（CRF）简称慢性肾衰，是慢性肾功能不全的严重阶段，为各种慢性肾脏疾病发展到后期，造成肾实质广泛性损害，肾脏不能维持其基本功能，出现以代谢产物潴留、水电解质紊乱和酸碱平衡失调为主要表现的临床综合征，又称尿毒症。慢性肾衰竭为各种慢性肾脏疾病持续发展的共同转归。慢性肾衰竭分为四个阶段，详见表6-1。

表6-1　我国慢性肾功能衰竭分期

慢性肾功能衰竭分类	肾单位受损程度	肌酐清除率	Cr，BUN	临床表现
肾功能不全代偿期	≤50%	50~80ml/min	维持正常水平	夜尿增多
肾功能不全失代偿期	>50%	20~50ml/min	血 Cr 133~442μmol/L，BUN>7.1mmol/L	无力、食欲缺乏、轻度贫血等
肾衰竭期	>50%	10~20ml/min	血 Cr 442~707μmol/L，BUN 17.9~28.6mmol/L	贫血、水电解质酸碱平衡紊乱等各系统表现
尿毒症期	>50%	<10ml/min	血 Cr>707μmol/L，BUN>28.6mmol/L	明显的全身各系统症状

【病因与发病机制】

　　1. 原发性肾脏疾病　如慢性肾小球肾炎、慢性肾盂肾炎、肾结核等。

　　2. 继发于全身疾病的肾脏病变　如系统性红斑狼疮性肾炎、糖尿病肾病、肾小球动脉硬化症、过敏性紫癜等。

　　3. 尿路梗阻性肾病　如尿路结石、前列腺肥大等所致的肾病。

　　4. 先天性疾病　如多囊肾、遗传性肾炎、肾发育不良等。

　　以上病因中又以慢性肾小球肾炎、梗阻性肾病、糖尿病肾病、高血压肾小动脉硬化引起者最为常见。

【临床表现】

　　肾功能不全早期除氮质血症外仅有原发病症状，进入慢性肾衰竭时，尿毒症症状才会逐渐显现出来。

　　（一）代谢产物、毒素蓄积引起的中毒症状

　　1. 消化系统症状　为本病最早和最常见的症状。初有厌食、上腹饱胀、恶心、呕吐、腹泻等，晚期可有口腔氨臭味、消化道出血等。

　　2. 精神、神经症状　早期多有乏力，失眠，记忆力下降，头痛，头晕；晚期会出现性格改变，抑郁，判断错误，对外界反应淡漠，尿毒症时出现谵妄、抽搐和昏迷等。

3. **心血管系统症状** 高血压最常见,其次为心力衰竭,心力衰竭是尿毒症最常见的死亡原因。尿毒症后期可发生心包炎,称尿毒症性心包炎,是病情危重的征兆。

4. **血液系统症状** 贫血是尿毒症必有的症状,为正色素正细胞型贫血。此外,尚有出血现象如鼻出血、呕血及便血。

5. **呼吸系统症状** 酸中毒呼吸深而长,后期可出现尿毒症性肺炎、胸膜炎,甚至有胸腔积液。

6. **皮肤表现** 皮肤瘙痒常见,且有时难以忍受。面部肤色较深并萎黄,轻度水肿感,称为尿毒症面容,与贫血、尿素霜沉着于皮肤有关。

7. **骨骼系统症状** 可引起肾性骨营养不良症,即肾性骨病,可有骨酸痛、行走不便等。

8. **性功能障碍** 女性可有月经不规则或闭经;男性常有阳痿现象。

9. **代谢紊乱** 因毒素干扰胰岛素作用,可有空腹血糖轻度升高,糖耐量异常。由于蛋白质摄入不足可出现负氮平衡及低蛋白血症。

10. **继发感染** 以肺部及泌尿系统多见,且难以控制。

(二) 水、电解质和酸碱平衡失调

1. **脱水或水肿** 因肾小管浓缩功能差而致多尿、夜尿多,又常有厌食、呕吐或腹泻,易引起脱水,晚期患者尿量可少于 400ml/d。另一方面肾脏排水能力差,当水、钠的摄入量增加而不能相应地排泄,则引起水、钠潴留,出现水肿、高血压甚至心力衰竭。大量应用强有力的利尿剂可引起低钠血症。容易脱水和水肿为尿毒症常见的特点。

2. **高血钾及低血钾** 肾衰晚期,钾平衡失调多见。由于利尿、呕吐、腹泻、摄入不足可出现低血钾。终末期患者常发生高血钾,主要因进食水果、肉类多,尿量少及使用保钾利尿药造成。

3. **代谢性酸中毒** 尿毒症患者常有轻重不等的代谢性酸中毒。因肾脏对酸碱平衡的调节能力下降,导致酸性代谢产物在体内潴留。严重者出现 Kussmaul 呼吸。

4. **低钙血症与高磷血症** 慢性肾衰竭时,尿磷排出减少,血磷升高。为维持钙、磷乘积,血钙下降。高磷低钙刺激甲状旁腺分泌增加,促使尿磷排出增多,终末期时尿磷排出不增加。甲状旁腺激素分泌增加,导致骨钙脱出,血钙增加,引起肾性骨病。

【辅助检查】

1. **血常规** 血红蛋白常 <80g/L,最低达 20g/L。白细胞、血小板偏低或正常。

2. **尿常规** 尿蛋白 (+ ~ + + +),晚期可阴性。尿沉渣有管型,蜡样管型对诊断有意义。尿中可有红细胞、白细胞,若数量增多表示病情活动或有感染。尿量可正常但夜尿多,尿比重低,严重者尿比重固定在 1.010 ~ 1.012。

3. **肾功能检查** 血肌酐、尿素、尿酸增高;内生肌酐清除率降低,是肾衰竭的敏感指标；血钙偏低，血磷增高；血清钾、钠浓度可正常、降低或增高，有代谢性酸中毒等。

4. 其他检查　B型超声检查示双肾体积小、肾萎缩，肾图示双肾功能明显受损。大便隐血试验可阳性，因消化道出血所致。

【治疗原则与药物治疗要点】

（一）治疗原发疾病和纠正加重肾衰竭的因素

纠正某些可逆因素，如水、电解质紊乱，感染，尿路梗阻，心力衰竭等。饮食选用优质蛋白，如鸡蛋、牛奶、瘦肉、鱼等，应保证供给充足的热量，并补充多种维生素，限盐。每天液体入量为前 1 天出液量加不显性失水（呼吸、大便等）500ml 来计算。

（二）对症治疗

1. 高血压容量依赖型高血压患者，限水钠、配合利尿药及降压药等综合治疗；对肾素依赖型高血压，应首选血管紧张素转换酶抑制剂。

2. 应积极控制感染，避免使用肾毒性药物。

3. 纠正水、电解质、酸碱平衡失调，若出现深大呼吸伴嗜睡，提示代谢性酸中毒，应纠正酸中毒（轻者口服碳酸氢钠片剂，严重者静脉输注碳酸氢钠溶液或进行透析治疗）。酸中毒纠正后，须注意观察有无手足抽搐等低钙血症的表现，若并发手足抽搐，可给予 10% 葡萄糖酸钙 10ml 缓慢静脉注射。

4. 纠正贫血，重组人红细胞生成素是治疗肾性贫血的特效药。

5. 重者如出现心力衰竭等，行血液透析治疗。

第四节　尿石症

PPT

尿路结石也称尿石症，是泌尿外科最常见的疾病之一。尿石症包括肾结石、输尿管结石、膀胱结石和尿道结石。肾结石和输尿管结石为上尿路结石，膀胱结石和尿道结石为下尿路结石。我国尿路结石发病率为 1%~5%，南方地区高达 5%~10%。男：女为 3:1，上尿路结石远多于下尿路结石，好发年龄在 25~40 岁。

【病因与发病机制】

尿路结石的形成机制尚未完全清楚，有很多种学说，肾钙化灶、过饱和结晶、结石基质、晶体抑制物、异质促进成核学说是结石形成的基本学说。许多资料表明，尿路结石可能是多种影响因素所致。

（一）流行病学因素

包括年龄、性别、职业、社会经济地位、饮食成分和结构、水分摄入量、气候、代谢和遗传等因素。

（二）尿液因素

1. 形成结石物质排出过多，如尿液中钙、草酸、尿酸排出量增加。

2. 尿 pH 改变。尿酸结石和胱氨酸结石在酸性尿液中形成，磷酸镁铵结石及磷酸钙结石在碱性尿液中形成。上尿路结石大多为草酸钙结石，膀胱结石以磷酸镁胺结石为主。

3. 尿量减少，使盐类和有机物质的浓度增高。

4. 尿中抑制晶体形成和聚集物质含量减少。

（三）解剖结构异常

如尿路梗阻，导致晶体在引流较差部位沉积，有利于结石形成。

（四）尿路感染

尿路感染时尿液中基质增加，促进晶体黏附。

（五）肾上皮细胞转运钙和草酸异常

这一改变导致细胞内或间质晶体形成。

【临床表现】

（一）肾和输尿管结石

肾和输尿管结石主要表现是与活动有关的疼痛和血尿。极少数患者无症状，直到出现感染或积水时才发现。

1. 疼痛　肾结石可引起肾区疼痛伴肋脊角叩痛。肾盂内大结石及肾盏结石，可无明显症状。当结石在肾盂输尿管处嵌顿时，可出现肾绞痛，绞痛突然发生，并向肩部、输尿管、下腹部及会阴部放射，同时伴有恶心、呕吐。

2. 血尿　绞痛发作时或发作后，出现肉眼或镜下血尿。血尿为结石损伤黏膜所致，疼痛和血尿相继出现是肾和输尿管结石的特点，多为镜下血尿，损伤严重时有肉眼血尿。

3. 其他症状　结石引起严重的肾积水时，可触到增大的肾脏；继发急性肾盂肾炎或肾积脓时，可有发热、畏寒、脓尿、肾区压痛。双侧上尿路完全性梗阻时可导致无尿。

> **请你想一想**
> 上尿路结石有哪些临床表现？

（二）膀胱结石

1. 排尿突然中断　膀胱结石的典型症状，改变体位尿可继续排出。

2. 排尿困难和膀胱刺激征　结石堵塞尿道口，出现排尿不畅，结石损伤膀胱黏膜或合并感染，可出现血尿和尿频、尿痛和尿急的膀胱刺激症状。

（三）尿道结石

表现为排尿困难，点滴状排尿及尿痛，甚至造成急性尿潴留。

【辅助检查】

（一）实验室检查

1. 尿常规检查 可有镜下血尿，有时可见较多的白细胞及结晶。合并感染时可见到脓细胞；尿液生化检查可测定钙、磷、尿酸、草酸等，有助于结石原因的分析。

2. 血液生化检查 测定血钙、磷、肌酐、碱性磷酸酶、尿酸和蛋白及 24 小时尿的钙、尿酸、肌酐、草酸含量，必要时做钙负荷试验。

（二）影像学检查

1. X 线平片 90% 以上的结石能在正、侧位平片中发现。

2. 排泄性尿路造影 可显示结石所致的尿路形态和肾功能改变，有无引起结石的局部因素。透 X 线的尿酸结石可显示充盈缺损。

3. B 超检查 能发现平片不能显示的小结石和透 X 结石，还能显示肾结构改变和肾积水等。

4. 逆行肾盂造影 仅适用于其他方法不能确诊时。

5. 肾图 可判断泌尿系梗阻程度及双侧肾功能。

（三）输尿管肾镜检查

适用于其他方法不能确诊或同时进行治疗时。

【上尿路结石治疗原则与药物治疗要点】

（一）非手术治疗

非手术治疗适用于结石小于 0.6cm，光滑，无尿路梗阻或感染（纯尿酸结石及胱氨酸结石），肾功能正常的患者。具体措施包括大量饮水、饮食调节、加强运动、中西医结合治疗、调节尿 pH、肾绞痛的治疗、控制感染等。

1. 大量饮水 日饮水量 3000ml 以上，尤其是睡前及半夜饮水效果更好，以增加尿量，保持每日尿量在 2000ml 以上，降低尿中形成结石物质的浓度，减少晶体沉积，是预防结石形成和增大的最有效的方法，有利于结石排出。

2. 饮食调节 根据结石分析结果，指导患者合理饮食。饮食指导根据结石成分调节饮食。如含钙结石应限制含钙、草酸成分丰富的食物，避免高动物蛋白，高糖和高动物脂肪饮食，食用含纤维素丰富之食物（牛奶、奶制品、豆制品、巧克力、坚果含钙量高；浓茶、番茄、菠菜、芦笋等含草酸量高）。尿酸结石不宜食用高嘌呤食物，如动物内脏。

3. 加强运动 在病情允许的情况下指导患者进行适当的跳跃活动，有助结石排出。

4. 解除疼痛 肾绞痛的患者，可注射阿托品、哌替啶、钙通道阻滞剂、黄体酮等。局部热敷减轻患者痉挛性疼痛。安排适当的卧位，给予软枕支托。

5. 结石合并感染 注意体温及全身情况的观察，按医嘱应用抗生素。

6. 中西医结合疗法 包括中西药、解痉、利尿、针刺等，可促进排石。

（二）体外震波碎石术（体外冲击波碎石）

体外震波碎石术（ESWL）安全、有效，最适宜于＜2.5cm的肾结石及输尿管上段结石。输尿管中下段结石治疗的成功率比输尿管镜取石术低。通过X线、B超等，对结石定位，将冲击波聚焦后作用于结石。对于输尿管切开取石的患者，术前1小时拍摄X线腹部平片，进行结石定位，故拍摄后应保持定位时的体位。体外冲击波碎石治疗后应卧床休息1周，注意碎石排出情况，宜用过滤网过滤尿液。肾结石体外冲击波碎石治疗后，嘱患者向患侧卧位48～72小时，以后逐渐间断起立，以防碎石屑快速排出形成"石街"，造成输尿管梗阻，出现肾绞痛、发热、尿闭等症状。两次碎石术治疗间隔大于7天。

（三）手术治疗

1. 非开放性手术治疗 输尿管肾镜取石术或碎石术适用于中下段输尿管结石，平片不显示结石，因肥胖、结石硬、停留时间长而不能用ESWL者；经皮肾穿取石或碎石术适用于所有需要手术干预的肾结石，包括直径＞2cm的肾盂结石及下肾盂结石，以及较大的输尿管上段结石。凝血功能障碍、过于肥胖穿刺针不能到达肾脏或脊柱畸形者不宜采用经皮肾镜取石术。

2. 开放性手术治疗 根据结石的部位选择合适的术式，如输尿管切开取石术、肾盂切开取石或肾实质切开取石术等。仅少数患者，如结石远端存在梗阻、部分泌尿系畸形、结石嵌顿紧密及非手术治疗失败、肾积水感染严重或病肾无功能等，需要开放手术治疗。

【膀胱结石治疗原则与药物治疗要点】

膀胱结石采用手术治疗，并应同时进行病因治疗。存在排尿困难者，可先留置导尿，以利于引流尿液及控制感染。

（一）经尿道膀胱镜取石或碎石

大多数结石可应用碎石钳机械碎石，并将碎石取出。

（二）耻骨上膀胱切开取石术

传统的开放性手术。

【尿道结石治疗原则与药物治疗要点】

（一）前尿道结石

采用阴茎根阻滞麻醉，压迫尿道近端，防止结石后退，再注入无菌液体石蜡油，再轻轻向尿道远端推挤，钳出或者钩取，取出困难者可用内镜碎石后再取出。

（二）后尿道结石

用尿道探条将结石轻轻推入膀胱，再按照膀胱结石进行处理。

第五节　女性生殖系统炎症

女性生殖系统炎症是妇科常见病之一，主要包括外阴炎、阴道炎、子宫颈炎及盆腔炎等。

你知道吗

女性生殖器官

女性生殖器官包括内、外生殖器官。内生殖器官包括阴道、子宫、输卵管、卵巢，后二者称子宫附件；外生殖器官包括阴阜、大小阴唇、阴蒂、阴道前庭。

一、阴道炎

阴道炎即阴道炎症，是妇科常见病之一。阴道具有较完善的自然防御功能，可以抵御感染的发生。当阴道的自然防御功能遭到破坏、机体免疫功能降低或外源性病原体侵入等，均可导致阴道炎症的发生。临床上，阴道炎以外阴瘙痒、阴道分泌物增多为主要症状，也可见性交痛。常见的阴道炎有滴虫性阴道炎、外阴阴道假丝酵母菌病、细菌性阴道病及萎缩性阴道炎等。

【病因与发病机制】

1. 滴虫性阴道炎　病原体为阴道毛滴虫，以性交直接传播为主，也可经公共浴池、浴盆、浴巾、游泳池、坐便器、衣物及污染的器械等间接传播。阴道毛滴虫适宜在温度 25~40℃、pH 为 5.2~6.6 的潮湿环境中生长。月经前、后阴道 pH 接近中性，故滴虫于月经前、后常得以繁殖引起炎症的发作。约 60% 患者合并细菌性阴道炎。滴虫不仅寄生于阴道，还常侵入尿道、尿道旁腺、甚至膀胱以及男方的包皮皱褶、尿道或前列腺中。

2. 外阴阴道假丝酵母菌病　曾称外阴阴道念珠菌病，病原体为假丝酵母菌，80%~90% 病原体为白色假丝酵母菌，为条件致病菌，主要为内源性传染，部分可通过性交直接传播，极少数通过感染的衣物、毛巾等物品间接传播。白色假丝酵母菌除寄生阴道外，还可寄生于人的口腔、肠道，这三个部位的假丝酵母菌可互相自身传染。假丝酵母菌适宜在酸性环境中生长，对日光、紫外线、干燥及化学制剂等抵抗力较强，但假丝酵母菌不耐热，加热至 60℃ 1 小时即死亡。妊娠、糖尿病、大量应用免疫抑制剂、长期使用广谱抗生素、雌激素、肥胖等均可诱发外阴阴道假丝酵母菌病。

3. 细菌性阴道病　为阴道内正常菌群失调导致的一种混合感染。正常阴道菌群以产生 H_2O_2 的乳杆菌占优势。若阴道内乳杆菌减少，阴道 pH 升高，导致其他微生物大量繁殖，主要有加德纳菌、厌氧菌及人型支原体等，导致细菌性阴道病的发生。导致菌群失调的原因仍不清楚，目前考虑可能与反复阴道灌洗、频发性交等有关。

4. 萎缩性阴道炎　自然绝经或人工绝经后妇女因卵巢功能衰退，雌激素水平低下，阴道壁黏膜萎缩变薄，阴道上皮内糖原变少，阴道内 pH 升高（多为 5.0～7.0），局部抵抗力下降，容易导致致病菌入侵、过度繁殖而引起炎症。

【临床表现】

1. 滴虫性阴道炎　主要症状为阴道分泌物增多及外阴瘙痒，间或有灼热、疼痛、性交痛等。分泌物特点为稀薄脓性、黄绿色泡沫状，有臭味。若合并尿道感染，可有尿频、尿痛或血尿；阴道毛滴虫能吞噬精子，可致不孕。妇科检查可见阴道黏膜充血，严重者有散在出血点甚至宫颈有出血斑点，形成"草莓样"宫颈。

2. 外阴阴道假丝酵母菌　主要症状为外阴瘙痒、灼痛，可伴有尿痛及性交痛。分泌物特征为白色豆腐渣样或凝乳状。妇科检查可见外阴红肿，常伴有抓痕，严重者可见皮肤皲裂、表皮脱落，阴道黏膜红肿、小阴唇内侧及阴道黏膜附有白色块状物，擦除后露出红肿黏膜面，急性期还可能见到糜烂或浅表溃疡。

3. 细菌性阴道病　主要症状是分泌物呈鱼腥臭味，可伴有轻度外阴瘙痒或烧灼感，性交后症状加重。10%～40% 患者无临床症状。分泌物特点为灰白色、均匀一致、稀薄状，常黏附于阴道壁，但容易拭去。妇科检查阴道黏膜无明显充血等炎症表现。

4. 萎缩性阴道炎　主要症状为外阴灼热不适、瘙痒及阴道分泌物增多。可伴性交痛。分泌物特征为稀薄、淡黄色，感染严重者可呈脓血性。妇科检查见阴道萎缩、菲薄，阴道黏膜充血，有散在小出血点或点状出血斑，有时可见浅表溃疡。

【辅助检查】

1. 阴道分泌物悬滴法　在显微镜下可见到滴虫、假丝酵母菌的芽孢或菌丝、线索细胞（细菌性阴道病）、白细胞或脓细胞有助于诊断。

2. 阴道分泌物培养法　若有症状但多次悬滴法找不到病原体时，可采用阴道分泌物培养法。

3. 阴道 pH 测定　滴虫性阴道炎及细菌性阴道病的阴道 pH > 4.5，外阴阴道假丝酵母菌病的阴道 pH < 4.5，存在混合感染时阴道 pH > 4.5。

4. 胺臭味试验　细菌性阴道病胺臭味试验阳性。取少许阴道分泌物放在玻片上，加入 10% 氢氧化钾溶液 1～2 滴，产生烂鱼肉样腥臭气味，则为胺臭味试验阳性。

【治疗原则与药物治疗要点】

滴虫阴道炎治疗应坚持全身用药原则，并避免阴道冲洗；外阴阴道假丝酵母菌病则应消除诱因、根据患者情况选择局部或全身应用抗真菌药物，以局部用药为主；细菌性阴道炎的治疗原则为选用抗厌氧菌药物；萎缩性阴道炎的治疗原则为补充雌激素增加阴道抵抗力，抗生素抑制细菌生长。

1. 滴虫阴道炎的治疗

（1）全身用药　初次治疗可选择甲硝唑 2g，单次口服；或替硝唑 2g，单次口服；或甲硝唑 400mg，每日 2 次，连服 7 日。口服药物的治愈率达 90%～95%。服用甲硝唑者，服药后 12 ~ 24 小时内避免哺乳；服用替硝唑者，服药后 3 日内避免哺乳。滴虫阴道炎主要由性行为传播，性伴侣应同时进行治疗，并告知患者及性伴侣治愈前应避免无保护性行为。

（2）妊娠期治疗　妊娠期滴虫阴道炎可导致胎膜早破、早产以及低出生体重儿等不良妊娠结局。妊娠期治疗的目的主要是减轻患者症状。目前对甲硝唑治疗能否改善滴虫阴道炎的不良妊娠结局尚无定论。治疗方案为甲硝唑 400mg，每日 2 次，连服 7 日。甲硝唑虽可透过胎盘但未发现妊娠期应用甲硝唑会增加胎儿畸形或机体细胞突变的风险。但替硝唑在妊娠期应用的安全性尚未确定，应避免应用。

（3）注意事项　滴虫阴道炎常于月经后复发，故治疗后检查滴虫阴性时，仍应连续 3 次月经后复查白带为阴性方为治愈。

2. 外阴阴道假丝酵母菌病的治疗

（1）消除诱因　病情允许情况下及时停用广谱抗生素、雌激素、皮质类固醇激素等药物，积极治疗糖尿病。勤换内裤，用过的内裤、毛巾等用开水烫洗。

请你想一想

长时间使用阿莫西林是否会诱发外阴阴道假丝酵母菌病？

（2）局部用药　可选用下列药物放置于阴道深部：①克霉唑制剂，1 粒（500mg），单次用药；或每晚 1 粒（150mg），连用 7 日。②咪康唑制剂，每晚 1 粒（200mg），连用 7 日；或每晚 1 粒（400mg），连用 3 日；或 1 粒（1200mg），单次用药。③制霉菌素制剂，每晚 1 粒（10 万 U），连用 10 ~ 14 日。

（3）全身用药　对无性生活史的女性或局部用药效果差或病情较顽固者可选用下列药物口服：①氟康唑 150mg，顿服；②伊曲康唑每次 200mg，每日 1 次口服，连用 3 ~ 5 日。需注意，此类药可能会损害肝脏功能，用药前及用药过程中应监测肝功能，肝功能异常者禁用，孕妇禁用。

（4）注意事项　复杂性病例可延长多 1 个疗程的治疗时间或进行巩固治疗 6 个月，必要时可进行真菌培养及药物敏感试验以指导药物的选择。妊娠期的治疗以局部治疗为主，禁用口服药物治疗。性伴侣无须常规治疗，对有症状男性则应行检查及治疗，预防女方重复感染。

3. 细菌性阴道病

（1）全身用药　首选为甲硝唑 400mg，口服，每日 2 次，共 7 日；其次为替硝唑 2g，口服，每日 1 次，连服 3 日。不推荐使用甲硝唑 2g 顿服。

（2）局部用药　甲硝唑制剂 200mg，每晚 1 次，连用 7 日。哺乳期以选择局部用药为宜。

（3）注意事项　①细菌性阴道病可能导致子宫内膜炎、盆腔炎性疾病及子宫切除后阴道残端感染，准备进行宫腔手术操作或子宫切除的患者即使无症状也需要接受治疗。②细菌性阴道病与绒毛膜羊膜炎、胎膜早破、早产、产后子宫内膜炎等不良妊娠结局有关，有症状的妊娠期患者均应接受治疗。③细菌性阴道病复发者可选择与初次治疗不同的抗厌氧菌药物，也可试用阴道乳杆菌制剂恢复及重建阴道的微生态平衡。

4. 萎缩性阴道炎

（1）补充雌激素　针对病因补充雌激素，以增加阴道抵抗力。雌激素制剂可以局部给药，也可全身给药。雌三醇软膏局部涂抹，每日1～2次，连用14天。口服替勃龙2.5mg，每日1次，也可选用其他雌孕激素制剂连续联合用药。

（2）抑制细菌生长　阴道局部应用抗生素，如诺氟沙星制剂100mg，置于阴道深部，每日1次，7～10日为1疗程。阴道局部干涩者，可使用润滑剂。

（3）注意事项　在补充雌激素治疗前需排除激素依赖性肿瘤、子宫内膜癌、乳腺癌，不明原因的阴道出血、急性心脑血管疾病、肝肾功能不全等禁忌证。

二、子宫颈炎

子宫颈炎是妇科常见疾病之一，包括子宫颈阴道炎症及子宫颈管黏膜炎，临床上以急性子宫颈管黏膜炎多见。若急性子宫颈炎未经及时诊治或病原体持续存在，可导致慢性子宫颈炎症。

【病因与发病机制】

1. 急性子宫颈炎　急性子宫颈炎可由多种病原体引起，常见病原体主要为性传播疾病病原体（如淋病奈瑟菌、沙眼衣原体）和内源性病原体（细菌性阴道病、生殖支原体，也可由物理因素、化学因素刺激或机械性子宫颈损伤、子宫颈异物伴发感染所致。

2. 慢性子宫颈炎　慢性子宫颈炎指子宫颈间质内有大量淋巴细胞、浆细胞等慢性炎细胞浸润，可伴有子宫颈腺上皮及间质的增生和鳞状上皮化生。慢性子宫颈炎多由急性子宫颈炎迁延而来，也可由病原体持续感染所致，病原体与急性子宫颈炎类似。慢性子宫颈炎病理有：慢性子宫颈管黏膜炎、子宫颈息肉和子宫颈肥大。

【临床表现】

1. 急性子宫颈炎　部分患者无症状，有症状者主要症状为阴道分泌物增多，呈黏液脓性，或伴有外阴瘙痒及灼热感，性交后出血、腰酸等症状。若合并尿路感染，可出现尿急、尿频、尿痛等症状。妇科检查见宫颈充血、水肿、黏膜外翻，有黏液脓性分泌物附着甚至从宫颈管流出，宫颈管黏膜质脆，易接触性出血。若为淋病奈瑟菌感染，常有尿道旁腺、前庭大腺受累，可见尿道口、阴道口黏膜充血、水肿以及脓性分泌物。

2. 慢性子宫颈炎　患者多无症状，少数患者可有阴道分泌物增多，淡黄色或脓性，性交后出血或月经间期出血，偶有分泌物刺激引起外阴瘙痒等不适。妇科检查见黄色分泌物覆盖子宫颈口或从子宫颈管流出，或在糜烂样改变的基础上伴有子宫颈充血、水肿、脓性分泌物增多或接触性出血，也可表现为子宫颈肥大或子宫颈息肉。

【辅助检查】

1. 白细胞检测 子宫颈管分泌物或阴道分泌物中白细胞增多，后者需排除阴道炎引起的白细胞增多。

2. 病原体检测 应做衣原体及淋病奈瑟菌的检测，以及有无滴虫性阴道炎及细菌性阴道病。

> 请你想一想
> 宫颈炎病人为什么需要做子宫颈癌筛查？

3. 子宫颈癌筛查 子宫颈癌也可见阴道血性分泌物、宫颈赘生物（与子宫颈息肉相鉴别）、子宫颈肥大（内生型子宫颈癌）等症状或体征，必要时须完善子宫颈细胞学检查和（或）高危型 HPV – DNA 检查、电子阴道镜、子宫颈活组织检查以排除子宫颈癌。

【治疗原则与药物治疗要点】

1. 急性子宫颈炎 急性子宫颈炎主要为抗生素药物治疗。可根据不同情况采用经验性抗生素治疗及针对病原体的抗生素治疗。

（1）经验性抗生素治疗 对有以下性传播疾病高危因素的患者（如年龄小于25岁，多性伴侣或新性伴侣，并且为无保护性性交或性伴侣患性传播疾病），在未获得病原体检测结果前，可采用经验性抗生素治疗，方案为阿奇霉素1g单次顿服；或多西环素100mg，每日2次，连服7日。

（2）针对病原体的抗生素治疗 对于获得病原体者，选择针对病原体的抗生素。

1）单纯急性淋病奈瑟菌性子宫颈炎 主张大剂量、单次给药，常用药物有头孢菌素及头霉素类药物，前者如头孢曲松钠250mg，单次肌内注射；或头孢克肟400mg，单次口服；也可选择头孢唑肟500mg，肌内注射；头孢噻肟钠500mg，肌内注射；后者如头孢西丁2g，肌内注射加用丙磺舒1g口服；另可选择氨基糖苷类抗生素中的大观霉素4g，单次肌内注射。

2）沙眼衣原体感染所致子宫颈炎 治疗药物主要有：①四环素类：如多西环素100mg，每日2次连服7日；米诺环素0.1g，每日2次，连服7~10日。②大环内酯类：主要有阿奇霉素1g，单次顿服；克拉霉素0.25g，每日2次，连服7~10日；红霉素500mg，每日4次，连服7日。③氟喹诺酮类：主要有氧氟沙星300mg，每日2次，连服7日；左氧氟沙星500mg，每日1次，连服7日；莫西沙星400mg，每日1次，连服7日。

由于淋病奈瑟菌感染常伴有衣原体感染，因此，若为淋菌性子宫颈炎，治疗时除选用抗淋病奈瑟菌药物外，应同时使用抗衣原体感染药物。

3）合并细菌性阴道病时应同时治疗细菌性阴道病，否则将导致子宫颈炎持续存在。

（3）性伴侣的处理 若子宫颈炎病人的病原体为淋病奈瑟菌或沙眼衣原体，应对其性伴进行相应的检查及治疗。

2. 慢性子宫颈炎 根据不同的类型选择不同的治疗方案。

（1）慢性子宫颈管黏膜炎 对持续性子宫颈管黏膜炎症，需了解有无沙眼衣原体及淋病奈瑟菌的再次感染、性伴侣是否同治、阴道微生物群失调是否持续存在，针对病因给予治疗。对病原体不清者，尚无有效治疗方法。对子宫颈呈糜烂样改变、有接触性出血且反复药物治疗无效者，可进行物理治疗。物理治疗注意事项：①治疗前应常规行子宫颈癌筛查；②有急性生殖道炎症列为禁忌；③治疗时间应选在月经干净后3~7日内进行；④物理治疗后有阴道分泌物增多，甚至有大量水样排液，术后1~2周脱痂时可有少许出血；⑤在创面尚未愈合期间（4~8周）禁盆浴、性交和阴道冲洗；⑥物理治疗有引起术后出血、子宫颈狭窄、不孕、感染等可能，治疗后应定期复查，观察创面愈合情况直到痊愈，同时注意有无子宫颈管狭窄。

（2）子宫颈息肉 行息肉摘除术，术后将切除息肉送组织学检查。子宫颈息肉摘除术后有复发可能，需定期检查宫颈情况。

（3）子宫颈肥大 一般无须治疗。

你知道吗

宫颈糜烂与宫颈腺囊肿的认识

"宫颈糜烂"曾被认为是慢性子宫颈炎最常见的病理类型。目前已明确"宫颈糜烂"并不是病理学上的溃疡、缺失所致的真性糜烂，而是宫颈糜烂样改变，也与慢性子宫颈炎的间质中出现慢性炎细胞浸润并不一致，因此"宫颈糜烂"这一术语已不再沿用。宫颈糜烂样改变只是一个临床征象，有可能是生理性的，如青春期、生育期、妊娠期妇女在雌激素作用下出现鳞柱交界部外移，子宫颈局部呈糜烂样改变，即生理性柱状上皮异位；也可能是病理性的，如炎症时子宫颈柱状上皮充血、水肿、慢性炎细胞浸润，或子宫颈鳞状上皮内病变及早期宫颈癌也可以使子宫颈呈糜烂样改变。

"子宫颈腺囊肿"绝大多数情况下是子宫颈的生理性变化，通常不需处理。子宫颈转化区内鳞状上皮取代柱状上皮过程中，新生的鳞状上皮将腺管口阻塞，导致腺体分泌物引流受阻，潴留形成囊肿。子宫颈局部损伤或子宫颈慢性炎症使腺管口狭窄，也可导致子宫颈腺囊肿形成。

三、盆腔炎

盆腔炎，即盆腔炎性疾病，是指女性上生殖道的一组感染性疾病，主要包括子宫内膜炎、输卵管炎、输卵管卵巢脓肿、盆腔腹膜炎。炎症可以是一个部位或累及几个部位，其中以输卵管炎及输卵管卵巢炎最为常见。盆腔炎性疾病若未能得到及时、彻底治疗，可导致盆腔炎性疾病后遗症，从而影响妇女的生殖健康。

盆腔炎性疾病常见病理有急性子宫内膜炎及子宫肌炎、急性输卵管炎、输卵管积脓、输卵管卵巢脓肿、急性盆腔腹膜炎、急性盆腔结缔组织炎败血症及脓毒血症。此外，肝周围炎是指肝包膜炎症而无肝实质损害的肝周围炎，淋病奈瑟菌及衣原体感染均可引起，临床表现为继下腹痛后出现右上腹痛，或下腹疼痛与右上腹疼痛同时出现。

盆腔炎性疾病后遗症是指盆腔炎性疾病未得到及时正确的治疗，可能会发生的一系列后遗症（既往称慢性盆腔炎），可导致输卵管阻塞、输卵管增粗、输卵管卵巢肿块、输卵管积水或输卵管卵巢囊肿，盆腔结缔组织炎的病变广泛，可使子宫固定。

【病因与发病机制】

1. 外源性感染 主要是性传播感染的病原体，如淋病奈瑟菌、沙眼衣原体是主要的致病原，其他如人型支原体和解脲支原体。

2. 内源性感染 主要来自寄居于阴道内的菌群，包括需氧菌、厌氧菌等，多为混合感染。

【临床表现】

1. 盆腔炎性疾病

（1）症状 主要症状为下腹痛、阴道分泌物增多。腹痛为持续性活动或性交后加重。重者可有寒战、高热、头痛、食欲缺乏等。月经期发病者可出现经量增多、经期延长。腹膜炎者可出现恶心、呕吐、腹胀、腹泻等消化系统症状。伴有泌尿系统感染时可有尿急、尿频、尿痛症状。若有脓肿形成，可有下腹部包块及局部压迫刺激症状。患者若有输卵管炎的症状及体征并同时伴有右上腹疼痛者，应怀疑有肝周围炎。

（2）体征 轻症患者仅妇科检查提示宫体压痛或附件区压痛。重症患者呈急性病容，体温升高，心率加快；下腹部有压痛、反跳痛及肌紧张，叩诊鼓音明显，肠鸣音减弱或消失。妇科检查：阴道充血，可见大量脓性臭味分泌物从宫颈口流出；穹隆有明显触痛，宫颈充血水肿，举痛明显；宫体增大，有压痛，活动受限；宫旁一侧或两侧片状增厚，或有包块，压痛明显。

2. 盆腔炎性疾病后遗症

（1）症状 临床多表现为不孕、异位妊娠、慢性盆腔痛或盆腔炎性疾病反复发作等。

（2）体征 妇科检查通常发现子宫大小正常或稍大，常呈后倾后屈位，活动受限，或粘连固定，有触痛；宫旁组织增厚，宫骶韧带增粗，有触痛；或在附件区可触及条索状物，囊性或质韧包块，活动受限，有触痛。

【辅助检查】

1. 血液检查 血常规提示白细胞升高，尤其以中性粒细胞升高为主；C反应蛋白升高；红细胞沉降率升高；降钙素原升高。

2. 宫颈分泌物检查 发现大量白细胞或检出淋病奈瑟菌或衣原体。

3. B超或磁共振检查 显示输卵管增粗、输卵管积液，伴或不伴盆腔积液、输卵管卵巢包块。

4. 子宫内膜活检　组织学检查证实存在子宫内膜炎。

5. 腹腔镜检查　可直接观察盆腔情况，有无盆腔充血水肿或炎性渗出物、盆腔粘连、输卵管增粗、输卵管积水、盆腔脓肿等盆腔炎性疾病征象，而且可以直接取感染部位的分泌物做细菌培养及药物敏感试验以指导抗生素的选择。

你知道吗

盆腔炎性疾病的诊断标准（美国 CDC 诊断标准，2015 年）

1. 最低标准　子宫颈举痛或子宫压痛或附件区压痛。

2. 附加标准　体温超过 38.3℃（口表）；子宫颈异常黏液脓性分泌物或脆性增加；阴道分泌物湿片出现大量白细胞；红细胞沉降率升高；血 C 反应蛋白升高；实验室证实的子宫颈淋病奈瑟菌或衣原体阳性。

3. 特异标准　子宫内膜活检组织学证实子宫内膜炎。

阴道超声或磁共振检查示输卵管增粗，输卵管积液，伴或不伴有盆腔积液、输卵管卵巢肿块，腹腔镜检查发现盆腔炎性疾病征象。

备注：最低诊断标准提示在性活跃的年轻女性或者具有性传播疾病的高危人群，若出现下腹痛并可排除其他引起下腹痛的原因，妇科检查符合最低诊断标准，即可给予经验性抗生素治疗。附加标准可增加最低诊断标准的特异性。特异标准基本可诊断盆腔炎性疾病，但由于除超声检查及磁共振检查外，均为有创检查，特异标准仅适用于一些有选择的病例。

【治疗原则与药物治疗要点】

1. 盆腔炎性疾病　盆腔炎性疾病的治疗主要以抗生素治疗为主，必要时手术治疗。抗生素治疗的原则是：经验性、广谱、及时及个体化。在盆腔炎性疾病发病 48 小时内及时运用抗生素治疗可以明显降低盆腔炎性疾病后遗症的发生。

（1）抗生素治疗　若患者一般状况好，症状轻，能耐受口服抗生素，并有随访条件，可在门诊给予非静脉应用（口服或肌内注射）抗生素，常用方案如下：

1）方案 A　头孢曲松钠 250mg，单次肌内注射；或头孢西丁钠 2g，单次肌内注射；也可选用其他三代头孢类抗生素如头孢噻肟、头孢唑肟钠。为覆盖厌氧菌加用硝基咪唑类药物：甲硝唑 0.4g，每 12 小时 1 次，口服 14 日。为覆盖沙眼衣原体或支原体，可加用多西环素 0.1g，每 12 小时 1 次，口服，10 ~ 14 日；或米诺环素 0.1g，每 12 小时 1 次，口服，10 ~ 14 日；或阿奇霉素 0.5g，每日 1 次，连服 1 ~ 2 后改为 0.25g，每日 1 次，连服 5 ~ 7 日。

2）方案 B　氧氟沙星 400mg 口服，每日 2 次，连用 14 日；或左氧氟沙星 500mg 口服，每日 1 次，连用 14 日，同时加用甲硝唑 0.4g，每日 2 ~ 3 次，口服，连用 14 日。

请你想一想

为什么要选用广谱的抗生素来治疗盆腔炎性疾病？

若患者病情严重，一般情况差，伴有发热、恶心、呕吐；或有盆腔腹膜炎；或输卵管卵巢脓肿；或门诊治疗无效；或不能耐受口服抗生素治疗的，均应住院给予以静脉滴注抗生素为主的综合治疗。

（2）手术治疗　主要用于抗生素控制不理想的输卵管卵巢脓肿或盆腔脓肿。

2. 盆腔炎性疾病后遗症　根据不同情况选择治疗方案。

（1）物理疗法　促进盆腔局部血液循环，有利于炎症吸收与消退，常用的有激光、微波、超短波等。

（2）中药治疗　根据患者体质辨证用药，内服的中成药主要有妇科千金片、妇炎康片等，外用的主要有康妇消炎栓等。

（3）西药治疗　盆腔炎性疾病反复发作者可针对病原体选择有效的抗生素治疗。

（4）手术治疗　输卵管积水、盆腔包裹性积液等可选择手术治疗。

（5）辅助生殖技术　合并不孕的患者可以选择辅助生殖技术达到受孕目的。

PPT

第六节　生殖内分泌疾病

月经是下丘脑－垂体－卵巢轴控制下的子宫内膜周期性剥脱及出血。正常月经的周期、持续时间、经血量有明显的规律性和自限性。生殖内分泌疾病通常由下丘脑－垂体－卵巢轴功能异常或靶细胞效应异常所致，部分疾病还涉及遗传、女性生殖器官发育异常等。

一、功能失调性子宫出血

规律月经是生殖功能成熟的标志。月经第一次来潮称月经初潮。每月出血的第1日为月经周期的开始，两次月经第1日的间隔时间称一个月经周期，一般为21～35日，平均28日。每次月经持续的时间为经期，一般为2～8日，平均4～6日。经量为一次月经的总失血量，正常为20～60ml。凡不符合上述标准的均属异常子宫出血。功能失调性子宫出血，简称功血，是由于生殖内分泌轴功能紊乱引起的异常子宫出血，分为无排卵性和有排卵性两大类。功血诊断首先需排除器质性病变，再确定有无排卵。

> **请你想一想**
>
> 患者女，32岁，月经量增多、近1年来经期时间延长，超声检查提示子宫黏膜下肌瘤，请问该患者能诊断为功能失调性子宫出血吗？

【病因与发病机制】

1. 无排卵性功血　主要见于青春期和围绝经期妇女。青春期功血由于下丘脑－垂体－卵巢轴调节功能未成熟，垂体分泌促卵泡激素持续低水平，无黄体生成素高峰形成，导致无排卵性功血。围绝经期由于卵巢功能衰退，雌激素分泌相对减少，卵泡对垂体促性腺激素的反应性降低，导致无排卵性功血。

2. 排卵性月经失调 多见于育龄妇女，患者有排卵，但由于黄体功能异常而导致月经失调。可分为两型：①黄体功能不足，月经周期中虽有卵泡发育及排卵，但黄体发育不全，孕激素分泌不足，导致子宫内膜分泌反应不良。②子宫内膜不规则脱落，月经周期中有卵泡发育及排卵，黄体发育良好，但萎缩过程延长，导致子宫内膜不规则脱落。

【临床表现】

1. 无排卵性功血 临床上最常见的症状是子宫不规则出血，表现为月经周期紊乱，经期长短不一，经量多少不定，甚至大量出血。出血期间一般无腹痛或其他不适，出血量多或时间长时常继发贫血，大量出血可导致休克。

2. 排卵性月经失调 黄体功能不足者主要表现为月经周期缩短、月经频发，有时月经周期虽在正常范围内，但卵泡期延长、黄体期缩短，生育年龄妇女可出现不孕或在孕早期流产；子宫内膜不规则脱落者表现为月经周期正常，但经期长达 9～10 日，月经量较多。

【辅助检查】

1. 全血细胞计数 确定有无贫血及贫血程度。

2. 凝血功能检查 血小板计数，凝血、出血时间测定等，排除凝血功能障碍引起的出血。

3. 尿妊娠试验或血 hCG 检测 排除妊娠相关疾病。

4. 超声检查 了解子宫内膜厚度及回声，明确有无宫腔占位性病变及其他生殖系统的器质性病变等。

5. 基础体温测定（BBT） 基础体温呈单相型，提示无排卵。呈双相型，提示有排卵。

6. 性激素测定 通过测定下次月经前 5～9 日（相当于黄体中期）血孕酮水平估计有无排卵，孕酮浓度 <3ng/ml 提示无排卵。同时应在早卵泡期（经期第 3～5 天）测定血卵泡刺激素（FSH）、黄体生成素（LH）、催乳素（PRL）、雌二醇（E2）睾酮（T）、促甲状腺素（TSH）水平，以了解无排卵的病因。

7. 诊断性刮宫 简称诊刮，目的是止血和明确子宫内膜病理诊断。适用于年龄 >35 岁、药物治疗无效或存在子宫内膜癌高危因素的异常子宫出血患者。为确定有无排卵或黄体功能，应在月经来潮前 1～2 日或月经来潮 6 小时内刮宫；为尽快减少出血量、排除器质性疾病，可随时刮宫；为确定是否子宫内膜不规则脱落，需在月经第 5～7 日刮宫。

【治疗原则与药物治疗要点】

功血的一线治疗是药物治疗。青春期及育龄期无排卵性功血以止血、调整周期、促排卵为主；绝经过渡期功血以止血、调整周期、减少经量，防止子宫内膜病变为治疗原则。黄体功能不足治疗原则是促进卵泡发育、促进月经中期 LH 峰形成、黄体功能刺激、黄体功能补充等以加强黄体功能；子宫内膜不规则脱落主要是补充孕激素，使黄体及时萎缩，内膜按时完成脱落。

1. 无排卵性功血　包括一般治疗、止血、性激素等治疗。

（1）一般治疗　注意休息，避免劳累，纠正贫血，抗感染。

（2）止血治疗

1）孕激素　又称"子宫内膜脱落法"或"药物刮宫"。适用于血红蛋白大于 80g/L、生命体征稳定的患者。具体用药方案：地屈孕酮片 10mg，口服，每日 2 次，共 10 日；微粒化孕酮 200～300mg，口服，每日 1 次，共 10 日；黄体酮 20～40mg，肌内注射，每日 1 次，共 3～5 日；醋酸甲羟孕酮 6～10mg，口服，每日 1 次，共 10 日。

2）雌激素　也称"子宫内膜修复法"。大剂量雌激素可迅速促使子宫内膜生长，修复创面而止血，适用于血红蛋白低于 80g/L 的青春期患者。具体用药方案：戊酸雌二醇 2mg，口服，每 6～8 小时 1 次；结合雌激素：1.25～2.5mg，口服，每 6～8 小时 1 次。不能耐受口服药物者可用苯甲酸雌二醇 3～4mg/d，分 2～3 次肌内注射，若出血量明显减少，维持剂量，若出血量未见减少则加量，每日最大量不超过 12mg。经上述用药患者止血后每 3 日递减 1/3 量直至维持量，如戊酸雌二醇 1～2mg/d，或结合雌激素一次 0.625～1.25mg，维持至血止后的第 20 日以上。所有雌激素疗法在患者血红蛋白增加至 80～90g/L 以上后均必须加用孕激素，使子宫内膜转化，并在与雌孕激素同时撤退后同步脱落。对大量出血患者，应该在性激素治疗的 6 小时内见效，24～48 小时内出血基本停止。若 96 小时仍不止血，应考虑有器质性病变存在的可能。

3）高效孕激素　又称为"内膜萎缩法"。高效合成孕激素可使内膜萎缩，达到止血目的，此法不适用于青春期患者。炔诺酮治疗出血量较多时，首剂量为 5mg，每 8 小时 1 次，血止后每隔 3 日递减 1/3 量，直至减为维持量为 2.5～5.0mg/d；持续用至血止后 21 日停药，停药后 3～7 日发生撤药性出血。

4）复方短效口服避孕药　适用于长期而严重的无排卵出血。目前应用的是第 3 代短效口服避孕药，如去氧孕烯炔雌醇、孕二烯酮炔雌醇或复方醋酸环丙孕酮，用法为 1～2 片/次，每 6～8 小时 1 次，血止后每 3 日逐渐减 1/3 量至 1 片/日，维持至血止后的 21 日停药。严重持续无规律出血建议连续用复方短效口服避孕药 3 个月等待贫血纠正。

5）诊刮术　诊刮术可迅速止血，并可明确子宫内膜病理除外恶性病变，适用于大量出血且药物治疗无效需立即止血或需要子宫内膜组织学检查的患者。对于绝经过渡期及病程长的生育期患者应首先考虑刮宫术，对无性生活史的青少年除非要排除子宫内膜癌否则一般不行刮宫术。对于超声提示宫腔内异常者可在宫腔镜下活检以提高诊断率。

（3）调整月经周期　血止后，需恢复正常的内分泌功能，建立正常的月经周期。包括孕激素后半周期疗法、口服避孕药、人工周期疗法等。

1）孕激素后半周期疗法　适用于体内有一定雌激素水平的各年龄段的患者。可于撤退性出血第 15 日起，口服地屈孕酮 10 ~ 20mg/d，用药 10 日；或微粒化孕酮 200 ~ 300mg/d，用药 10 日；或甲羟孕酮 4 ~ 12mg/d，每日分 2 ~ 3 次口服，连用 10 ~ 14 日。

2）口服避孕药　可很好控制周期，尤其适用于有避孕需求的患者。一般在止血用药撤退出血后，周期性使用口服避孕药 3 ~ 6 个周期。生育期、有长期避孕需求、无避孕药禁忌证者可长期应用。

3）雌、孕激素序贯法　如孕激素治疗后不出现撤退性出血，考虑是否为内源性雌激素水平不足，可用雌孕激素序贯法，即月经第五天开始口服雌激素，连续服 21 天，后面 10 天加服孕激素。常用于青春期患者。

（4）促进排卵　适于育龄期功血，尤其是有生育要求者。常用药物有氯米芬、绒毛膜促性腺激素（HCG）等。

1）氯米芬　月经期第 5 日起，每晚服 50mg，连续 5 日。一般在停药 7 ~ 9 日排卵。若排卵失败可重复用药，氯米芬剂量可逐渐增至 100 ~ 150mg/d。若内源性雌激素不足，可配伍少量雌激素，一般连用 3 个月。

2）人绒毛膜促性腺素（hCG）　有类似黄体生成素（LH）作用而诱发排卵，适用于体内 FSH 有一定水平、雌激素中等水平者。一般与其他促排卵药联用。超声监测卵泡发育接近成熟时，可大剂量肌内注射 hCG 5000 ~ 10000U 以诱发排卵。

（5）辅助治疗　可以适当选用氨甲环酸或酚磺乙胺、维生素 K 等药物，有减少出血的辅助作用，但不能用以止血。

2. 排卵性月经失调

1）促进卵泡发育　针对其发生原因，促使卵泡发育和排卵。用药方案：月经第 5 日起每日口服妊马雌酮 0.625mg 或戊酸雌二醇 1mg，连续 5 ~ 7 日；或月经第 5 日每日开始口服氯米芬 50mg，连服 5 日。

2）促进月经中期 LH 峰形成　在卵泡成熟后，给予绒促性素 5000 ~ 10000U 一次或分两次肌内注射。

3）黄体功能刺激疗法　于基础体温上升后开始隔日肌内注射绒促性素 1000 ~ 2000U，共 5 次。

4）黄体功能补充疗法　一般选用天然黄体酮制剂，自排卵后开始每日肌内注射黄体酮 10mg，共 14 日。

5）口服避孕药　尤其适用于有避孕需求的患者。一般周期性使用口服避孕药 3 个周期，病情反复者酌情延至 6 个周期。

（2）子宫内膜不规则脱落　通过丘脑 - 垂体 - 卵巢轴的负反馈，使黄体及时萎缩，内膜按时完整脱落。在排卵后 1 ~ 2 日或下次月经前 10 ~ 14 日开始，每日口服甲羟孕酮 10mg，连续 10 日。有生育要求者尽量选用天然黄体酮，如黄体酮注射液 20mg 肌肉注射，每日 1 次或是黄体酮胶丸（琪宁）200mg/d，分 1 ~ 2 次口服。也可以选用人绒毛膜促性腺素，用法同黄体功能不足；或是口服复方短效避孕药以抑制排卵，控制周期。

二、痛经

痛经是指在月经前后或月经期出现下腹部疼痛、坠胀、腰酸等症状，影响生活或工作。痛经分为原发性和继发性两种。原发性痛经即功能性痛经，是指生殖器官无器质性病变的痛经，多见于青春期，常在初潮后 1 ~ 2 年内发病；继发性痛经是指由盆腔器质性疾病引起的痛经，常见的有子宫腺肌病、子宫内膜异位症等。本节叙述原发性痛经。

【病因与发病机制】

原发性痛经的发生主要与月经来潮时子宫内膜前列腺素（prostaglandin，PG）含量增高有关。PG 含量高可引起子宫平滑肌过强收缩，血管收缩造成子宫缺血、乏氧状态而出现痛经。无排卵的增殖期子宫内膜因无孕酮刺激，所含前列腺素浓度很低，一般不发生痛经。血管加压素、内源性缩宫素以及 β - 内啡肽等物质的增加也与原发性痛经有关。此外，原发性痛经还受精神、神经因素影响，疼痛的主观感受也与个体痛阈有关。

【临床表现】

原发性痛经疼痛常在月经即将来潮前或来潮后开始出现，并持续数小时至 2 ~ 3 日，疼痛常呈痉挛性，位于下腹正中，疼痛可放射到腰骶或大腿内侧，部分患者可伴有恶心、呕吐、腹泻、头晕、乏力等症状，严重时面色发白、出冷汗。妇科检查无阳性体征。

> **请你想一想**
> 女性病人凡在经期出现的腹痛就是痛经吗？

【辅助检查】

1. 血中前列腺素测定　大部分患者经期血中前列腺素含量升高。

2. B 超检查　排除器质性病变。

【治疗原则与药物治疗要点】

1. 一般治疗　应重视心理治疗，说明月经时的轻度不适是生理反应，消除紧张和顾虑可缓解疼痛。足够的休息和睡眠、规律而适度的锻炼、戒烟均对缓解疼痛有一定的帮助。疼痛不能忍受时可辅以药物治疗。

2. 前列腺素合成酶抑制剂　通过抑制前列腺素合成酶的活性减少前列腺素产生，防止过强子宫收缩和痉挛，从而减轻或缓解痛经。月经来潮即开始服用药物效果佳，连服 2 ~ 3 日。具体用药：布洛芬 200 ~ 400mg，每日 3 ~ 4 次，或酮洛芬 50mg，每日 3 次。

3. 口服避孕药　通过抑制排卵减少月经血前列腺素含量。适用于要求避孕的痛经妇女。

4. 针灸　针灸地机、三阴交等穴位。

5. 中药治疗 如痛经丸等。

你知道吗

原发性痛经的常用中医方剂

中医治疗原发性痛经要根据患者的体质进行辨证论治。气滞血瘀型常用膈下逐瘀汤加减；寒湿凝滞型常用少腹逐瘀汤加减；湿热瘀阻型常用清热调血汤；阳虚内寒型常用温经汤；气血虚弱型常用圣愈汤；肝肾亏损型常用调肝汤。

三、多囊卵巢综合征

多囊卵巢综合征是一种最常见的妇科内分泌疾病之一。在临床上以雄激素过高的临床或生化表现、持续无排卵、卵巢多囊改变为特征，常伴有胰岛素抵抗和肥胖。

【病因与发病机制】

多囊卵巢综合征的病因至今尚未明确，可能是由于某些遗传基因与环境因素相互作用所致。其内分泌特征有雄激素过多、黄体生成素/卵巢刺激素（LH/FSH）比值增大、胰岛素过多。产生这些变化可能涉及的机制有下丘脑－垂体－卵巢轴调节功能异常、胰岛素抵抗和高胰岛素血症及肾上腺内分泌功能异常。

【临床表现】

多囊卵巢综合征多起病于青春期，主要临床表现包括月经失调、雄激素过量和肥胖。

1. 月经失调 为最主要症状。多表现为月经稀发（周期 35 日～6 个月不等）或闭经，也可表现为不规则子宫出血。

2. 不孕 生育期妇女因排卵障碍导致不孕。

3. 多毛、痤疮 是高雄激素血症最常见的表现。以性毛为主，也有出现上唇和（或）下唇细须或乳晕周围有长毛等。油脂性皮肤及痤疮常见。

4. 肥胖 50% 以上患者肥胖（体重指数 $\geqslant 25 \text{kg/m}^2$），且常呈腹部肥胖型（腰围/臀围 $\geqslant 0.80$）。

5. 黑棘皮症 阴唇、颈背部、腋下、乳房下和腹股沟等处皮肤皱褶部位出现灰褐色色素沉着，呈对称性，皮肤增厚，质地柔软。

【辅助检查】

1. 基础体温测定 表现为单相型基础体温曲线。

2. 超声检查 见卵巢增大，包膜回声增强，轮廓较光滑，间质回声增强；一侧或两侧卵巢各有 12 个及以上直径为 2～9mm 无回声区，围绕卵巢边缘，呈车轮状排列，称为"项链征"。连续监测无排卵迹象。

3. 内分泌测定 血清雄激素升高；LH/FSH 比值 $\geqslant 2 \sim 3$（多见于非肥胖型，肥胖型患者 LH/FSH 比值可正常）；20% ～ 35% 的患者可伴有血清催乳素升高；雌酮（E_1）升高，雌二醇（E_2）正常或轻度升高，并恒定于早卵泡期水平，$E_1/E_2 > 1$，高于正常周期；尿 17 - 酮类固醇正常或轻度升高，正常时提示雄激素来源于卵巢，升高时提示肾上腺功能亢进；腹部肥胖型患者，应检测空腹血糖及口服葡萄糖耐量试验（OGTT），还应检测空腹胰岛素及葡萄糖负荷后血清胰岛素。肥胖型患者可有三酰甘油增高。

4. 诊断性刮宫　应选在月经前数日或月经来潮 6 小时内进行，刮出的子宫内膜呈不同程度增生改变，无分泌期变化。对闭经或月经不规律者，可以了解子宫内膜增生情况。目前临床较少使用。

5. 腹腔镜检查　见卵巢增大，包膜增厚，表面光滑，呈灰白色，有新生血管。包膜下显露多个卵泡无排卵征象，如无排卵孔、无血体、无黄体，镜下取卵巢活组织检查可确诊。

你知道吗

多囊卵巢综合征的诊断标准（鹿特丹标准）

1. 稀发排卵或无排卵。

2. 高雄激素的临床表现和（或）高雄激素血症。

3. 卵巢多囊改变超声提示一侧或双侧卵巢直径 2 ～ 9mm 的卵泡 ≥ 12 个，和（或）卵巢体积 ≥ 10ml。

上面 3 项中符合 2 项并排除其他高雄激素病因，如先天性肾上腺皮质增生、库欣综合征、分泌雄激素的肿瘤等即可诊断。

【治疗原则与药物治疗要点】

1. 调整生活方式　对肥胖型多囊卵巢综合征患者，应控制饮食和增加运动以降低体重和缩小腰围以增加胰岛素敏感性，降低胰岛素、睾酮水平，从而恢复排卵。

2. 调节月经周期

（1）口服避孕药　常用口服短效避孕药（炔雌醇环丙孕酮片或屈螺酮炔雌醇片等），疗程一般为 3 ～ 6 个月，能有效抑制毛发生长和治疗痤疮。

（2）孕激素后半周期疗法　抑制 LH 过高分泌和恢复排卵。

3. 降低血清雄激素水平　常用环丙孕酮、螺内酯及地塞米松等。

4. 改善胰岛素抵抗　对肥胖或有胰岛素抵抗者，常用二甲双胍。

5. 诱发排卵　一线促排卵药物为氯米芬。诱发排卵时易发生卵巢过度刺激综合征，需严密监测，加强预防措施。

四、绝经综合征

绝经综合征是指妇女绝经前后出现性激素波动或减少所致的一系列躯体及精神心

理症状。绝经分自然绝经和人工绝经。自然绝经是指卵巢内卵泡生理性耗竭所致的绝经；人工绝经是指两侧卵巢经手术切除或放射线照射等所致的绝经，更容易出现绝经综合征。

【病因与发病机制】

绝经综合征主要是由于卵巢功能衰退，下丘脑－垂体功能退化，体内性激素水平波动或低下引起的。

【临床表现】

1. 近期症状 月经紊乱；潮热出汗等血管舒缩症状；心悸、眩晕、头痛、失眠、耳鸣等自主神经失调症状；注意力不集中、激动易怒、焦虑不安或情绪低落、不能自我控制、记忆力减退等精神神经症状。

2. 远期症状 阴道干燥、性交困难、反复阴道感染及反复排尿困难、尿痛、尿急等萎缩性泌尿生殖道症状；骨质疏松；阿尔茨海默病（老年期痴呆）；高血压、动脉硬化、冠心病等心血管病变。

【辅助检查】

1. 性激素检查 血清 FSH 值及 E_2 值测定。

2. 分段诊刮 绝经期异常阴道出血的妇女需排除恶性病变。

3. 其他 阴道分泌物检查、尿常规、心电图、骨密度检测等。

【治疗原则与药物治疗要点】

治疗目标：缓解近期症状，早期发现、有效预防骨质疏松、动脉硬化等老年性疾病。

1. 心理疏导 倾听、认同，让绝经过渡期妇女了解此阶段的生理过程，以乐观的心态积极适应。

2. 镇静药 如睡前服用艾司唑仑 2.5mg。

3. 调节自主神经功能 常选用谷维素，20mg 口服，每日 3 次。

4. 预防骨质疏松症 补充钙剂和维生素 D。

5. 支持疗法 常选用维生素 E 等。

6. 激素补充治疗 是针对绝经相关健康问题而采取的一种医疗措施，可有效缓解绝经相关症状，从而改善患者的生活质量。适应证：有绝经相关症状、泌尿生殖道萎缩相关问题、低骨量及骨质疏松症等。禁忌证：妊娠、原因不明的阴道流血、乳腺癌、性激素依赖性恶性肿瘤、严重肝及肾功能障碍等。主要药物为雌激素，可辅以孕激素。单用雌激素治疗仅适用于子宫切除者，单用孕激素适用于绝经过渡期功能失调性子宫出血，剂量和用药方案应个体化，以小剂量且有效为佳。

PPT

第七节　节育

计划生育是妇女生殖健康的重要内容，搞好计划生育，做好避孕工作，对妇女的生殖健康有直接影响。常用的避孕方法有药物避孕、工具避孕、外用避孕、安全期避孕及紧急避孕等，避孕失败的补救措施可采用人工流产术。

一、避孕

避孕是指采用激素类药物、器具或利用生殖规律使妇女暂时不受孕。

（一）激素避孕

激素避孕是应用甾体激素达到避孕的目的，是一种高效避孕方法。各种激素类避孕药是由睾酮类衍生物、孕酮类衍生物、雌性激素衍生物等按不同比例合成。

1. 激素避孕的作用机制　①抑制排卵。②改变宫颈黏液性状，不利于精子的穿透。③改变子宫内膜的性状，使子宫内膜不适于受精卵着床。④改变输卵管的功能，使输卵管不能正常活动与蠕动，干扰受精卵的输送与着床。

2. 激素避孕的常用方法

（1）口服避孕药　主要包括短效口服避孕药、长效口服避孕药及探亲避孕药。①短效口服避孕药目前常用药有复方短效炔诺片（避孕片1号）、复方短效甲地孕酮片（避孕片2号）、复方左炔诺孕酮片、去氧孕烯炔雌醇（妈富隆）等。②长效口服避孕药目前常用药有复发炔雌醚片、复方炔诺孕酮二号片（复甲2号）。③探亲避孕药：除双炔失碳酯外均为孕激素类制剂或雌、孕激素复合制剂，如炔诺酮探亲片，于探亲第1日或当日中午服用1片，以后每晚服1片，至少连服10～14日。

（2）长效避孕针　包括单纯孕激素制剂和雌、孕激素复合制剂两种。适用于要求长期避孕且对口服避孕药有明显胃肠道反映者。常用庚炔诺酮避孕针，每隔2个月肌内注射一次。

（3）缓释系统避孕药　控制药物缓慢释放而维持恒定的血药浓度，主要有皮下埋植剂、缓释阴道避孕环等。

（4）避孕贴剂　含有炔雌醇和17-去酰炔诺肟酯，粘贴于皮肤，通过皮肤吸收药物达到避孕效果。

> **请你想一想**
>
> 采用激素避孕会引起月经失调吗？

3. 激素避孕的禁忌证　①严重心血管疾病。②急、慢性肝炎或肾炎。③内分泌疾病，如糖尿病、甲亢等。④血液病。⑤哺乳期。⑥原因不明的阴道流血等。

4. 激素避孕的不良反应　药物避孕的不良反应主要有类早孕反应、阴道不规则流血、月经过少或停经、色素沉着、体重增加等。

（二）宫内节育器 微课

宫内节育器是一种安全、有效、简便、经济、可逆的避孕方法，是我国育龄期妇女的主要避孕措施。

1. 种类　宫内节育器有以下两类：①惰性宫内节育器，是第一代节育器，由惰性原料如金属、硅胶、塑料等制成，1993 年已停止使用。②活性宫内节育器，是第二代宫内节育器，其内含有活性物质如铜离子、激素类药物等，可提高避孕效果，减少不良反应。

2. 避孕原理　宫内节育器的避孕原理主要是局部组织对异物的组织反应而影响受精卵着床，从而达到避孕的作用。活性宫内节育器的避孕机制还与活性物质有关。

3. 宫内节育器放置时间　月经干净后 3~7 日无性生活；人工流产术后立即放置；自然流产于月经复潮后放置；药物流产于 2 次正常月经后放置；顺产后 42 日，恶露已净，会阴伤口愈合，子宫恢复正常；剖宫产后半年；哺乳期放置需除外妊娠；含孕激素的宫内节育器在月经第 4~7 日放置；性交后 5 日内放置为紧急避孕方法之一。

4. 宫内节育器的不良反应及并发症　不良反应主要有月经异常、下腹部或腰骶部疼痛等。放置节育器时有出血、感染、子宫穿孔、节育器异位、嵌顿或断裂、下移或脱落及带环妊娠等并发症。

（三）外用避孕药具

1. 阴茎套　也称避孕套，是男用避孕工具。作为屏障阻止精子进入阴道而达到避孕目的。避孕套避孕法既能避孕，又能预防性传播疾病。性交前选用合适的型号，检查有无漏孔，排去小囊内气体，射精后在阴茎未萎软前捏住套口和阴茎一起取出，检查避孕套有无破裂，如有破裂，应立即采用紧急避孕法。

2. 女用避孕套　又称阴道套，是一种由乳胶制成的柔软袋状物。除阴道过紧、急性炎症、过敏外均可使用。

3. 阴道杀精剂　是性交前置入阴道，具有灭活精子作用的一类化学避孕制剂。

（四）自然避孕法

自然避孕法又称安全期避孕法，是指利用妇女月经周期中的生理规律推算排卵日期，选择不易受孕的日期（相对安全期）进行性交从而达到避孕的目的。多数妇女月经周期为 28~30 日，预期在下次月经前 14 日排卵，排卵日及其前后 5 日以外时间即为安全期。由于妇女排卵过程受情绪、健康状况及外界环境等多种因素的影响而提前或延迟，因此，自然避孕法不可靠。

（五）紧急避孕

紧急避孕是指在无保护性生活或避孕失败后，为防止非意愿妊娠而采取的避孕方法。有放置宫内节育器及口服紧急避孕药两种方式。

1. 适应证

（1）避孕失败者。

（2）性生活未使用避孕措施者。

（3）遭受性强暴者。

2. 禁忌证　已确定为妊娠者。

3. 方法

（1）紧急避孕药　①单孕激素制剂：左炔诺酮片，在无保护性生活72小时内服用首剂1片，12小时后再服1片。②非激素类：米非司酮，在无保护性生活120小时内服用1片，单次口服25mg。

（2）宫内节育器　带铜宫内节育器可用于紧急避孕，在无保护性生活后5天内放置，可达到避孕的效果。

二、人工流产

人工流产术是避孕失败的补救措施。是指意外妊娠、优生或疾病等原因而采用人工方法终止妊娠，包括手术流产和药物流产。

（一）手术流产

手术流产包括负压吸引术和钳刮术，手术流产可并发出血、子宫穿孔、术后感染、宫颈裂伤、人工流产综合征、漏吸、吸宫不全、羊水栓塞等并发症。

1. 负压吸引术　用于妊娠10周内自愿要求终止妊娠而无禁忌证者。禁忌证：生殖器官急性炎症；严重的全身疾病或全身状况不良，不能耐受手术者；术前两次体温在37.5℃以上者。

2. 钳刮术　适于妊娠10～14周以内自愿要求终止妊娠而无禁忌证者。禁忌证同负压吸引术。由于胎儿较大，实施钳刮术前必须充分扩张宫颈管，可通过机械或药物方法（常选用米索前列醇）使宫颈软化，然后用卵圆钳钳夹胎儿及胎盘。术后注意预防出血与感染。

（二）药物流产

药物流产是运用药物而非手术终止早孕的一种避孕失败补救措施。

1. 药物流产的适应证　①适用于妊娠49天以内者，年龄＜40岁的健康妇女。②血或尿HCG阳性，B型超声确诊为宫内妊娠者。③存在手术流产的高危因素，如瘢痕子宫、有多次手术流产史者。④有多次人工流产术史，对手术流产有恐惧和顾虑心理者。

2. 药物流产的禁忌证　①米非司酮禁忌证：肾上腺及其他内分泌疾病，妊娠期有皮肤瘙痒史，血液病，血管栓塞等病史。②前列腺素药物禁忌证：如心血管疾病，青光眼、哮喘、癫痫、结肠炎等。③带器妊娠、宫外孕。④其他：过敏体质、妊娠剧吐；长期服用抗结核、抗癫、抗抑郁、抗前列腺素药等。

3. 药物流产的方法　目前用药方案常用米非司酮配伍米索前列醇。米非司酮分顿服法和分服法。顿服法为200mg一次口服。分服法的总量为150mg米非司酮分3日服用，第 1 日晨服 50mg，8 ~ 12 小时再服 25mg；用药第 2 日早晚各服米非司酮 25mg；第 3 日上午 7 时再服 25mg。每次服药前后至少空腹 1 小时。两种方法均于服药的第 3 日早上口服米索前列醇 0.6mg，前后空腹 1 小时。期间需按时服药避免漏服。服药后可出现恶心呕吐、腹痛、腹泻等胃肠道症状。

4. 注意事项 ①药物流产必须在有正规抢救条件的医疗机构进行。②必须在医护人员监护下使用，服药者在开始出现阴道出血后，大、小便应使用便盆，观察有无组织物排出，排出物是否完整，药物流产有药流不全及药流失败可能，需严密观察出血及不良反应的发生等情况。③注意鉴别异位妊娠、葡萄胎等疾病，防止漏诊或误诊。④出血时间长、出血多是药物流产的主要不良反应。极少数人在药物流产过程中可出现大量出血而需急诊清宫治疗。

实训五 慢性肾衰竭患者的用药

一、实训目的

1. 通过案例分析，加强对慢性肾衰患者的临床表现及治疗要点的理解。
2. 通过案例讨论，训练学生的临床思维，培养学生分析解决临床问题的能力。
3. 逐渐树立学生热爱岗位、关心患者的职业修养。

二、实训器材

多媒体、典型案例、纸、笔等。

案例

赵女士，46 岁，会计，10 年来反复尿频、尿急、尿痛，时觉腰酸、腰痛，自行到药店购买环丙沙星、复方磺胺甲噁唑片、头孢氨苄等药物，服用后症状可暂时缓解，但时有反复。近几年来常感全身乏力、食欲不振、头痛头晕等，半月前因受凉致上述症状加重，且恶心、呕吐、嗜睡、全身皮肤瘙痒、尿量减少（每天约 500ml）。查体：T 37.6℃，P 103 次/分，R 22 次/分，BP 180/110mmHg。神志清，呼吸较深，有氨臭味，面色苍白、颜面水肿，两肺底闻及少许湿啰音，双下肢凹陷性水肿 II 度。

问题：

1. 该患者的初步诊断是什么？
2. 为明确诊断，进一步应完善哪些检查？
3. 该病的治疗原则及药物治疗要点是什么？

三、实训方法

1. 将学生分成小组（每组 6 ~ 8 人），教师课前发放病例资料给学生做好预习。

2. 学生以小组为单位对病例进行分析与讨论，提出可能的诊断，初步制定诊疗方案。各组派代表汇报讨论结果，其他组学生进行查漏补缺，教师点评。

3. 注意课堂中学生提出问题，教师及时总结。

四、思考题

1. 患者肾功能不全，药物选择方面应该注意些什么？
2. 根据赵女士病情，她需要透析治疗吗？如果进行血液透析，应该注意些什么？

目标检测

一、单项选择题

1. 肾盂肾炎最常见的感染途径是（　　）。

    A. 外伤　　　　　　　　　B. 逆行感染　　　　　　　C. 血行感染

    D. 淋巴管感染　　　　　　E. 邻近器官炎症的蔓延

2. 关于急性肾盂肾炎的用药原则，错误的是（　　）。

    A. 轻症选用一种抗菌药物　　　　B. 重症联合用药

    C. 疗程 7 ~ 10 天　　　　　　　　D. 根据尿培养及药敏试验选用药物

    E. 调节尿液酸碱度以增强抗生素药效

3. 慢性肾小球肾炎的治疗原则为（　　）。

    A. 以消除蛋白尿及血尿　　　　　B. 使用激素治疗为主

    C. 早期透析治疗　　　　　　　　D. 防止、延缓肾功能减退，改善症状

    E. 休息、饮食治疗为主

4. 急性肾小球肾炎的典型临床表现为（　　）。

    A. 血尿、水肿、高血压　　　　　B. 高脂血症、大量蛋白尿、血尿

    C. 贫血、大量蛋白尿、水肿　　　D. 少尿、低蛋白血症、高脂血症

    E. 血尿、管型尿、高血压

5. 患者男，30 岁，夜尿增多 2 年伴浮肿。常感头晕、头痛，2 天前出现昏迷，尿少，血压 24/13kPa，心率 120 次/分，律齐，心前区可闻及心包摩擦音，两肺底细湿啰音，肝肋下刚可触及。尿比重 1.011，尿蛋白 1g/L，红细胞 3 ~ 4/Hp，白细胞 3 ~ 5/Hp，血红蛋白 40g/L，血小板 60×10^9/L，最可能的诊断为（　　）。

    A. 再障合并颅内出血　　　B. 高血压脑病　　　　　C. 肝昏迷

    D. 糖尿病酮症昏迷　　　　E. 慢性肾炎尿毒症

6. 上尿路结石的主要症状是（　　）。

    A. 与活动有关的疼痛和血尿　　　B. 排尿困难

    C. 尿频、尿急　　　　　　　　　D. 尿失禁

    E. 无痛性血尿

7. 膀胱结石的典型症状是（   ）。

    A. 尿频、尿急   B. 排尿中断   C. 血尿

    D. 脓尿   E. 尿潴留

8. 对于泌尿系结石最有效的预防方法是（   ）。

    A. 控制感染   B. 调整饮食   C. 多活动

    D. 大量饮水   E. 调整尿液 pH

9. 无排卵性功血最常见于（   ）。

    A. 青春期女性   B. 育龄期女性   C. 围绝经期女性

    D. 产后女性   E. 青春期及围绝经期女性

10. 关于原发性痛经的病因，以下说法正确的是（   ）。

    A. 雌激素水平异常升高   B. 子宫自主神经敏感性增加

    C. 经期子宫内膜前列腺素含量增高   D. 子宫内膜组织缺氧

    E. 子宫内膜异位

11. 患者诉外阴瘙痒、内裤上可见到白色豆渣样分泌物，最可能患的疾病是（   ）。

    A. 非特异性外阴炎   B. 滴虫性阴道炎

    C. 外阴阴道假丝酵母菌病   D. 细菌性阴道病

    E. 萎缩性阴道炎

12. 患者诉近期分泌物增多，且有一种难闻的鱼腥味，最可能患的疾病是（   ）。

    A. 非特异性外阴炎   B. 滴虫性阴道炎

    C. 外阴阴道假丝酵母菌病   D. 细菌性阴道病

    E. 萎缩性阴道炎

13. 患者女，29 岁，已婚，诉阴道分泌物增多、稀薄，伴外阴瘙痒，诊断为滴虫性阴道炎，以下正确的是（   ）。

    A. 性伴侣无须治疗   B. 治疗后复查分泌物一次转阴即可

    C. 多进行阴道灌洗   D. 哺乳期口服用药治疗无须停哺乳

    E. 首选甲硝唑 2g 顿服

14. 患者女，25 岁，已婚，5 天前曾行人工流产术，术后出现发热、腹痛，查体：下腹部压痛、反跳痛，宫颈举痛，该患者最可能的诊断是（   ）。

    A. 异位妊娠   B. 急性宫颈炎   C. 盆腔炎性疾病

    D. 急性阑尾炎   E. 卵巢囊肿

15. 无排卵型功血最常见的症状是（   ）。

    A. 出血时伴下腹痛   B. 不规则子宫出血   C. 月经周期缩短

    D. 经期延长   E. 贫血及全身不适

16. 多囊卵巢综合征的临床表现**不包括** （　　）。

A. 痤疮 　　　　　　　　B. 不孕 　　　　　　　　C. 多毛

D. 无排卵 　　　　　　　E. 月经规律

17. 绝经综合征的临床表现**不包括** （　　）。

A. 月经紊乱 　　　　　　B. 潮热 　　　　　　　　C. 阴道分泌物增多

D. 骨质疏松 　　　　　　E. 忧郁、激动易怒

18. 新婚夫妇，女方月经规律，想半年后再受孕，最佳避孕措施应选择 （　　）。

A. 阴茎套 　　　　　　　B. 安全期避孕 　　　　　C. 口服避孕药

D. 宫内节育器 　　　　　E. 每次采用紧急避孕

二、多项选择题

1. 滴虫性阴道炎的传染方式包括 （　　）。

A. 性交传播 　　　　　　B. 公共浴池传播 　　　　C. 血行传播

D. 游泳池传播 　　　　　E. 不洁器械传播

2. 放置宫内节育器的并发症包括 （　　）。

A. 节育器脱落 　　　　　B. 节育器异位 　　　　　C. 带器妊娠

D. 节育器嵌顿 　　　　　E. 血肿

（伍红梅　袁红霞　陈湘岳）

书网融合……

　　微课　　　　　　　划重点　　　　　　自测题

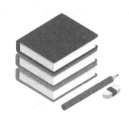

第七章 血液造血系统疾病

学习目标

知识要求

1. **掌握** 血液造血系统常见疾病的治疗原则和药物治疗要点。
2. **熟悉** 血液造血系统常见疾病的临床表现和辅助检查。
3. **了解** 血液造血系统常见疾病的病因与发病机制。

能力要求

1. 能够与服务对象进行良好的沟通。
2. 具备对缺铁性贫血、再生障碍性贫血、过敏性紫癜、原发性免疫性血小板减少症、弥散性血管内凝血及白血病患者的处方进行审核及按处方正确的配发药物的能力。

岗位情景模拟

情景描述 陈女士，30岁，因"月经过多1年，头晕乏力1个月"来医院就诊。血常规检查显示：红细胞 3.0×10^{12}/L，血红蛋白 80g/L，白细胞 3.2×10^9/L，血小板 70×10^9/L。

讨论 1. 该患者患有哪种血液造血系统疾病？
2. 该患者的治疗原则是什么？

血液造血系统由血液和造血组织组成，造血组织是指生成血细胞的组织，包括骨髓、胸腺、淋巴结、肝脏、脾脏、胚胎及胎儿的造血组织。血液造血系统主要表现有贫血、黄疸、鼻出血、牙龈渗血、月经过多、瘀点、瘀斑、肝及脾肿大、淋巴结肿大、胸骨压痛、牙龈肿胀、皮肤结节等。

第一节 贫血

PPT

贫血是指机体外周血红细胞容量减少，低于正常范围下限，不能运输足够的氧至组织而产生的综合征。因红细胞容量测定复杂，故临床上常以血红蛋白（Hb）浓度来代替。以我国海平面地区为参照，成年男性 Hb<120g/L、成年女性（非妊娠）Hb<110g/L、孕妇 Hb<100g/L，诊断为贫血。

一、缺铁性贫血 微课

缺铁性贫血是由于机体对铁的需求与供给失衡，导致体内贮存铁耗尽，继之红细胞内铁缺乏，最终引起缺铁性贫血。缺铁性贫血是铁缺乏症的最终阶段，表现为小细胞低色素性贫血及其他异常。该病是最常见的贫血，其发病率在发展中国家、经济欠发达地区、婴幼儿、育龄妇女明显较高。

【病因与发病机制】

1. 病因

（1）需铁量增加而铁摄入不足　如婴幼儿偏食及女性妊娠、哺乳等。

（2）铁丢失过多　如女性月经过多、痔疮、消化性溃疡、肿瘤失血和肠道寄生虫感染等。

（3）铁吸收障碍　如胃大部切除、胃空肠吻合术后。

> **请你想一想**
> 导致缺铁性贫血最常见的病因是什么？

2. 发病机制　上述病因导致体内贮存铁减少，细胞内缺铁，血红蛋白合成障碍血红蛋白生成减少，红细胞胞浆少、体积小，发生小细胞低色素性贫血。缺铁还可引起黏膜组织病变和外胚叶组织营养障碍。

【临床表现】

1. 贫血表现　常见乏力、疲倦、头痛、头晕、耳鸣、心悸、气促、食欲减退等。体检可见皮肤黏膜苍白、心率增快，在心尖部可听到收缩期吹风样杂音。

2. 组织缺铁表现　皮肤干燥，毛发干枯、脱落，指（趾）甲板缺乏光泽、脆薄易裂，重者呈匙状甲。可有口腔炎、舌炎、舌乳头萎缩、口角炎、吞咽困难；精神行为异常，如烦躁、易怒、注意力不集中、异食癖；儿童生长发育迟缓、智力低下。

3. 原发病表现　同时可伴随原发病症状，如消化性溃疡患者有节律性上腹痛；恶性肿瘤患者出现消瘦、黑便、血便、腹部不适等；女性患者的月经过多等。

【辅助检查】

1. 血常规检查　呈小细胞低色素性贫血。平均红细胞体积（MCV）低于80fl，平均红细胞血红蛋白量（MCH）小于27pg，平均红细胞血红蛋白浓度（MCHC）小于32%。血涂片中可见红细胞体积小、中央淡染区扩大；网织红细胞计数正常或升高；白细胞和血小板计数正常或降低。

2. 骨髓象检查　增生活跃或明显活跃，以红系增生为主，粒系、巨核系无明显异常。红系中以中、晚幼红细胞为主，其体积小、核染色质致密、胞质少、边缘不整齐，有血红蛋白形成不良的表现，即"核老浆幼"现象。

3. 铁代谢检查　血清铁蛋白（SF）可反映体内贮存铁的情况，是早期诊断的敏感指标，<12μg/L 提示缺铁；血清铁（SI）<8.95μmol/L，总铁结合力（TIBC）>64.4μmol/L，转铁蛋白饱和度（TS）<15%，这三项检查反映血浆中铁的含量。骨髓涂片见骨髓小粒中无深蓝色的含铁血黄素颗粒；在幼红细胞内铁小粒减少或消失，铁粒幼细胞<15%。

4. 红细胞内卟啉代谢检查　红细胞游离原卟啉（FEP）>0.9μmol/L，提示红细胞内缺铁；锌原卟啉（ZPP）>0.96μmol/L，游离原卟啉/血红蛋白>4.5μg/gHb。

【治疗原则与药物治疗要点】

治疗原则是病因治疗；补充贮存铁。

1. 病因治疗　病因治疗是治疗本病的关键。应尽可能地去除导致缺铁的病因。如营养不良的青少年、婴幼儿和妊娠妇女引起的缺铁性贫血，应及时改善饮食；月经过多引起的，应调理月经；寄生虫感染引起者应驱虫治疗；消化性溃疡引起者应抑酸治疗；恶性肿瘤引起者应手术或放、化疗等。

你知道吗

人体铁吸收与代谢的原理

正常人每天造血需铁20~25mg，主要来自衰老破坏的红细胞。正常人每日维持体内铁平衡须从食物摄入铁1~1.5mg，孕、乳妇为2~4mg。动物食品铁吸收率为20%，植物为1%~7%。铁吸收部位主要在十二指肠及空肠上段。食物铁状态、胃肠功能、体内铁储量、骨髓造血状态及某些药物均可影响铁的吸收。人体多余的铁储存于肝、脾、骨髓等器官之中。人每日排铁<1mg，主要通过肠黏膜细胞脱落随粪便排出，少量由尿液、汗液或乳汁排出。

2. 一般治疗　调整饮食，补充含铁食物，为缺铁性贫血患者提供含铁丰富的食品种类，应首选富含血红蛋白铁的食物，如动物肝脏、动物血、瘦肉；其次是非血红蛋白铁食物，如豆类、紫菜、海带、黑木耳等。注意食物搭配，避免和影响铁吸收的食物如牛奶、茶、咖啡、钙片等同食。

3. 药物治疗

（1）口服铁剂治疗　口服铁剂安全有效、不良反应小。硫酸亚铁0.3g，3次/日，或琥珀酸亚铁0.1g，3次/日，最佳的服药时间为两餐之间。口服铁剂后有效的表现首先是外周血网织红细胞增多，高峰在开始服药后5~10天，2周后血红蛋白浓度上升，一般2个月左右恢复正常。血红蛋白恢复正常后，铁剂治疗至少持续服用4~6个月，待铁蛋白正常后停药。服用铁剂时可与胃蛋白酶合剂、维生素C、果汁等酸性物质同服，以促进铁的吸收。禁与牛奶、咖啡、茶、钙、抗酸类药物等同服以免影响铁的吸收。

（2）注射铁剂治疗　若口服铁剂吸收障碍或不能耐受，可用右旋糖酐铁肌内注射，首次给药0.5ml作为试验剂量，1小时后无过敏反应可给足量治疗。总需量=（需达到的血红蛋白浓度–患者的血红蛋白浓度）×0.33×患者体重（kg）。

二、再生障碍性贫血

再生障碍性贫血（简称再障）是一种可能由不同病因和发病机制引起的原发性骨髓造血功能衰竭症。主要表现为骨髓造血功能低下、全血细胞减少所致的贫血、出血、感染等。根据患者病情、血常规、骨髓象及预后，分为重型再障和非重型再障。我国再障的发病率为 7.4/100 万人口，可发生于任何年龄阶段，老年人发病率较高，男女发病无差异。

【病因与发病机制】

目前病因不明，可能与以下因素有关。

1. 病毒感染　特别是肝炎病毒、微小病毒 B19 等。

2. 化学因素　特别是氯霉素类抗生素、磺胺类药物、抗肿瘤化疗药物以及苯等。抗癌药物与苯对骨髓的抑制与剂量相关，但氯霉素、磺胺类药物及杀虫剂引起的再障与剂量关系不大，但与个人敏感有关。

3. 电离辐射　长期接触 X 射线、镭及放射性核素等直接损害造血干细胞和骨髓微环境诱发再障。

以上因素与个体敏感性相互结合，从而导致机体造血干祖细胞（"种子"）缺陷、造血微环境（"土壤"）异常、免疫（"虫子"）破坏而发病。

【临床表现】

1. 症状

（1）重型再障　发病急，进展快，病情较重，常以贫血、出血和感染为首发表现。①贫血：主要表现为乏力、头晕、心悸、气短等，呈进行性加重。②出血：内脏出血可见呕血、咯血、便血、尿血及阴道出血等，严重者可发生颅内出血，危及患者的生命；皮肤黏膜广泛有出血，可见瘀点或瘀斑，口、鼻、眼结膜等出血，且不易控制。③感染：常表现为发热，多数患者高热，体温在 39℃ 以上，发热难以控制，多数在 1 年内死亡。以呼吸道感染最常见，其次是消化道、泌尿生殖道及皮肤黏膜感染等，感染菌种以革兰阴性菌、金黄色葡萄球菌和真菌为主，常合并败血症。

（2）非重型再障　起病和进展均较缓慢，贫血、感染和出血等均较重型轻。病情较易控制，但不持久，常迁延多年不愈，少数到后期出现急性再障的表现。

2. 体征　体温升高，皮肤黏膜有瘀斑及出血。

【辅助检查】

1. 血常规检查　重型再障呈重度全血细胞减少：重度正细胞正色素性贫血，网织红细胞百分数多在 0.005 以下，且绝对值 $<15 \times 10^9$/L；白细胞计数多 $<2 \times 10^9$/L，中性粒细胞 $<0.5 \times 10^9$/L，淋巴细胞比例明显增高；血小板计数 $<20 \times 10^9$/L。非重型再障也呈全血细胞减少，但达不到重型再障的程度。

2. 骨髓象检查　重型再障多部位骨髓增生重度减低，粒系、红系及巨核细胞明显减少且形态大致正常，淋巴细胞及非造血细胞比例明显增高，骨髓小粒皆空虚。非重型再障多部位骨髓增生减低，可见较多脂肪滴，粒系、红系及巨核细胞减少，淋巴细胞及网状细胞、浆细胞比例增高，多数骨髓小粒空虚。骨髓活检显示造血组织均匀减少。

你知道吗

再障诊断标准

1987年我国修订的再障诊断标准为：①全血细胞减少，网织红细胞绝对值减少。②一般无脾肿大。③骨髓至少有少部位增生降低或重度降低（如增生活跃，须有巨核细胞明显减少），骨髓小粒成分中应见非造血细胞增多（有条件者应做骨髓活检）。④能除外引起全血细胞减少的其他疾病。⑤一般抗贫血药物治疗无效。

【治疗原则与药物治疗要点】

去除致病因素，对症支持治疗，预防和控制感染、出血和贫血。对重型再障实行保护性隔离，进行积极的心理疏导。

1. 一般治疗 当血红蛋白低于60g/L，贫血症状较重时，可输浓缩红细胞，但输血宜适度。

2. 药物治疗

（1）防治出血 酚磺乙胺成人一次0.5～1.0g，儿童每次10mg/kg，3次/日，口服；或0.25～0.75g加入5%葡萄糖溶液或等渗盐水中静脉滴注，2次/日。

（2）控制感染 根据血、尿细菌培养和药敏试验选用敏感抗生素。

（3）促造血治疗 ①雄激素为首选药物，适用于全部再障。常用四种：司坦唑醇（康力龙）2mg，3次/日口服，不良反应为肝脏毒性反应；或十一酸睾酮（安雄）40～80mg，3次/日；或丙酸睾酮100mg肌内注射，1次/日，不良反应为雄性化；或达那唑（炔羟雄烯唑）0.2g，3次/日。疗程和剂量根据治疗效果和不良反应确定。②造血细胞因子治疗：常用重组人粒系集落刺激因子（G-CSF），每日5μg/kg；或重组人红细胞生成素（EPO），每日50～100U/kg，皮下或静脉注射。一般在免疫抑制治疗重型再障后使用，维持3个月以上为宜。

请你想一想

促造血治疗为何首选雄激素？

（4）免疫抑制治疗 抗胸腺球蛋白（ATG）或抗淋巴细胞球蛋白（ALG）是目前治疗重型再障的主要药物。马ALG每日10～15mg/kg，连用5日；或兔ATG每日3～5mg/kg，连用5日，静脉滴注，每日剂量应维持12～16小时，用药前做过敏试验。临床上常联合用环孢素每日3～6mg/kg，维持治疗2年。药物不良反应有肝肾损害、牙龈增生及消化道反应等。还可用霉酚酸酯（骁悉）、环磷酰胺、甲波尼龙等治疗。

3. 造血干细胞移植 如果有合适的供体，年龄在40岁以下，无感染及其他并发症的重型再障患者，可施行造血干细胞移植。

PPT

第二节 出血性疾病

人体血管受到损伤后，血液可自血管内流出或渗出，此时机体可通过一系列的生理反应使出血停止，此即止血。因先天性或遗传性及获得性因素导致血管、血小板、凝血、抗凝及纤维蛋白溶解等止血机制的缺陷或异常而引起的以及自发性或轻度损伤后过度出血为特征的疾病，称为出血性疾病。紫癜性疾病占出血性疾病的1/3，包括血管性紫癜和血小板性紫癜，临床上以皮肤、黏膜出血为主要表现。

一、过敏性紫癜

过敏性紫癜是临床上常见的一种血管变态反应性疾病，因机体对某些致敏物质发生变态反应，导致毛细血管脆性及通透性增加，血液外渗，使皮肤、黏膜及某些器官发生出血，同时可伴有血管神经性水肿、荨麻疹等其他过敏表现。本病多发于春、秋季节，以青少年多见，男性略多于女性。

【病因与发病机制】

致敏因素甚多，与本病发生密切相关的因素如下。

1. 感染 如细菌、病毒及寄生虫等。

2. 食物 是人体对异性蛋白过敏所致，如鱼、虾、蟹、鸡和牛奶等。

3. 药物 抗生素类，如青霉素（包括半合成青霉素如氨苄西林等）、头孢菌素类抗生素；解热镇痛药，如水杨酸类、保泰松、吲哚美辛及奎宁类；其他药物，如磺胺类、阿托品、异烟肼及噻嗪类利尿药等。

4. 其他 花粉、尘埃、疫苗接种、虫咬及寒冷刺激等。

致敏性物质刺激机体产生抗体，与抗原结合成抗原-抗体复合物，沉积于血管内膜，激活补体，导致一系列炎症介质释放，引起皮肤、黏膜的血管炎症反应。

【临床表现】

多数患者发病前1~3周有全身不适、低热、乏力及上呼吸道感染等前驱症状，随之出现典型临床表现。

1. 单纯型过敏性紫癜（紫癜型） 最常见类型。主要表现为皮肤紫癜，局限于四肢，尤以下肢及臀部多见，躯干部极少累及。紫癜常成批反复发作、对称分布，大小不等，初呈深红色，按之不褪色，可融合成片形成瘀斑，数日内渐变成紫色、黄褐色、淡黄色，经1~2周逐渐消退。可同时伴有皮肤水肿、荨麻疹等。

2. 腹型过敏性紫癜 除皮肤紫癜外，患者常见阵发性腹部绞痛，多位于在脐周、下腹部或全腹，发作时可因腹肌紧张及明显压痛、肠鸣音亢进而易误诊为外科急腹症；伴恶心、呕吐、呕血、腹泻及黏液便、便血等。幼儿可出现肠套叠。

3. 关节型过敏性紫癜 除皮肤紫癜外，出现关节肿胀、疼痛、压痛及功能障碍等表现。关节痛多发生在膝、踝、肘、腕等大关节，呈游走性、反复发作，经数日而愈，不留关节畸形。

4. 肾型过敏性紫癜　发病率为2%～40%，此型病情最严重。在皮肤紫癜基础上，肾功能损伤出现血尿、蛋白尿及管型尿，偶见水肿、高血压及肾衰竭等表现。肾损害多发生于紫癜出现后1周，亦可延迟出现。多在3～4周内恢复，少数可演变为慢性肾炎或肾病综合征。

5. 混合型过敏性紫癜　皮肤紫癜合并上述两种以上临床表现。

6. 其他　少数患者累及眼部、脑及脑膜血管而出现视神经萎缩、虹膜炎、视网膜出血和水肿，以及中枢神经系统受损的表现。

> **请你想一想**
>
> 过敏性紫癜患者皮肤有何特点？

【辅助检查】

1. 尿常规检查　肾型或混合型可见血尿、蛋白尿及管型尿。

2. 血小板计数、功能及凝血相关检查　除出血时间（BT）可能延长外，其他均为正常。

3. 肾功能检查　肾型或合并肾型表现的混合型，可有程度不等的肾功能受损，如血尿素氮升高、内生肌酐清除率下降等。

【治疗原则与药物治疗要点】

消除致病因素、远离致敏原、控制变态反应、酌情应用免疫抑制剂，必要时支持治疗。

1. 一般治疗　防治感染，清除局部感染灶，驱除肠道寄生虫，避免进食可能致敏的食物和药物。

2. 药物治疗

（1）抗组胺药　氯苯那敏（扑尔敏），每次4mg，1～3次/日，口服，儿童适当减量。阿司咪唑（息斯敏），年龄在12岁以上每次10mg，1次/日，口服。还可用盐酸异丙嗪、去氯羟嗪、西咪替丁及静脉注射钙剂等。

（2）糖皮质激素　一般用泼尼松30mg/d，顿服或分3次口服。重症者可用氢化可的松100～200mg/d，或地塞米松5～15mg/d，静脉滴注，症状改善后改口服，一般疗程不超过30日，肾型可酌情延长。

（3）改善血管通透性药物　维生素C、曲克芦丁、卡巴克络等。

（4）对症治疗　腹痛较重者，可用阿托品或山莨菪碱（654-2）口服或皮下注射；伴呕血、血便者，可用奥美拉唑等治疗。

（5）其他　如上述治疗效果不佳或近期内反复发作者，可酌情使用以下方法。①免疫抑制剂：硫唑嘌呤、环孢素、环磷酰胺等。②抗凝疗法：适用于肾型患者，初用肝素钠每日100～200U/kg，静脉滴注或低分子肝素皮下注射，4周后改为华法林4～15mg/d口服，2周后改用维持量2～5mg/d，2～3个月。③中医中药：适用于慢性反复发作或肾型患者，以凉血、解毒、活血化瘀为主。

二、特发性血小板减少性紫癜

特发性血小板减少性紫癜是因免疫机制导致血小板过度破坏的出血性疾病。以广泛皮肤黏膜及内脏出血为主要临床特征。我国发病率为 5～10/10 万人口，65 岁老年人发病呈升高趋势，男女发病率相近，但妇女在育龄期高于男性。临床上分为急性型和慢性型，急性型多见于儿童，慢性型多见于成人。

【病因与发病机制】

病因至今未明，可能与以下因素有关。

1. 免疫因素　50%～70% 的患者血浆和血小板表面可发现血小板糖蛋白特异性自身抗体，目前认为自身抗体致敏的血小板被单核 - 巨噬细胞系统过度吞噬破坏是发病的主要机制。

2. 脾脏因素　脾是特发性血小板减少性紫癜产生抗血小板抗体的主要场所，也是血小板被破坏的重要场所。

3. 感染因素　细菌或病毒感染与本病密切相关。急性患者发病前 2 周常有呼吸道感染史，慢性患者常因感染而加重。

4. 其他因素　慢性特发性血小板减少性紫癜多见于育龄妇女，现已发现雌激素可能抑制血小板生成及促进血小板的破坏。

【临床表现】

1. 症状

（1）急性型　50% 以上见于儿童，发病前 1～2 周有呼吸道感染史，特别是病毒感染史。起病急，可有畏寒，寒战，发热。全身皮肤瘀点、瘀斑、紫癜，尤以下肢多见，严重者出现血肿及血泡，黏膜以鼻、口腔、齿龈及舌出血常见。当血小板 $< 20 \times 10^9/L$，可有呕血、便血、阴道出血、尿血等内脏出血，偶因视网膜出血而失明，颅内出血可致剧烈头痛、意识障碍、瘫痪及抽搐，甚至导致死亡。

（2）慢性型　常见于成年人，起病隐匿，皮肤黏膜出血较轻而局限，但易反复发生。女性以月经过多或子宫出血为主要表现，严重内脏出血较少见，但在感染时患者病情可加重，较少自行缓解。

2. 体征　如出血量较大，可出现贫血、血压降低甚至休克；病程半年以上者可有轻度脾肿大。

【辅助检查】

1. 血常规检查　发作期血小板计数减少；血小板平均体积增大，出血时间延长；白细胞计数正常或稍高。

2. 骨髓象检查　骨髓巨核细胞数增多或正常，急性型巨核细胞比例增加，慢性型颗粒型巨核细胞显著增加；但两型均呈现血小板形成型巨核细胞减少。

3. 出凝血检查　出血时间延长；毛细血管脆性试验阳性；血块退缩不良；凝血时间正常，血小板寿命缩短。

【治疗原则与药物治疗要点】

本病治疗首选糖皮质激素；必要时实施脾切除术；酌情使用免疫抑制剂，避免使用减少血小板的药物。

1. 一般治疗　患者血小板 $<20 \times 10^9$/L 时，应严格卧床休息，避免外伤。

2. 药物治疗

（1）糖皮质激素　为首选药，有效率约为 80%。常用泼尼松 30~60mg/d，分次或顿服。急性型或病情严重者，可用等效量地塞米松或甲泼尼龙静脉滴注；病情好转后逐渐减量，维持治疗 5~10mg/d，持续 3~6 个月。

（2）免疫抑制剂　在糖皮质激素或脾切除无效时使用。①长春新碱最常用，每次 1mg，每周 1 次，静脉注射，4~6 周为 1 个疗程。②环磷酰胺 50~100mg/d，分次口服，疗程 3~6 周，出现疗效后逐渐减量，维持 4~6 周；或 400~600mg/d 静脉注射，每 3~4 周 1 次。③硫唑嘌呤 100~200mg/d，分次口服，3~6 周为 1 个疗程，随后 25~50mg/d，维持 8~12 周，可致粒细胞减少症。④环孢素 250~500mg/d，口服，维持量 50~100mg/d，可持续 6 个月以上，适用于难治性患者。⑤霉酚酸酯（骁悉）0.5~1.0g/d，口服，不良反应为粒细胞减少。⑥利妥昔单克隆抗体 375mg/m² 静脉滴注，可减少自身抗体生成，有学者认为可代替脾切除。

你知道吗

免疫抑制剂的不良反应

免疫抑制剂主要用于防止器官移植排斥反应和自身免疫性疾病，大量使用可出现的不良反应有：①骨髓抑制，导致粒细胞减少，甚至发生再生障碍性贫血；②肝功能损害；③胃肠道反应，如恶心、厌食、肠黏膜溃疡；④可能致畸；⑤诱发恶性肿瘤。

（3）急症处理　患者血小板 $<20 \times 10^9$/L 伴出血时，成人可按 10~20U 输注血小板，病情严重可重复使用；静脉注射免疫球蛋白，40mg/kg，4~5 日为 1 个疗程，1 个月后可重复。血浆置换 3~5 日内连续 3 次以上，每次置换 3000ml 血浆，也有一定的效果。

（4）其他治疗　达那唑是合成的无男性化不良反应的雄激素，300~600mg/d，口服，与糖皮质激素有协同作用。作用机制与免疫调节及抗雌激素有关。氨肽素 1g/d，分次口服。

3. 脾切除　脾切除术的有效率为 70%~90%。

三、弥散性血管内凝血

弥散性血管内凝血（DIC）是在许多疾病基础上，以微血管体系损伤为病理基础，凝血及纤溶系统被激活，导致全身微血管血栓形成，凝血因子大量消耗并继发纤溶亢进，引起全身出血及微循环衰竭的临床综合征。微血栓形成是 DIC 的基本和特征性病理变化。

【病因与发病机制】

1. 严重感染 是诱发 DIC 的主要病因之一。如细菌、病毒、立克次体及其他感染等。

2. 恶性肿瘤 是诱发 DIC 的主要病因之一。如急性早幼粒白血病、淋巴瘤、前列腺癌、胰腺癌及其他实体瘤等。

3. 病理产科 如羊水栓塞、感染性流产、死胎滞留、重症妊娠高血压综合征、子宫破裂、胎盘早剥等。

4. 手术及创伤 特别是脑、前列腺、胰腺、子宫等富含组织因子的器官，可因手术及创伤等释放组织因子诱发 DIC。大面积烧伤、严重挤压伤、骨折亦可致 DIC。

5. 严重中毒或免疫反应 如毒蛇咬伤、输血反应、移植排斥等。

6. 其他 如恶性高血压、急性胰腺炎、糖尿病酮症酸中毒、重症肝炎等，医源性的因素如药物、手术、放疗、化疗及不正常的医疗操作等均可引起。

【临床表现】

DIC 的临床表现可因原发病、DIC 类型、分期不同而有较大差异。除原发病的临床表现外，患者还有以下表现。

1. 出血倾向 为自发性、多发性出血，部位可遍及全身，多见于皮肤、黏膜、伤口及穿刺部位；其次为某些内脏出血，相应表现为咯血、呕血、尿血、便血、阴道出血，严重者可发生颅内出血。

2. 休克或微循环衰竭 为一过性或持续性血压下降，早期即出现肾、肺、大脑等器官功能障碍，出现肢体湿冷、少尿、呼吸困难、发绀及神志改变等。休克程度与出血量常不成比例。顽固性休克是病情严重、预后不良的征兆。

3. 微血管栓塞 分布广泛，可发生在浅层的皮肤、消化道黏膜的微血管，但临床上较少出现局部坏死和溃疡。而由于深部器官微血管栓塞导致的器官衰竭在临床上却更为常见，表现为顽固性休克、呼吸衰竭、意识障碍、颅内高压和肾衰竭等。

4. 微血管病性溶血 表现为进行性贫血，贫血程度与出血量不成比例，偶见皮肤、巩膜黄染。

【辅助检查】

血小板减少、凝血酶原时间延长、血浆纤维蛋白原含量逐渐降低、D - 二聚体水平上升或阳性、3P 试验阳性等。

【治疗原则与药物治疗要点】

1. 治疗基础疾病与消除诱因 是终止 DIC 病理过程的最为关键和根本的治疗措施，

如控制感染，治疗肿瘤、产科疾病及外伤；纠正缺氧、缺血及酸中毒等。

2. 抗凝治疗 是治疗 DIC 的重要措施，应用肝素和其他抗凝及抗血小板药物。

3. 补充血小板及凝血因子 与抗凝治疗同步进行。

4. 其他 如纤溶抑制药物、溶栓疗法等。

第三节 白血病

PPT

一、概述

白血病是一类造血干细胞的恶性克隆性疾病，因白血病细胞自我更新增强，增殖失控、分化障碍、凋亡受阻，而停滞在细胞发育的不同阶段。在骨髓和其他组织造血组织中，白血病细胞大量增生累积，使正常造血受抑制并浸润其他器官和组织。主要表现为感染、出血、贫血及浸润征象。

（一）分类

根据白血病细胞的分化成熟程度和自然病程，将白血病分为急性和慢性两大类。急性白血病（AL）的细胞分化停滞在较早阶段，多为原始细胞及早期幼稚细胞，病情发展迅速，自然病程仅几个月。慢性白血病（CL）的细胞分化停滞在较晚的阶段，多为较成熟幼稚细胞和成熟细胞，病情发展缓慢，自然病程为数年。其次，根据主要受累的细胞系列可将 AL 分为急性淋巴细胞白血病（ALL）和急性髓系白血病（AML）。CL 则分为慢性髓系白血病（CML）、慢性淋巴细胞白血病（CLL）及少见类型的白血病，如毛细胞白血病、幼淋巴细胞白血病等。

> **请你想一想**
> 如何区别急性与慢性白血病？

（二）发病情况

我国白血病发病率为（3~4）/10 万。在恶性肿瘤所致的死亡率中，白血病居第 6 位（男）和第 7 位（女）；儿童及 35 岁以下成人中则居第 1 位。我国 AL 比 CL 多见（约 5.5∶1），其中 AML 最多。男性发病率略高于女性（1.81∶1）。

【病因与发病机制】

病因尚未明确，可能与以下因素有关。

1. 生物因素 主要是病毒感染和免疫功能异常。如人类 T 淋巴细胞病毒 -1 型可引起成人 T 细胞白血病/淋巴瘤（ATL）。

2. 物理因素 长期身处 X 射线、γ 射线等电离辐射环境中，可使机体骨髓抑制和免疫力下降，DNA 突变、断裂和重组，导致人群白血病的发生率升高。

3. 化学因素 经常接触苯及含苯的有机溶剂、使用抗肿瘤药如烷化剂和拓扑异构酶Ⅱ抑制剂以及氯霉素、保泰松、乙亚胺及其衍生物乙双吗啉等细胞毒物质均可引起白血病。

4. 遗传因素 家族性白血病占白血病的 7%。某些遗传性和免疫缺陷性疾病的患者易发生白血病,如先天性全血细胞减少症、先天性血管扩张红斑症及先天性免疫蛋白缺乏症。

5. 其他血液病 如骨髓增生异常综合征、阵发性睡眠性血红蛋白尿症、多发性骨髓瘤、淋巴瘤等病可发展为急性白血病。

目前认为染色体异常,癌基因突变、活化和抑癌基因失活等是本病的重要致病机制。

二、急性白血病

AL 是造血干细胞的恶性克隆性疾病,发病时骨髓中异常的原始细胞及幼稚细胞(白血病细胞)大量增殖并抑制正常造血,可广泛浸润肝、脾、淋巴结等各种脏器。表现为贫血、出血、感染和浸润等征象。

【临床表现】

1. 症状 起病急缓不一。急性发病多见于儿童及青少年,以高热、贫血、严重出血等为主要表现;起病缓慢者,多见面色苍白、皮肤紫癜、月经过多、出血难止等症状。

(1)贫血 常是首发表现,呈进行性加重,表现为乏力、多汗、气促、心率加快。

(2)发热 50%以上的患者以发热起病,体温甚至高达 $39 \sim 40℃$。白血病本身可以发热,但如口腔、肺部、泌尿道及肛周等部位继发性感染亦发生高热,严重者可因败血症而死亡。

(3)出血 40%左右的患者可有出血症状,以牙龈出血、鼻出血、皮肤瘀点瘀斑、月经过多、眼底出血等多见,甚则遍及全身,严重者颅内出血可导致死亡。

2. 体征

(1)肝、脾、淋巴结肿大 以 ALL 多见。全身浅表淋巴结肿大,质地中等,无压痛;肝、脾肿大,多为轻至中度肿大。

(2)骨、关节压痛 常见胸骨下段压痛。

(3)神经系统 白血病细胞浸润中枢神经系统,可出现头痛、头晕,甚者呕吐、颈项强直、昏迷、抽搐等。

(4)其他 眼部绿色瘤多见于 AML;皮肤浸润表现为皮疹或皮下结节;肾脏浸润常见蛋白尿、血尿;单侧睾丸无痛性肿大。

【辅助检查】

1. 血常规检查 大多数患者白细胞增多,$>10 \times 10^9/L$ 者称白细胞增多性白血病。也有白细胞计数正常或减少,低者可 $<1.0 \times 10^9/L$,称为白细胞不增多性白血病。血涂片可见不同数量的原始及幼稚细胞,但白细胞不增多性白血病患者血涂片

上很难找到原始细胞。患者常有贫血，约50%患者血小板 $<60 \times 10^9/L$，晚期血小板往往极度减少。

2. 骨髓象检查 是诊断 AL 的主要依据和必做检查。WHO 的分类诊断标准：骨髓原始细胞≥20%可诊断为 AL。多数患者骨髓象增生极为活跃，以原始细胞为主，而较成熟中间阶段细胞缺如，并残留少量成熟粒细胞，形成所谓"裂孔"现象。

3. 其他 血尿酸浓度多升高，特别在化疗期间。脑膜白血病时，脑脊液白细胞数升高，蛋白质增多，而糖定量减少，其中可找到白血病细胞。

【治疗原则与药物治疗要点】

消除白血病细胞，控制白血病细胞恶性增生，治疗各种并发症。

1. 一般治疗 高热、严重贫血或有明显出血患者应卧床休息，进食高热量、高蛋白饮食，维持水、电解质平衡，必要时输血。

2. 药物治疗 化学治疗可分为诱导缓解和维持治疗两个阶段。

（1）ALL 的治疗 儿童初治病例完全缓解（CR）率可达 90%～95%；成人达80%～90%。诱导缓解阶段：①VP 方案：是该病的基本治疗方案。长春新碱（VCR）$2mg/m^2$，静脉滴注，第 1 天，每周 1 次；泼尼松 $60mg/m^2$，每日 3 次口服，第 1～7 天；长春新碱主要不良反应是末梢神经炎和便秘。②DVP 方案：柔红霉素（DRN）$1mg/kg$ 静脉滴注，第 1 天，每周 1 次；长春新碱 $1.5mg/m^2$ 静脉滴注，第 1 天，每周 1 次；泼尼松 $40mg/m^2$ 口服，第 1～8 天；4～6 周为 1 个疗程。但蒽环类药物有心脏毒性作用，对儿童尤甚。维持治疗阶段：病情完全缓解后，应继续用原方案巩固疗效。

（2）AML 的治疗 诱导缓解阶段：DA 方案：柔红霉素（DNR）$45mg/(m^2 \cdot d)$ 静脉滴注，第 1～3 天，间隔 1～2 周重复；阿糖胞苷（Ara－C）$100mg/(m^2 \cdot d)$，持续静脉滴注，第 1～7 天。维持治疗：一般以甲氨蝶呤 $15mg$，肌内注射或口服，六甲蜜胺每日 $100mg/m^2$，环磷酰胺 $200mg/m^2$，口服，每周 1 次，长期维持。

三、慢性髓细胞白血病

慢性髓细胞白血病（CML）又称慢粒，是发生在多能造血干细胞上的恶性骨髓增生性疾病，主要涉及髓系，外周血粒细胞显著增生并有不成熟性。临床上发展缓慢，以脾肿大及白细胞计数异常升高多见，其病程演变依次为慢性期、加速期、急变期。本病以 30～40 岁患者居多，20 岁以下罕见，男性略多于女性。

【临床表现】

1. 症状 患者有疲倦乏力、低热、多汗、消瘦等。以脾脏肿大为重要特征，可产生上腹部坠胀感。早期少有感染，明显的贫血及出血多在急变期出现。当白细胞极度增生可发生"白细胞淤滞症"，有高黏稠综合征，表现为耳鸣、头晕，甚至中枢神经系统出血或呼吸窘迫综合征。慢粒起病缓慢，慢性期一般持续 1～4 年，以后进入加速期及急变期。

2. 分期

（1）慢性期（CP） 即稳定期。部分患者病情稳定可持续 10 年以上，化疗有效；如治疗不当，则死于并发症，如白细胞淤滞症、脾梗死或破裂、血栓或出血等。

（2）加速期（AP） 可维持数月或数年，患者有发热、贫血、出血加重；脾脏进行性肿大；血小板进行性降低或升高；外周血嗜碱性粒细胞 >0.2；原始细胞在血中或骨髓中 >0.1。

（3）急变期（BC） 即临床终末期。临床表现同急性白血病，预后较差，常在数月内死亡。具备下列之一即可诊断：外周血原粒 + 早幼粒细胞 >30%；骨髓中原始细胞或原淋 + 幼淋或原单 + 幼单 >20%，原始粒细胞 + 早幼粒细胞 >50%；出现骨髓外原始细胞浸润。

3. 体征

（1）肝、脾肿大 90% 患者有脾肿大，甚者平脐，质坚平滑无压痛；发生脾梗死，可有局部压痛和摩擦音。半数患者肝大。淋巴结肿大一般是早期急变的首发表现。

（2）眼底变化 眼底镜检可有眼底充血及出血等。

（3）其他压痛 多在胸骨体部。皮肤出现浸润性肿块，称为粒细胞肉瘤。

【辅助检查】

1. 血常规检查 白细胞计数一般超过 $20 \times 10^9/L$，可高达 $100 \times 10^9/L$。白细胞分类可见各发育阶段的粒系细胞，以中幼、晚幼和杆状粒细胞占优势，原始细胞 <10%，嗜酸及嗜碱性粒细胞可增多。血小板计数在早期正常或升高，晚期则减少；并有贫血。

2. 中性粒细胞碱性磷酸酶（NAP）检测 活性降低或缺如。治疗获效后可恢复正常，复发后又下降。该检测有助于该病与其他骨髓增殖性疾病相鉴别，也可作为评估预后的指标。

3. 骨髓象检查 骨髓增生显著活跃，以粒细胞为主。其中中、晚幼及杆状核细胞增多明显，原始细胞 <10%。嗜酸和嗜碱性粒细胞也增多。红细胞相对减少，粒、红比例升高。巨核细胞正常或增多，晚期减少。

4. 细胞遗传学及分子生物学检查 95% 以上患者细胞中出现 Ph 染色体，该染色体可见于粒、红、单核、巨核及淋巴细胞中。5% 的患者可具有 BCR - ABL 融合基因阳性而 Ph 染色体阴性。

5. 血液生化 血清及尿中尿酸浓度均升高，血清乳酸脱氢酶也升高。

【治疗原则与药物治疗要点】

应重视慢性期早期积极化疗，避免疾病转化，改善预后。

1. 一般治疗 加强营养，病情较重者注意休息。

2. 药物治疗

（1）羟基脲　为目前首选化疗药物。羟基脲每日 3g，分 2 ~ 3 次口服，待白细胞减至 20×10^9/L 时，剂量减半；减至 10×10^9/L 时，每日 0.5 ~ 1g 维持治疗。定期复查血常规，以免骨髓抑制。

（2）白消安（马利兰）　初始每日 4 ~ 6mg，分 2 ~ 3 次口服，使白细胞维持在 $(7 ~ 10) \times 10^9$/L。其毒性作用是骨髓抑制、皮肤色素沉着、精液缺乏或停经、肺纤维化，目前已少用。

（3）干扰素治疗　干扰素 – α，$(300 ~ 500)$ 万 U/$(m^2 \cdot d)$ 皮下注射或肌内注射，每周 3 ~ 7 次，可长期使用，具有抗细胞增殖作用。

3. 造血干细胞移植（ALLO – SCT）　造血干细胞移植是目前治愈慢粒的有效方法。患者年龄以 <45 岁为宜，以诊断后 1 年内的慢性期 CML 移植效果较佳。

你知道吗

造血干细胞移植术

造血干细胞移植术是指对患者进行全身照射、化疗和免疫抑制治疗后，将正常供体或自体的造血细胞经血管输注给患者，使其重建正常的造血和免疫功能。造血干细胞移植可分为骨髓移植、外周血干细胞移植和脐血干细胞移植，现在提倡采集外周血造血干细胞。目前广泛应用于恶性血液病、非恶性难治性血液病、遗传性疾病和某些实体瘤的治疗。

实训六　血液造血系统疾病典型案例分析

一、实训目的

1. 通过案例分析，加强对血液造血系统疾病的临床表现及治疗要点的理解。

2. 通过案例讨论，训练学生的临床思维，培养学生分析解决临床问题的能力。

3. 逐渐树立学生热爱岗位、关心患者的职业修养。

二、实训器材

多媒体、典型案例、纸、笔等。本节课案例如下：

案例 1

李女士，28 岁，因面色苍白、头晕、乏力 1 年，加重伴心悸 1 个月来诊。

患者 1 年前无明显诱因出现头晕、乏力，家人发现其面色不如从前红润，但能照常上班，近 1 个月来上诉症状加重伴活动后心悸，曾到医院检查说血红蛋白低（具体不详），给硫酸亚铁口服，因胃难受仅用过 1 天，病后进食正常，不挑食，二便正常，无便血、尿色异常、鼻衄和齿龈出血。睡眠好，体重无明显变化。

既往体健，无胃病史，无药物过敏史。近 2 年月经量增多，半年来更明显。

查体：T 36℃，P 104 次/分，R 18 次/分，BP 120/70mmHg，一般状态好，贫血貌，皮肤黏膜无出血点，浅表淋巴结不大，巩膜不黄，口唇苍白，舌乳头正常，肺部检查正常，心界不大，心率 104 次/分，律齐，无杂质，腹软，肝脾不大。

实验室检查：血常规：Hb 65g/L，RBC 3.0×10^{12}/L，MCV 70fl，MCH 25pg，MCHC 30%，WBC 6.5×10^9/L；分类：中性分叶 70%，淋巴 27%，单核 3%，PLT 260×10^9/L，网织红细胞 1.5%。

问题：

1. 该患者初步诊断可能为何病？

2. 为明确诊断，进一步确认应首选何种检查？

3. 该病的治疗原则及药物治疗要点是什么？

案例 2

张女士，27 岁。因面色苍白、咽痛、发热 1 月余就诊。患者 1 个多月前无明显诱因出现面色苍白，咽痛，吞咽时明显，伴有畏寒发热、全身乏力，体温波动在 38 ~ 39℃之间。曾用"头孢菌素、青霉素"等治疗，咽痛稍为减轻，但停药后又复发，面色苍白进一步加重。反复出现牙龈出血、鼻出血，月经过多。遂来医院门诊就医，周围血常规检查，发现有幼稚细胞，遂收入院治疗。体检：T 38.5℃，P 90 次/分，R 20 次/分，BP 112/78mmHg。患者贫血貌，睑结膜苍白。右颌下可触及一 2.5cm × 1.8cm 大小的淋巴结，有触痛。扁桃体Ⅰ度肿大，未见脓性分泌物。胸骨中下段压痛。肝肋下 2cm，质软，无压痛。实验室检查：Hb 80g/L，WBC 21×10^9/L，分类：中性分叶 1%，淋巴 19%，幼稚细胞 80%，血小板 38×10^9/L。骨髓象：有核细胞增生明显活跃，粒：红 13：1，粒系增生明显活跃，以原始及早幼粒细胞为主，其中原始粒细胞 35%，可见核仁，早幼粒细胞 45%。红系及淋巴系比值减少。

问题：

1. 该患者初步诊断可能为何病？

2. 该病的血常规和骨髓象检查有什么特点？

三、实训方法

1. 将学生分成若干小组（每组 6 ~ 8 人），教师课前发放病例资料给学生，让其做好预习。

2. 学生以小组为单位对病例进行分析与讨论，提出可能的诊断，初步制定诊疗方案。各组派代表汇报讨论结果，其他组学生进行查漏补缺，教师点评。

3. 注意课堂中学生提出问题，教师及时总结。

目标检测

一、单项选择题

1. 关于再生障碍性贫血患者的临床表现，描述错误的是（ ）。

    A. 好发于 15~29 岁青少年，男性多于女性

    B. 急性者以贫血和感染为首发及主要表现

    C. 慢性者久治无效可有颅内出血

    D. 一般无肝、脾肿大

    E. 病毒感染可诱发

2. 患者发生缺铁性贫血时，检查常见（ ）。

    A. 膝关节变形   B. 肢端肥大   C. 杵状指

    D. 匙状甲   E. 指甲肥厚

3. 缺铁性贫血最常见的病因是（ ）。

    A. 异食癖   B. 高脂肪饮食

    C. 体内铁平衡的异常   D. 过度劳累

    E. 细菌感染

4. 再生障碍性贫血的主要诊断依据是（ ）。

    A. 全血细胞减少   B. 肝、脾肿大

    C. 网织红细胞增多   D. 骨髓增生活跃

    E. 血液淋巴细胞比例降低

5. 治疗缺铁性贫血最重要的措施是给予（ ）。

    A. 输血   B. 口服铁剂

    C. 补充维生素   D. 重组人细胞生成素

    E. 司坦唑醇

6. 再生障碍性贫血促造血治疗，应首先考虑用（ ）。

    A. 口服铁剂   B. 环孢素   C. 免疫抑制剂

    D. 雄激素   E. 麦考酚吗乙酯

7. 特发性血小板减少性紫癜发病与下列因素无关的是（ ）。

    A. 感染   B. 放射线   C. 脾脏

    D. 免疫因素   E. 雌激素

8. 过敏性紫癜与特发性血小板减少性紫癜最主要的区别是（ ）。

    A. 病程长短   B. 血小板计数

    C. 骨髓幼稚细胞分类及计数   D. 血红蛋白量

    E. 出血时间延长

9. 张某，75 岁。因发热、乏力 3 天就诊，血常规检查发现白细胞 3.1×10^9/L，血

红蛋白 80g/L，血小板 65×10^9/L，涂片分类见原始细胞 39%，最可能的诊断是（　　）。

A. 类白反应　　　　　　　　　B. 再生障碍性贫血

C. 急性白血病　　　　　　　　D. 慢性粒细胞性白血病

E. 粒细胞缺乏症

10. 陈某，男，13 岁。主诉：皮肤瘀点瘀斑、发热、乏力 1 月余，呕血 1 天。查体：患者双下肢及臀部皮肤有瘀点瘀斑，腹部压痛明显。实验室检查：BT 延长，余无异常。其诊断是（　　）。

A. 再生障碍性贫血　　　　　　B. 原发性血小板减少性紫癜

C. 过敏性紫癜　　　　　　　　D. 急性白血病

E. 缺铁性贫血

11. 慢性白血病的发病过程分期为（　　）。

A. 急性期、亚急性期、慢性期　　B. 慢性期、加速期、急变期

C. 慢性期、急变期　　　　　　D. 急性期、慢性期

E. 急性期、加速期

12. 急性白血病时，下列不可见的表现是（　　）。

A. 贫血　　　　　　B. 牙龈出血　　　　　　C. 低热、盗汗

D. 女性月经量多　　E. 肺部感染、肛周脓肿

13. 再生障碍性贫血的发病与下列因素无关的是（　　）。

A. 脾功能亢进　　　　　　　　B. 造血干祖细胞缺乏

C. 免疫异常　　　　　　　　　D. 造血微环境异常

E. 病毒感染

14. 慢性白血病的治疗首选药物为（　　）。

A. 环磷酰胺　　　　　　B. 长春新碱　　　　　　C. 泼尼松

D. 羟基脲　　　　　　　E. 白消安

二、多项选择题

1. 免疫抑制剂是治疗再生障碍性贫血的主要治法之一，下列属于"免疫抑制剂药物"的是（　　）。

A. 抗淋巴细胞球蛋白　　　　　B. 雄激素

C. 抗胸腺球蛋白　　　　　　　D. 环孢素

E. 促红细胞生成素

2. 与白血病的发病有关的因素是（　　）。

A. 含苯油漆　　　　　　　　　B. 病毒感染

C. 化疗药物　　　　　　　　　D. 长期身处电离辐射环境中

E. 遗传

3. 弥散性血管内凝血的表现包括（　　）。

A. 自发性、多发性出血　　　　　B. 微循环衰竭

C. 微血管栓塞　　　　　　　　　D. 微血管病性溶血

E. 原发疾病症状

（王小红）

书网融合……

微课　　　　　　划重点　　　　　　自测题

第八章 营养、代谢障碍与内分泌系统疾病

学习目标

知识要求

1. **掌握** 甲状腺功能亢进症、糖尿病、肥胖症的治疗原则和药物治疗要点。

2. **熟悉** 甲状腺功能亢进症、糖尿病、肥胖症的临床表现和辅助检查。

3. **了解** 甲状腺功能亢进症、糖尿病、肥胖症的病因与发病机制。

能力要求

1. 学会根据患者的临床表现和辅助检查，做出初步诊断。

2. 具备对甲状腺功能亢进症、糖尿病、肥胖症患者的处方进行审核及按处方正确的配发药物的能力。

岗位情景模拟

情景描述 刘某，女，46岁，3个月来口渴多饮、多尿、易饿多食、消瘦乏力，来医院就诊。实验室检查：空腹血糖12mmol/L，空腹尿糖（＋＋＋），尿酮体（－），血酮体正常。

讨论 1. 该患者患有内分泌系统的哪种疾病？

2. 该患者的治疗原则是什么？

营养、代谢障碍与内分泌系统疾病主要包括甲状腺功能亢进症、糖尿病、肥胖症等，其主要临床表现有食欲亢进、多饮、体重改变（增加或减少）等。营养、代谢障碍与内分泌系统疾病是临床的常见病和多发病。据统计2015年我国成人糖尿病患者人数量为1.096亿，居世界第一位。

第一节 甲状腺功能亢进症

PPT

甲状腺功能亢进症简称甲亢，是指由多种病因引起的甲状腺激素分泌过多所引起的一系列临床综合征。男、女均可发病，多见于女性，各年龄组均可发病，以20～50岁为多见。弥漫性毒性甲状腺肿（Graves病）为甲亢最常见的病因，占全部甲亢的80%～85%，临床上常以甲状腺毒症、弥漫性甲状腺肿、眼征为主要表现。

你知道吗

甲状腺的解剖与生理

甲状腺位于甲状腺软骨下方，呈蝶状紧贴于第 2～4 气管软骨环，表面光滑，柔软不易触及，可随吞咽动作而上下移动。

甲状腺素主要有两种：三碘甲状腺原氨酸（T_3）和四碘甲状腺原氨酸（T_4）。甲状腺激素的主要生理作用是：促进物质和能量代谢及生长和发育过程。

【病因与发病机制】

本病的病因及发病机制均未阐明，目前公认本病的发生与自身免疫有关，多年来研究发现本病是在遗传的基础上，当遇到精神刺激、细菌感染等应激因素时，机体免疫稳定性被破坏，从而产生针对甲状腺细胞 TSH 受体的特异性自身抗体，称为 TSH 受体抗体（TRAb），TRAb 具有与甲状腺细胞膜上的 TSH 受体结合的能力，并阻滞 TSH 与 TSH 受体相结合，从而激活腺苷酸环化酶，使环磷腺苷（cAMP）增多，导致甲状腺细胞增生和甲状腺激素合成与分泌增加。

你知道吗

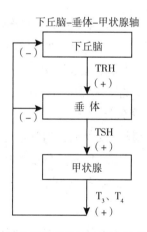

图 8-1 甲状腺激素分泌的调节及其反馈作用

（+）促进，正反馈；（-）抑制，负反馈

TRH：促甲状腺素释放激素；TSH：促甲状腺激素；T3、T4：甲状腺激素

【临床表现】

甲亢的临床表现主要是甲状腺毒症、甲状腺肿、突眼症三大表现。

（一）甲状腺毒症

1. 高代谢表现 甲状腺激素分泌增多，导致代谢率增加，患者常有多食、易饥、疲乏无力、怕热多汗、皮肤潮湿，伴体重显著下降等。

2. 精神神经系统 甲状腺激素分泌增多导致中枢神经系统兴奋性增高，患者常有多言好动、烦躁易怒、焦虑不安、失眠多梦、记忆力下降，舌、手、眼睑细震颤等。

3. 消化系统 患者食欲亢进，多食易饥，大便多呈糊状且次数明显增多，体重下降。严重者有肝大、肝功能损害。

4. 心血管系统 心悸气短，严重者有心律失常、心脏扩大、心力衰竭等。①心动过速：休息或睡眠时仍快为本病特征性表现之一。②心律失常：以心房颤动等房性心律失常多见。③心脏增大，甚至心衰。④血压改变：收缩压增高、舒张压降低、脉压增大。

5. 运动系统 多数有肌肉软弱无力，严重者可发展为甲亢性周期性麻痹、甲亢性重症肌无力、慢性甲亢性肌病等。

6. 其他表现 女性患者可有月经减少或闭经；男性患者可有阳痿，偶有男性乳腺发育。本病患者由于代谢亢进，消耗增加，可以引起贫血，白细胞总数降低，淋巴细胞和单核细胞可相对增加，血小板数目减少。

（二）甲状腺肿

多数甲状腺呈弥漫性、对称性肿大，质地柔软，无压痛，可随吞咽动作上下移动。可闻及血管杂音或触及震颤，与甲状腺内血管扩张，血流增多、加速有关。

（三）突眼征

甲亢特征性表现之一，可分为非浸润性突眼和浸润性突眼两种。

1. 非浸润性突眼 又称良性突眼，占患病的大多数。病因与甲状腺毒症所致的交感神经兴奋性增高有关。临床表现为：①轻度突眼，突眼度不超过18mm；②眼裂增宽；③瞬目减少；④由于上眼睑后缩，双眼向下看时上睑不能随之下垂；⑤向上看时，前额皮肤不能皱起；⑥双眼球内聚欠佳。

2. 浸润性突眼 又称恶性突眼，较少见，但症状较重。病因与眶后组织的自身免疫炎症反应有关。临床表现：①突眼较严重，突眼度超过18mm；②伴有流泪、怕光、眼部胀痛、异物感、甚有复试、视力减退，严重者可引起角膜溃疡甚至失明。

（四）特殊临床表现

1. 甲亢危象 是甲状腺毒症恶化的危重症群。原因可能与交感神经高度兴奋和血液循环中短期内大量甲状腺激素增高有关。主要诱因为细菌感染、精神刺激、甲亢手术前不充分准备、放射碘治疗早期等。临床主要表现有：高热（39℃以上）、大汗、心动过速（140次/分以上）、烦躁、焦虑、恶心、呕吐，严重时可出现心衰、休克及昏迷等。

请你想一想

甲亢的主要临床表现有哪些？

2. 甲亢性心脏病 甲亢患者中10%~22%发生甲亢性心脏病，该病好发于男性及老年人，病情严重者可有心脏增大、心律失常（主要为心房颤动）甚至心力衰竭等，可能与分泌过量的甲状腺激素直接或间接作用于心脏，引起心脏功能异常有关。在甲亢控制后，心脏病变可得到明显缓解或消失。

【辅助检查】

（一）基础代谢率（BMR）

正常范围为 -10% ~ +15%。检查方法：禁食 12 小时，睡眠 8 小时后清晨空腹静卧测脉率、血压。计算公式如下：

1. BMR% = 脉率 + 脉压 - 111

2. BMR% = 0.75 × (脉率 + 0.74 × 脉压) - 72

多数甲亢患者均增高，其增高程度与病情轻重相符。影响 BMR 的因素较多，故诊断甲亢时 BMR 仅供参考。

（二）血清甲状腺激素测定

血清总甲状腺素（TT_4）、总三碘甲腺原氨酸（TT_3）、游离甲状腺素（FT_4）、血清游离三碘甲腺原氨酸（FT_3）均有不同程度的增高。

（三）促甲状腺激素释放激素（TRH）兴奋试验

甲亢时血清 T_3、T_4 升高，反馈抑制垂体 TSH 释放，TSH 不受 TRH 兴奋影响。当静脉注射 TRH 后 TSH 无反应或反应减弱，则支持本病诊断。

（四）血清促甲状腺激素（TSH）测定

甲亢患者 TSH 降低，是诊断甲亢最敏感的指标。

（五）TSH 受体抗体（TRAb）测定

甲亢患者 75% ~ 96% TRAb 阳性。

（六）甲状腺摄^{131}I 率

诊断甲亢的传统方法。正常值为 3 小时 5% ~ 25%，24 小时 20% ~ 45%，高峰在 24 小时出现。甲亢时摄^{131}I 率增高，患者 3 小时 > 25%，24 小时 > 50%，且高峰前移。

（七）影像学检查

甲状腺放射性核素扫描、B 超、CT、MRI 可根据需要选用。

【治疗原则与药物治疗要点】

目前因甲亢病因未完全阐明，故临床上尚无明确的病因治疗措施。现治疗甲亢有以下三种方法，即抗甲状腺药物、^{131}I 和手术治疗。

（一）一般治疗

注意充分休息，保持心情舒畅，避免精神刺激，树立战胜疾病的信心，给以足够的蛋白质、糖和维生素，以满足机体代谢的需要。如有精神紧张、烦躁或伴有失眠者，可给予地西泮、奋乃静等镇静药物。有心动过速者可应用普萘洛尔、利血平等药物，以减慢心率，缓解症状。

（二）抗甲状腺药物治疗

抗甲状腺药物（ATD）治疗是甲亢的基础治疗。单纯抗甲状腺药物治疗的治愈率为 40% 左右，而复发率为 50% ~ 60%，故目前可作为单独治疗也可用于手术和[131]I 治疗前的准备。

1. 药物　常用的 ATD 为硫脲类和咪唑类。硫脲类包括甲硫氧嘧啶（MTU）和丙硫氧嘧啶（PTU）；咪唑类包括甲巯咪唑（MMI，他巴唑）和卡比马唑（甲亢平）。作用机制：两类药物作用机制相仿，均是抑制碘的有机化和甲状腺酪氨酸偶联，减少甲状腺激素的合成，但对已合成的甲状腺激素并无作用。我国普遍使用 MMI 和 PTU，临床

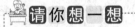

请你想一想

妊娠伴甲亢时优先选的抗甲状腺药物是什么？

优先选择 MMI，因 PTU 的肝毒性明显。但有两种情况优先选择 PTU，因 PTU 可以抑制 T_4 转变为 T_3，故控制甲亢症状快，优先选用于甲状腺危象需迅速降低血循环中 T_3 浓度的患者。PTU 致畸的危险性小于 MMI，故在妊娠伴甲亢时优先选用。

2. 不良反应　粒细胞缺乏症最严重，故需定期复查血常规，中性粒细胞 $\leq 1.5 \times 10^9/L$ 时应当停药。皮疹最常见，严重可致剥脱性皮炎，应及时停药。还可有中毒性肝病、肝坏死等，故应定期复查肝功能。

（三）[131]I 治疗

甲状腺摄取放射性[131]I 后释放 β 射线破坏甲状腺组织细胞，减少甲状腺激素的产生。该方法简单、经济，治愈率可高达 85% 以上，但其难以避免的问题是出现甲状腺功能减退症。妊娠和哺乳期患者禁止放射碘治疗。

（四）手术治疗

请你想一想

甲亢的基础治疗是什么？

甲状腺次全切除术治疗，优点是奏效快，治愈率高；缺点是可引发多种并发症，如手术损伤导致永久性甲状旁腺功能减退症和喉返神经损伤诱发甲状腺危象等，故须严格掌握手术适应证。

（五）甲亢危象防治

甲亢危象属内科急症，一旦发生，需紧急抢救。临床上，积极防治感染和做好甲亢术前充分准备，是预防甲亢危象发生的关键。

（六）浸润性突眼防治

白天外出戴深色眼镜以避免强光及灰尘刺激，晚上睡前涂抗生素眼膏，眼睑不能闭合者可用眼罩覆盖双眼，以防治角膜炎和结膜炎。

（七）甲亢性心脏病治疗

控制体力活动，避免精神刺激，减轻心脏负担，控制水、钠摄入。

PPT

第二节　糖尿病

糖尿病是由多种病因引起的以慢性血糖升高为特征的一种代谢性疾病。高血糖与胰岛素分泌相对或绝对不足，或靶细胞对胰岛素敏感性降低有关。临床上以多食、多饮、多尿、消瘦为主要表现，长期糖、蛋白质、脂肪等物质代谢紊乱还可引起多系统损害，导致心、肾、眼、血管等组织器官的功能减退甚至衰竭，病情严重者可引起急性并发症如糖尿病酮症酸中毒、高渗高血糖综合征等。

糖尿病是常见病、多发病，随着人民生活水平的提高、人口老化、生活方式改变以及诊断技术的进步，世界各国糖尿病的发病率都显著增加，糖尿病已成为发达国家中继心血管病和肿瘤之后的第三大非传染性疾病，是严重威胁人类健康的世界性公共卫生问题之一。糖尿病按病因可分为四类：①1 型糖尿病：是指由于胰岛 B 细胞破坏导致胰岛素绝对不足所引起的糖尿病。②2 型糖尿病：是指由于胰岛素抵抗和（或）胰岛素分泌相对不足或异常为主的糖尿病。③其他特殊类型糖尿病：是由于胰岛 B 细胞功能基因异常，胰岛素作用基因异常，还有胰腺外分泌疾病、内分泌疾病和感染等导致的糖尿病。④妊娠糖尿病：是指妊娠期间发现的糖耐量减低。

临床上 1 型糖尿病和 2 型糖尿病最多见。

【病因与发病机制】

糖尿病的病因与发病机制尚未完全明了，但目前认为糖尿病的发病主要与遗传因素和环境因素两大类有关。

（一）1 型糖尿病

遗传因素是发病的基础。环境因素如病毒感染直接或间接通过自身免疫反应，使胰岛 B 细胞受到损坏导致胰岛素分泌绝对减少导致糖尿病。

（二）2 型糖尿病

2 型比 1 型糖尿病有更强的遗传易感性，属多基因遗传。其发病也与环境因素有关，如肥胖、少动、老龄、精神应激等。临床上遗传因素和环境因素共同作用，使 2 型糖尿病患者的胰岛素分泌不足或胰岛素抵抗，血糖升高，最终引起糖尿病。

你知道吗

调节血糖的激素

降低血糖的激素：胰岛素。

升高血糖的激素：胰高血糖素、生长激素、糖皮质激素、甲状腺激素、肾上腺激素、去甲肾上腺素。

【临床表现】

糖尿病典型临床表现为多尿、多饮、多食、消瘦，即"三多一少"症状。

（一）多尿

由于血糖升高引起渗透性利尿，导致每日小便量增加。尿量与血糖成正比，重者可引起脱水，甚至危及生命。

（二）多饮

由于多尿，水分大量丢失，引起口渴而多饮。

（三）多食

由于机体摄入的葡萄糖随尿液丢失未被利用，导致患者容易饥饿，引起食欲亢进。

（四）消瘦

由于胰岛素不足或胰岛素抵抗，使体内葡萄糖不能利用，脂肪和蛋白质消耗增加，引起乏力、明显消瘦。

（五）其他

皮肤瘙痒、视力模糊、月经失调等。

（六）并发症

糖尿病并发症是导致患者病情加剧和死亡的主要原因。

1. 急性并发症

（1）糖尿病酮症酸中毒（DKA）　是糖尿病最严重的急性并发症。多数患者"三多一少"症状加重，疲乏、食欲减退、尿量显著增多、恶心、呕吐、口干、嗜睡，呼吸深快，呼气中有烂苹果味（特征性表现）等，严重者尿量减少、皮肤干燥，血压下降、四肢厥冷，晚期可出现反射迟钝、昏迷等。

（2）糖尿病非酮症性高渗性昏迷　简称高渗性昏迷。临床表现为严重脱水、反应迟钝、淡漠或烦躁、嗜睡逐渐陷入昏迷、抽搐，晚期尿少。

（3）乳酸性酸中毒　乳酸是葡萄糖在氧气不充足的情况下的代谢产物，临床主要表现为疲乏无力、厌食、恶心、呕吐、呼吸深快、嗜睡等。

2. 慢性并发症

（1）大血管病变　主要发生大、中动脉粥样硬化，主要侵犯主动脉、冠状动脉、脑动脉、肾动脉和肢体外周动脉，引起冠心病、缺血性或出血性脑血管病、肾动脉硬化、肢体动脉硬化等，其中冠心病和脑血管疾病是导致 2 型糖尿病患者死亡的主要原因。

（2）微血管病变　病变累及微小动脉、微小静脉和毛细血管网。主要表现在视网膜、肾、神经、心肌组织，以糖尿病肾病和糖尿病视网膜病变最重要。①糖尿病肾病：主要表现为蛋白尿、水肿、高血压、肾功能减退等，肾损害晚期可引起肾功能衰竭，是临床上 1 型糖尿病死亡的主要原因。②糖尿病视网膜病变：多数患者有不同程度的视网膜病变，严重者可导致失明。③糖尿病心肌病：心律失常、心力衰竭、心源性休克和猝死等。

（3）眼的其他病变　白内障、青光眼、屈光改变及虹膜睫状体病变等。

（4）皮肤、肌肉、关节病变　皮肤小血管扩张，面色红润，皮下出血和瘀斑，皮肤发绀或缺血性溃疡，糖尿病性肌萎缩，营养不良性关节炎等。

（5）神经系统并发症　以周围神经病变最为常见，常表现为手足远端感觉运动神经受累，多为对称性，典型者呈手套或袜套式分布，下肢较上肢严重。

（6）糖尿病足　轻者表现为足部皮肤干燥和发凉，重者可出现足部溃疡、坏疽，是糖尿病最严重和治疗费用最多的慢性并发症之一。

3. 感染　糖尿病患者常见的感染有皮肤化脓性感染如疖、痈，皮肤真菌感染，肺结核，真菌性阴道炎，尿路感染等。

> **请你想一想**
> 糖尿病患者出现午后潮热、盗汗、乏力、咳嗽、咯血、胸痛，你认为可能发生了什么？

【辅助检查】

（一）血糖测定

诊断糖尿病的主要依据。以下三项满足其中一项即可确诊：①空腹血糖≥7.0mmol/L；②餐后2小时血糖≥11.1mmol/L；③糖尿病症状加随机血糖≥11.1mmol/L。

（二）尿糖测定

诊断糖尿病的重要线索，但非诊断依据。

（三）葡萄糖耐量试验（OGTT）

用于血糖高于正常范围但又未达到糖尿病诊断标准者。试验方法：试验前3天正常饮食，试验日清晨取空腹血后，成人口服75g葡萄糖溶于250～300ml水中，5～10分钟内饮完，分别在服后30分钟、60分钟、120分钟、180分钟抽取静脉血测血浆葡萄糖。如服糖后2小时，血糖<7.8mmmol/L，为正常糖耐量，血糖为7.8～11.1mmol/L，称为糖耐量降低，血糖≥11.1mmmol/L，即可诊断为糖尿病。

（四）血浆胰岛素和C-肽测定

了解胰岛B细胞的功能。

（五）糖化血红蛋白测定

> **请你想一想**
> 糖化血红蛋白的测定有什么临床意义？

糖化血红蛋白是血红蛋白与血糖结合的产物，此反应不可逆，其值与血糖浓度呈正比，并保持120天左右。糖化血红蛋白测定可反映取血前8～12周血糖平均水平。

【治疗原则与药物治疗要点】

目前糖尿病以早期治疗、长期治疗、综合治疗、个体化治疗为原则。治疗目标是纠正代谢紊乱，缓解症状；维持正常体力，保证青少年正常生长发育；防治急慢性并发症的发生，延缓疾病的发展。糖尿病强调综合治疗，包括饮食治疗、运动治疗、药物治疗和血糖监测、糖尿病健康教育五方面。

（一）一般治疗

饮食治疗是糖尿病治疗的基础，应长期严格执行。饮食治疗有利于减轻体重，改善糖、脂代谢紊乱，降低血压，减少降糖药物剂量。科学有规律的运动需循序渐进和长期坚持，对改善血糖，提高胰岛素的敏感性具有重要作用。

（二）口服降糖药物治疗

常用治疗药物有磺脲类、双胍类、α-葡萄糖苷酶抑制剂和噻唑烷二酮四类。

1. 磺脲类　主要作用是刺激胰岛 B 细胞分泌胰岛素，其机制是作用于 B 细胞膜上的 ATP 敏感的钾离子通道，促进钙离子内流，使细胞内钙离子浓度增高，刺激含有胰岛素的颗粒外移和胰岛素释放，使血糖下降。其促胰岛素分泌作用不依赖于血糖浓度。主要适用于经饮食与运动治疗后未能有效控制的非肥胖的 2 型糖尿病患者。其降血糖的作用针对的是机体尚保存一定数量有功能的 B 细胞的患者。应从小剂量开始，餐前半小时服用。常用的磺脲类有格列吡嗪、格列本脲、格列喹酮、格列齐特等，本类药最常见的不良反应是低血糖反应，常发生于老年患者、肝肾功能不全或营养不良者。其他不良反应尚有体重增加、消化道反应等。

2. 双胍类　作用机制是通过抑制肝葡萄糖输出，改善外周组织对胰岛素的敏感性，增加对葡萄糖的摄取和利用而降低血糖。目前广泛应用的是二甲双胍。二甲双胍是 2 型糖尿病患者控制高血糖的一线用药。本类药主要用于治疗 2 型糖尿病，可单用或联合其他药物；还可用于治疗 1 型糖尿病，与胰岛素合用可减少胰岛素的用量。应在餐中或餐后服药。主要不良反应是消化道反应，如恶心、厌食、口腔金属味、腹泻等。最严重的不良反应是乳酸性酸中毒，但罕见。其他不良反应尚有皮肤过敏、维生素 B_{12} 缺乏，很少出现低血糖反应。

3. 葡萄糖苷酶抑制剂　其作用机制是抑制小肠 α-葡萄糖苷酶的活性，延缓碳水化合物吸收，降低餐后高血糖。主要适用于以碳水化合物为主要食物成分，或空腹血糖正常（或不太高）而餐后血糖高的 2 型糖尿病患者；与胰岛素合用于 1 型糖尿病患者，有助于降低餐后高血糖。应在进食第一口食物后立即服用。药物有阿卡波糖、伏格列波糖、米格列醇。主要不良反应为胃肠道反应，如腹泻、腹部胀气等症状。

请你想一想

请问格列美脲和阿卡波糖分别应在什么时间服药？

4. 噻唑烷二酮类　主要是增加靶组织对胰岛素作用的敏感性而降低血糖。可单独或与其他降糖药物合用治疗 2 型糖尿病，尤其是肥胖、胰岛素抵抗明显者。药物有罗格列酮、吡格列酮等。主要不良反应是体重增加和水肿，在与胰岛素合用时更加明显。单独使用时不导致低血糖，但与胰岛素或促胰岛素分泌剂联合使用时可增加低血糖发生的风险。

（三）胰岛素治疗

胰岛素是机体内唯一降低血糖的激素，因此胰岛素治疗是控制高血糖的重要方法。

1. 适应证　①1 型糖尿病；②2 型糖尿病经饮食治疗和口服降糖药物治疗无效、口服降糖药有禁忌而不能耐受者；③糖尿病各种严重急性或慢性并发症；④糖尿病需要紧急手术或妊娠和分娩；⑤新发病且与 1 型糖尿病鉴别困难的消瘦糖尿病患者；⑥某些特殊类型的糖尿病。

2. 胰岛素制剂 按作用起效快慢和维持时间长短，可将胰岛素制剂分为短效、中效、长效和预混胰岛素。①短效胰岛素主要有普通胰岛素（RI），皮下注射起效迅速，但持续时间短，主要控制一餐饭后高血糖。可经静脉注射用于抢救糖尿病酮症酸中毒。②中效胰岛素主要有低精蛋白胰岛素（NPH）。中效胰岛素主要用于提供基础胰岛素，可控制两餐饭后高血糖。③长效胰岛素主要有精蛋白锌胰岛素注射液（PZI）。长效胰岛素无明显作用高峰，主要提供基础胰岛素。中、长效胰岛素只能皮下注射不能静脉注射。④现有各种比例的预混胰岛素，常用的是含 30%（或 50%）短效或速效和 70%（或 50%）中效的制剂，使用方便，适用于血糖波动性小且容易控制的患者。

3. 不良反应 主要不良反应是低血糖反应，与胰岛素剂量过大，饮食失调有关。一旦发生低血糖，立即进食或给予相应处理。

（四）其他治疗

胰岛素泵、胰岛移植等。

（五）糖尿病酮症酸中毒治疗

1. 补液 糖尿病酮症酸中毒时，患者有严重脱水的现象，故补液是本症治疗的关键。通常首选生理盐水，按照先快后慢的原则，当血糖下降至 13.9mmol/L 时，可改用 5% 葡糖糖盐水，以免发生低血糖。

2. 胰岛素治疗 目前主要采用的是小剂量胰岛素持续静脉滴注，即是胰岛素每小时静脉滴注 0.1U/kg。当血糖降至 13.9mmol/L 时，应将胰岛素用量减至 1.0~2.0U/h 维持，待血糖逐渐下降而不再升高，可改为皮下常规治疗。

3. 纠正电解质紊乱 低钠、低氯血症在输注生理盐水后一般可以得到纠正。酸中毒引起的高钾血症，在补液和应用胰岛素治疗后也可以得到纠正；如在治疗前已严重高血钾，应及时纠正。

4. 纠正酸中毒 当血 pH≥7.1 时，临床上通过补液和应用胰岛素治疗后，代谢性酸中毒可以得到纠正。如血 pH≤7.1 或二氧化碳结合力降至 4.5~6.7mmol/L 时，给予碳酸氢钠 50mmol/L（约 5% 碳酸氢钠 84ml），稀释成 1.25% 等渗溶液静脉滴注。

5. 其他 积极防治诱发因素和并发症，如急性感染、脑水肿、休克，心、肾功能衰竭等。

请你想一想

糖尿病患者因受凉出现极度口渴、多饮、恶心、呕吐、呼吸深大、呼气中有烂苹果味，请问患者此时发生了什么？应如何处理？

PPT

第三节　肥胖症

肥胖症是由于遗传和环境等多种因素引起体内脂肪堆积过多和（或）分布异常，体重增加超过标准体重20%的慢性代谢性疾病。在我国，随着社会经济的发展，人民生活水平的提高，肥胖症也迅速增多，有大量的证据表明，肥胖症与高血压、糖尿病、冠心病、脑卒中、某些癌症、睡眠呼吸暂停等的发病密切相关。

目前我国成人超重和肥胖界限判定方法（中国肥胖问题工作组2002）：成人体重指数（BMI）在18.5~23.9为正常范围，<18.5为体重过低，≥24为超重，≥28为肥胖；男性腰围≥85cm、女性腰围≥80cm为腹部脂肪聚集。

肥胖症常按病因分为单纯性肥胖症和继发性肥胖症两大类，单纯性肥胖症与摄食过多或运动过少有关，有一定的遗传倾向；而继发性肥胖症多与库欣综合征、多囊卵巢综合征、胰岛素瘤、甲状腺功能减退症、下丘脑疾病等导致体重增加的疾病有关。本节主要介绍单纯性肥胖症。

你知道吗

标准体重

世界卫生组织规定，标准体重（kg）＝［身高(cm)－100］×0.9（男性）或0.85（女性），理想体重IBW应在标准体重的±10%以内。

体重指数BMI（kg/m²）＝体重(kg)/［身高(m)］²，用于测量身体肥胖的程度。

【病因与发病机制】

肥胖症的主要相关因素有遗传基因和环境因素，其中环境因素主要是人体摄入的能量超过消耗的能量，导致脂肪聚集，但这种平衡紊乱的原因尚未阐述清楚，可能是多种因素相互作用的结果。

（一）肥胖遗传基因和基因突变

对肥胖患者家庭调查发现，父母体重正常，其子女肥胖的发生率为10%，父母一方肥胖，发生率增加到40%~50%，父母双方肥胖，发生率可高达70%~80%，表现出明确的家族聚集性和遗传性。

单纯性肥胖症属于多基因遗传。脂肪组织中有众多遗传激素因子，其中以脂肪细胞活性素为主，该类激素可调节体重和体脂，它受丘脑下部腹正中核摄食中枢的调控。在众多的脂肪细胞活性素中，脂联素和瘦素研究较多。

近年来研究发现数种单基因突变也可引起肥胖症，例如瘦素基因、瘦素受体基因等的突变，但临床病例极少见。目前还未完全确定肥胖症的遗传方式和分子机制，当然也不能排除共同饮食、生活习惯的影响。

（二）环境因素

环境因素导致肥胖症主要与饮食和体力活动有关。摄食量过多是导致肥胖症的主要原因，尤其摄入高热量的食物，如油炸类、肉类、饮料、酒类等，而新鲜蔬菜和水果等食物摄入较少，从而导致肥胖；长期不合理饮食习惯，如三餐分配不合理、进食过快等，可使热量堆积。同时现代生活工作方式使人类体力活动大大减少，热量在体内以脂肪的形式逐渐堆积，导致肥胖症。而肥胖者的体型又限制其体力活动，从而形成恶性循环。

另外，精神和心理因素对肥胖症的影响也逐渐引起重视。有研究表明，抑郁、焦虑、睡眠障碍等精神症状与腹部脂肪分布有关，巨大精神压力会造成自主神经功能紊乱，不能控制食量，从而导致肥胖。

遗传和环境因素引起脂肪聚集的机制还不十分清楚，但"节俭基因"假说较普遍。

你知道吗

节俭基因假说

Neel 于 1962 年提出节俭基因假说，用以解释北澳大利亚土著居民接受现代生活方式后，出现的体重明显增加、2 型糖尿病和高三酰甘油血症发病率增加的现象。这一假说认为，具有节俭基因的个体，在营养状况差的环境下能更好地适应自然，因而具有生存优势，但在营养状况相对过剩的现代社会，节俭基因却成为肥胖症和 2 型糖尿病的易患基因。也就是说，在现代生活方式下，有这一基因的人群更容易罹患肥胖症及肥胖相关疾病。

【临床表现】

（一）年龄及人群

幼年肥胖多在出生半年后，青年肥胖在 20～25 岁起病，中年肥胖多为 40～50 岁女性，老年肥胖见于 60～70 岁之间。

（二）病史

患者多有不良的饮食习惯，如摄食过多尤其是高热量食物、睡前进食等，且多数患者运动过少。部分患者曾为运动员，或既往有脑外伤、骨折病史等，另外患者常有肥胖的家族史。

（三）轻度肥胖

多无症状。

（四）中、重度肥胖

患者常出现打鼾、气促、胸闷、心慌、易感疲乏、畏热多汗、关节痛、便秘等症状，部分患者还会出现焦虑、抑郁等精神心理的表现。

（五）并发症

中、重度肥胖症患者可出现高血压、高血脂、冠心病、糖尿病等代谢综合征，肥胖症还可伴发睡眠呼吸暂停、胆囊疾病、痛风、静脉血栓等疾病，此外，

请你想一想

请问肥胖症的主要相关因素是什么？

男性患者常并发阳痿不育、前列腺癌、结肠癌等，女性患者常并发闭经不孕、乳腺癌、子宫内膜癌等。

【辅助检查】

（一）肥胖程度和脂肪分布检查

通过检查了解身体皮脂厚度、体脂总量和脂肪分布情况。

1. 体重指数（BMI） 通过测量身高、体重计算出体重指数，是诊断肥胖症最重要的指标。

2. 腰围或腰/臀比 腰围可反映脂肪分布情况，是判断腹部脂肪聚集最重要的指标。腰/臀比＞0.72时为肥胖，当＞1.0（男）或0.9（女）时，即可有明显的并发症。

3. 皮褶厚度测定 用于评定个体肥瘦程度。

4. B超检查 可准确直观地分辨脂肪组织的边界，并能测量出脂肪厚度，有助于判断肥胖的类型，另外还可测定内脏脂肪化程度。

5. CT或MRI检查 能精确测定脂肪分布和量，用于确定肥胖的类型，预测疾病的发展。是评价体内脂肪分布最准确的方法，但不作为常规检查。

（二）实验室检查

实验室检查包括血常规、尿常规、血糖、血脂、肝功能、血尿酸等，以及内分泌功能检查，如抗利尿激素测定、性激素测定、甲状腺功能测定等。另外，也可采用重组人瘦素为标准品，来对血清瘦素水平进行测定，以了解体内脂肪的存储发生情况。

（三）心血管系统检查

心血管系统检查包括血压、眼底、心电图、心功能、血液流变学检查等，以了解心脏受影响程度，及早发现心脏并发症。

（四）头颅影像学检查

用来发现蝶鞍是否扩大，骨质有无明显破坏，以除外继发性肥胖症。

【治疗原则与药物治疗要点】

肥胖症应强调预防重于治疗。治疗关键在减少热量摄取及增加热量消耗。治疗原则是以行为、饮食、运动为主，必要时辅以药物或手术治疗，各种措施综合应用，并及时处理并发及伴发疾病。

（一）制定目标

结合患者实际情况制定合理减肥目标极为重要。

（二）主要治疗

1. 行为治疗 治疗肥胖症的重要环节是长期坚持，应通过宣传教育使患者及其家属正确认识肥胖症及其危害性，从而积极配合治疗，自觉地坚持健康的生活方式和饮食习惯，保持适度的运动。

2. 医学营养治疗 制订能被患者接受、易于长期坚持的个体化营养方案，使体重逐渐降至适当水平并维持。控制好摄入总量，以低热量、低脂肪食物为宜，控制盐的摄入。当摄入的能量低于生理需要量时，才能消耗体内多余的脂肪。但热量过低的饮食患者难以坚持，并可能引起脱发、抑郁、心律失常等，所以科学平衡的营养非常重要，如糖类占总热量的 60% ~ 65%，蛋白质占 15% ~ 20%，脂肪占 25% 左右，还应补充适量的维生素和足够的新鲜蔬菜和水果，为增加饱腹感，可适当增加膳食纤维等。

3. 科学适量运动 科学适量的运动可以有效地防治肥胖症，并降低其各种并发症的发生率。对患者进行科学的运动教育，不可运动过量或不足，需要长期坚持，注意循序渐进，并结合患者具体情况制定运动方式和运动量，有并发症者，如心脑血管疾病、呼吸系统疾病，应慎重运动。

（三）辅助治疗

1. 药物治疗 药物治疗不是肥胖症治疗的主要方法，而是辅助治疗，应配合于医学营养和运动治疗之中。对于严重肥胖患者药物治疗可弥补营养和运动治疗的缺陷，可先用药物减轻体重，然后维持。临床长期用药可能产生药物不良反应及耐药性，因而药物治疗的适应证必须慎重把握，根据患者个体情况权衡利弊，严格在医生的指导下应用。

> **请你想一想**
> 请问药物可作为减肥的主要方法吗？为什么？

目前被国家批准应用于临床的两种药物分别是西布曲明和奥利司他，但仍处于长期追踪和临床评估的过程中。①西布曲明，特异性抑制中枢对去甲肾上腺素和血清素的再摄取，从而减少摄食。不良反应：口干、厌食、头痛、失眠、乏力、便秘、月经紊乱、心率增快和血压增高等。老年人及糖尿病患者慎用，有高血压、心脑血管并发症的患者禁用。血压偏高者应先有效降压后方可使用。该药可产生依赖性。推荐剂量为每天 1 次，1 次 10 ~ 30mg，早餐时服用。②奥利司他，是胃肠道胰脂肪酶、胃脂肪酶抑制剂，减慢胃肠道中食物中的脂肪水解，减少脂肪的吸收，从而达到减肥的目的。不良反应：只出现轻度肠胃胀气、大便次数增多和脂肪便等。奥利司他与食物一起服用才能发挥其效用，故推荐剂量为每天 3 次，每次 120mg，进餐时服用。

2. 外科治疗 临床上有吸脂术、切脂术、空肠回肠分流术、迷走神经切断术、胃气囊术、小胃手术或垂直结扎胃成形术等。手术有一定效果，部分患者获得长期疗效。但也存在风险，如胃肠手术可能并发吸收不良、贫血、消化道狭窄等，故外科手术仅用于重度肥胖、饮食控制与药物治疗无效者。但术前要对患者全身情况做充分评估，特别是糖尿病、高血压和心肺功能不佳者。对明显高血压、心肺功能不佳的患者，不宜采用外科手术治疗。

3. 其他治疗 近年来，通过改变肥胖症患者对肥胖不恰当的认知模式，矫正不良的进食方式、活动方式，可使其治疗事半功倍，心理治疗技术也已经取得了一定的经验和效果。

另外，还有中药治疗，如防风通圣丸、荷叶散、大黄片等。也有针灸、穴位埋线、推拿、气功、拔罐等方法治疗肥胖症，但疗效还需进一步观察。

实训七　血糖的测量 微课

一、实训目的

1. 熟练掌握血糖仪测定血糖的操作步骤，并能够独立、正确、规范地进行血糖的测量。

2. 能够对血糖的测定结果做出正确合理的判断。

3. 逐渐树立学生热爱岗位、关心患者的职业修养。

二、实训器材和步骤

（一）实训器材

血糖仪、血糖试纸、75％医用酒精棉球、一次性使用采血针、医用棉签。

（二）实训步骤

1. 安装血糖仪试纸，调整校正码。

2. 用酒精棉球消毒手指，待干。

3. 拔去采血针的保护杆，穿刺采血，一次性吸入试纸足量的血。

4. 等待显示测试结果后，记录数据。

5. 丢掉针头和试纸，整理用物。

三、实训方法

1. 将学生分成若干小组（每组6～8人），教师给每个小组分发实训器材。

2. 教师和一名同学演示血糖测定的步骤。

3. 同学们分组练习血糖测定的方法，并对测试的结果做出合理的诊断。

四、思考题

1. 诊断糖尿病的主要依据是什么？

2. 糖尿病的典型临床表现有哪些？急、慢性糖尿病的并发症有哪些？

3. 胰岛素的适应证有哪些？简述胰岛素制剂的分类及制剂名称。

目标检测

一、单项选择题

1. 甲亢最常见的病因是（ ）。
   A. 垂体 TSH 腺瘤
   B. 多结节性毒性甲状腺肿
   C. 弥漫性毒性甲状腺肿
   D. 桥本甲状腺炎
   E. 碘甲亢

2. 不属于甲状腺毒症表现的是（ ）。
   A. 多食易饥
   B. 怕热多汗
   C. 心悸、气促
   D. 舌、手粗震颤
   E. 烦躁易怒

3. 最有助于甲亢诊断的甲状腺体征是（ ）。
   A. 甲状腺对称性肿大
   B. 甲状腺触诊震颤和听诊有血管杂音
   C. 甲状腺表面光滑
   D. 甲状腺质地柔软
   E. 甲状腺表面有结节

4. 目前诊断甲亢最敏感的指标是（ ）。
   A. 基础代谢率测定
   B. 甲状腺摄^{131}I 率测定
   C. 甲状腺激素测定
   D. 血清促甲状腺激素测定
   E. 甲状腺放射性核素扫描

5. 通过破坏甲状腺滤泡而使其萎缩，导致甲状腺激素合成分泌减少的药物是（ ）。
   A. 甲硫氧嘧啶
   B. 丙硫氧嘧啶
   C. 甲巯咪唑
   D. 卡比马唑
   E. ^{131}I

6. 奥利司他是通过什么作用来治疗肥胖症的（ ）。
   A. 抑制食欲
   B. 抑制吸收
   C. 促进代谢
   D. 增加饱腹感
   E. 抑制睡眠

7. 导致 2 型糖尿病死亡的主要原因是（ ）。
   A. 感染
   B. 下肢坏疽
   C. 神经病变
   D. 视网膜病变
   E. 心、脑血管并发症

8. 下列属糖尿病急性并发症的是（ ）。
   A. 糖尿病酮症酸中毒
   B. 感染
   C. 冠心病
   D. 脑血管疾病
   E. 肾功能衰竭

9. 可引起糖尿病患者口中有重金属味的药物是（ ）。
   A. 甲苯磺丁脲
   B. 格列苯脲
   C. 二甲双胍
   D. 阿卡波糖
   E. 胰岛素

10. 胰岛素主要不良反应是（ ）。

   A. 低血糖反应   B. 过敏反应   C. 胰岛素抵抗

   D. 屈光反射   E. 荨麻疹

11. 体重增加超过标准体重多少即为肥胖症（   ）。

   A. 10%   B. 20%   C. 30%

   D. 40%   E. 50%

二、多项选择题

1. 葡萄糖耐量试验抽取静脉血的时间有（   ）。

   A. 空腹   B. 喝糖水后 30 分钟

   C. 喝糖水后 60 分钟   D. 喝糖水后 120 分钟

   E. 喝糖水后 180 分钟

2. 下列哪项是糖尿病的并发症（   ）。

   A. 冠心病   B. 高血压

   C. 糖尿病酮症酸中毒   D. 高渗高血糖综合征

   E. 乳酸性酸中毒

3. 下列属于磺脲类的口服降糖药有（   ）。

   A. 甲苯磺丁脲   B. 格列吡嗪   C. 格列齐特

   D. 苯乙双胍   E. 阿卡波糖

4. 糖尿病的"三多一少"表现是（   ）。

   A. 多尿   B. 多饮   C. 多食

   D. 消瘦   E. 体重增加

5. 下列哪些是肥胖引起的（   ）。

   A. 冠心病   B. 胆囊炎   C. 糖尿病

   D. 食管癌   E. 高血压

（李　丽）

书网融合……

 微课   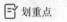 划重点   自测题

第九章　结缔组织疾病

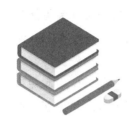

岗位情景模拟

　　情景描述　患者，男性，48岁。近20年来反复出现四肢多关节疼痛，以双膝、双肘及左踝关节明显，活动时症状加剧，偶有发热，伴晨僵。近10年来症状反复发作，逐渐加重，且出现肘关节屈曲畸形。"类风湿因子"定量示：类风湿因子107.5IU/ml，肘及左踝关节DR示：双肘关节及左踝关节骨质疏松，关节缘骨质增生，关节间隙狭窄。

　　讨论　1. 该患者考虑哪种结缔组织疾病？

　　　　　　2. 该患者的治疗原则是什么？

　　结缔组织疾病是泛指结缔组织受累的疾病，包括系统性红斑狼疮、类风湿关节炎、硬皮病、皮肌炎及干燥综合征等。结缔组织疾病具有某些临床、病理学及免疫学方面的共同特征，如多系统受累（即皮肤、关节、肌肉、心、肾、造血系统、中枢神经等可同时受累），病程长，病情复杂，可伴发热、关节痛、血管炎、血沉增快、γ球蛋白增高等。应用糖皮质激素和免疫抑制剂等治疗有效。

第一节　类风湿关节炎

PPT

　　类风湿关节炎（RA）是一种慢性、进行性的以累及周围关节为主的多系统、炎症性自身免疫病。其特征性表现为对称性、多个周围性关节的慢性炎症病变。关节肿痛呈发作与缓解交替进行，早期表现为关节肿痛，当炎症破坏软骨和骨质时，出现关节强直、畸形和功能障碍。本病可伴有关节外的系统性损害。多数患者活动期血清中出现类风湿因子。发病年龄多在 35～50 岁，女性为男性的 2～3 倍，是造成我国人群丧失劳动力与致残的主要病因之一。

【病因与发病机制】

本病病因和发病机制尚不清楚，可能与感染、遗传等因素有关。

（一）感染

类风湿关节炎的发病和分布不具有典型的感染性疾病的流行病学特征，但感染因子可能引起携带某种基因的易感个体而患病。变异变形杆菌和结核分枝杆菌可能是与类风湿关节炎最为相关的两类细菌。在病毒感染与类风湿关节炎的关系中，以 EB 病毒的研究最多。侵入机体的感染因子作用于滑膜和淋巴细胞，引发自身免疫反应，产生自身抗体，称类风湿因子（RF）。RF 作为一种自身抗原与体内变性的 IgG 引起免疫反应，形成抗原-抗体复合物沉积在滑膜组织上，激活补体，引起关节滑膜炎症，使软骨和骨质破坏加重。

（二）免疫遗传因素

目前有人类白细胞抗原（HLA）系统及共同表位学说、自身抗体 T 细胞受体学说、细胞凋亡学说等从免疫学角度解释其发病过程。

（三）其他

寒冷、疲劳、创伤、精神因素等可为本病的诱发因素。

【临床表现】

类风湿关节炎的起病可急可缓，多数患者起病缓慢而隐匿，临床特征为慢性、多发性、对称性、反复发作的四肢小关节炎。在出现明显的关节症状前可有低热、乏力、全身不适、体重下降、纳差等症状。

（一）关节表现

大多数呈对称性的多关节炎症，受累的关节以双手小关节，尤其近端指间关节及掌指关节、腕和足关节最常见，大关节也常受累。一般大关节受侵犯时无症状期较短，小关节病变的无症状期长。

1. 晨僵 病变关节在静止不动后出现较长时间（至少 1 小时）僵硬，如胶黏样感觉，活动受限，尤其早晨更为明显，经活动后症状减轻，称为"晨僵"。95% 以上的患者有晨僵表现，其持续时间与关节炎症的程度成正比，是观察本病活动性的指标之一。

2. 疼痛及压痛 关节痛往往是最早的关节症状，最常出现的部位为腕关节、掌指关节、近端指间关节，其次是趾、膝、踝、肘、肩等关节。多呈对称性、持续性疼痛，并伴压痛。

3. 关节肿胀 凡受累关节均可肿胀，常见的部位为腕关节、掌指关节、近端指间关节、膝关节，呈对称性。多由关节腔内积液或关节周围软组织炎症引起。关节炎性肿大而附近肌肉萎缩，关节呈梭形。

4. 关节畸形 多见于较晚期患者。由于滑膜炎破坏了软骨和软骨下的骨质结构，造成关节纤维性或骨性强直，又因关节周围的肌腱、韧带损害，使关节不能保持在正常位置，出现手掌指关节的半脱位如尺侧偏斜（图 9 - 1）、屈曲畸形或"天鹅颈"样不同程度的畸形，并伴有关节周围肌肉萎缩、痉挛。骨折可发生于伴有骨质疏松者。

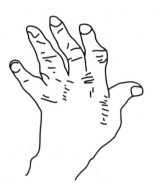

图 9 - 1 手掌梭形肿胀

5. 功能障碍 关节肿痛和关节结构破坏而引起功能障碍，严重病例可累及颞下颌关节。早期表现为讲话或咀嚼时疼痛加重，不能洗漱、进食，严重者有张口受限；当病变侵及脊柱时，最常受累部位为颈椎，小关节及其周围腱鞘受累出现颈痛，严重的患者出现脊髓受压。

（二）关节外病变

1. 类风湿结节 类风湿结节是本病较特异的表现，多位于关节隆突部位及受压部位的皮下，如肘鹰嘴突附近、枕、跟腱等处，其大小不一，直径由数毫米至数厘米，质硬，无压痛，结节成对称分布，其出现提示病情活动。

2. 类风湿性血管炎 可出现在任何系统，表现为甲床或指端小血管炎，少数患者发生缺血性坏死。侵犯肺部表现为胸膜炎、间质性肺炎和肺泡炎、肺间质纤维化；累及心脏常见的是心包炎，也可表现为心肌炎、心内膜炎、冠状动脉炎、心脏瓣膜病等；神经受累表现为周围神经炎；累及眼部造成巩膜炎，严重者因巩膜软化而影响视力。

3. 其他 30%～40%的患者出现口、眼干燥综合征等表现，部分患者出现小细胞低色素性贫血。

【辅助检查】

（一）血液检查

轻度至中度贫血，以正细胞低色素性较常见，病情活动时血小板持续升高超过 300×10^9/L，血小板计数水平不仅能反映病情活动，还可作为判断疗效的指标。血沉（ESR）加快，C 反应蛋白（CRP）升高。

（二）类风湿因子（RF）

70%患者血清中 RF 阳性，其滴度与本病的活动性和严重性有关。RF 可出现在多种疾病中，5%的正常人也可出现，因此 RF 阳性必须结合临床表现，才能诊断本病。

（三）关节滑液检查

患者关节腔内滑液增多，其中的白细胞明显增多，达（5～50）$\times 10^9$/L，且以中性粒细胞为主。

（四）影像学检查

X 线检查对本病的诊断、分期及病情监测均很重要。CT 检查的优点是对关节间隙的分辨能力强，对软组织的分辨能力远高于常规 X 线片。CT 对股骨头塌陷的检查也有 X 光片不能替代的价值。MRI 可用于对脊柱病变的诊断。

（五）类风湿结节的活检

其典型的病理改变有助于本病的诊断。

你知道吗

美国风湿病学会 1987 年修订的类风湿关节炎诊断分类标准

1. 晨僵至少 1 小时（≥6 周）
2. 3 个或 3 个以上关节肿（≥6 周）
3. 腕关节、掌指关节或近端指间关节肿（≥6 周）
4. 对称性关节肿（≥6 周）
5. 皮下类风湿结节
6. 手部 X 线改变（至少有骨质疏松和关节间隙狭窄）
7. 类风湿因子阳性（滴度 >1 : 32）

具备上述 7 项中的 4 项即可诊断为类风湿关节炎。

【治疗原则与药物治疗要点】

类风湿关节炎的治疗原则为控制炎症，缓解症状，恢复关节功能；目的是控制病情进展，保持关节功能和促进已破坏的关节骨的修复。治疗措施包括一般治疗、药物治疗、外科手术治疗。

（一）一般治疗

急性期卧床休息，关节制动（急性期）；功能锻炼（恢复期），防止肌肉萎缩。

（二）药物治疗

1. 非甾体抗炎药　有抗炎止痛作用，是非特异性的对症治疗药物。常用药物有布洛芬、阿司匹林、吲哚美辛（消炎痛）等。

2. 慢作用抗风湿药　起效时间长，有控制病情进展的可能，同时又有抗炎作用，多与非甾体抗炎药联合应用。常用药物有甲氨蝶呤、柳氮磺吡啶、青霉胺、雷公藤总甙、金制剂、环磷酰胺、环孢素等。

3. 糖皮质激素　有较强的抗炎作用，能迅速缓解症状，但不能根本控制疾病，停药后症状易复发，长期用药易出现不良反应，不作为首选药。本药适用于有关节外症状或关节炎明显而又不能为非甾体抗炎药所控制或慢作用抗风湿药起效的患者。常用药物有泼尼松，30 ~ 40mg/d，口服，症状控制后递减，以 10mg/d 或低于 10mg/d 维持。

（三）外科手术治疗

手术治疗包括滑膜切除术和关节置换术，滑膜切除术适用于药物治疗效果不佳的患者，后者针对较晚期有畸形并失去功能的关节。

请你想一想

类风湿关节炎患者的药物治疗常用哪几类药物？

第二节　系统性红斑狼疮

PPT

系统性红斑狼疮（SLE）是一种自身免疫性结缔组织疾病，此病能累及身体多系统、多器官，在患者血清中能找到抗核抗体等多种自身抗体。

【病因与发病机制】

目前认为是有感染、免疫、遗传缺陷、性激素、药物等的多种因素引起的自身免疫性疾病。

（一）遗传因素

SLE 与 HLA – Ⅱ类基因（主要 DQ）及Ⅱ类基因（C4AQ）密切相关。一级或二级亲属患有 SLE 或其他自身免疫性疾病，患病概率比一般人群高数百倍。

（二）性激素

SLE 在育龄期女性发病率高。动物实验发现雌激素可加重患病小鼠的病情，而雄激素则可缓解病情。提示雌激素与 SLE 发病有关。

（三）环境因素

日光、紫外线、寒冷、外伤、手术、妊娠、感染、过度劳累、营养不良、精神创伤和药物（青霉素、抗结核药物、降血压药物、特比萘芬）。

发病机制为可能是具有遗传素质的个体在各种因素的作用下，机体免疫功能紊乱，导致系统的调节失常，使抑制性 T 淋巴细胞功能受损，而 B 淋巴细胞功能亢进，产生过量的自身抗体，通过多种类型的变态反应（主要为Ⅱ型和Ⅲ型）引起全身组织、器官的损伤。

【临床表现】

系统性红斑狼疮（SLE）是一种全身性疾病，病情复杂多样，起病方式不一，可多个器官同时受累，其主要表现如下。

（一）全身表现

以中热、低热等发热为主。高热者稽留热为多；长期发热者，呈不规则热，或高热、低热交替出现。此外可伴有疲乏、体重下降等。

（二）皮肤及黏膜表现

颧面部蝴蝶状红斑和甲周、指端水肿性红斑为 SLE 特征表现。光敏感，部分患者遇阳光即出现面部发红或出现阳光过敏性皮疹。伴黏膜损害，累及口唇、舌、颊等，出现无痛性黏膜溃疡。

（三）雷诺现象

两手、足对称地按发白、发绀、潮红顺序相继出现，由寒冷诱发，多在冬天出现。

（四）浆膜炎

急性发作期可出现多发浆膜炎。

（五）关节炎

常为关节及肌肉疼痛，多出现在四肢，呈游走性、对称性。受累部位多见的有近端指关节、掌指关节、腕、肘、膝、趾节等。

（六）血管炎

四肢可出现大片瘀点。指端、趾尖凹陷、溃疡、坏死。极少数能引起足背动脉闭塞性脉管炎，伴剧痛。

（七）心脏表现

可伴有心包炎、心肌炎、心内膜炎，偶有心衰。可有胸闷、胸痛、气短、心悸等。

（八）肺部表现

干咳、气促，可伴发热、胸腔积液，肺损害严重者甚至出现呼吸衰竭。

（九）肾脏表现

较早而常见，是最重要的内脏损害，也是系统性红斑狼疮致死的主要原因。临床可见蛋白尿、血尿、管型尿，并伴有水肿、高血压、氮质血症等。后期肾功能损害可出现肾病综合征，严重者可出现肾功能衰竭而致死亡。

（十）神经系统表现

可引起各种精神障碍，如烦躁、失眠、幻觉、猜疑、妄想、强迫观念等；头痛和偏头痛是较早出现的症状，狼疮性脑炎、狼疮性脑膜炎患者可有头痛、恶心、呕吐、癫痫样抽搐、昏迷、惊厥，可引起偏瘫、截瘫等。

（十一）消化系统表现

可表现为食欲减退、腹痛、腹泻、呕吐等。

（十二）眼部表现

可引起眼底变化导致视觉障碍。

（十三）抗磷脂抗体综合征（APS）

血清中出现抗磷脂抗体，引起动静脉血栓形成，血小板减少，习惯性自发性流产，月经不调等表现。

你知道吗

美国风湿病学会 1997 年修订的分类标准

1. 颊部红斑　　　　2. 盘状红斑　　　　3. 光过敏

4. 口腔溃疡　　　　5. 关节炎　　　　　6. 浆膜炎

7. 肾脏损害　　　　8. 神经病变：癫痫发作或精神病。

9. 血液异常：溶血性贫血、白细胞减少、淋巴细胞减少或血小板减少。

10. 免疫学异常：抗 dsDNA 抗体阳性，或抗 Sm 抗体阳性，或抗磷脂抗体阳性，或持续 6 个月的抗梅毒血清试验假阳性，三者具备一项。

11. 抗核抗体阳性

具备上述 11 项中的 4 项，排除感染、肿瘤以及其他结缔组织疾病后，即可诊断为 SLE。

【辅助检查】

（一）一般检查

血、尿常规检查，肝、肾功能及血沉的测定。病情活动时血沉增快，血细胞或血小板减少，贫血。肾脏受累时可有蛋白尿、血尿、管型尿等。肝脏受累可有肝功能异常。

（二）自身抗体检测

对于临床疑似系统性红斑狼疮的患者应行免疫学自身抗体检测。ACR 修订的系统性红斑狼疮分类标准中，免疫学异常和自身抗体阳性包括：抗 Sm 抗体、抗 dsDNA 抗体、抗心磷脂抗体和 ANA 阳性。

（三）影像学检查

超声主要用于发现系统性红斑狼疮引起的心包积液、心肌及瓣膜病变、肺动脉高压等。胸部高分辨率 CT 有助于肺间质病变的发现与随访。头部磁共振成像（MRI）主要用于监测脑血管及脑实质的病变。

（四）狼疮带试验

免疫荧光法检测皮肤真皮和表皮交界处是否有 IgG 沉积带，如有 IgG 沉积诊断意义较大。

（五）肾活检

对狼疮肾炎的诊断、治疗和预后均有价值。

【治疗原则与药物治疗要点】

由于系统性红斑狼疮是一种多系统损害的慢性自身免疫性疾病，目前虽不能根治，但经过专科医师的科学指导，能得到很好地控制。临床中主要以早期、积极、综合治疗为主，治疗措施个体化为原则，对系统性红斑狼疮患者进行疾病教育、医学营养治疗、运动治疗和药物治疗等。

（一）一般治疗

加强疾病宣教，保持乐观情绪，劳逸结合，动静结合；及时去除对日常生活中能够诱发或加重系统性红斑狼疮的各种因素，如避免日光暴晒，避免接触致敏的药物（染发剂和杀虫剂）和食物，减少刺激性食物的摄入，尽量避免手术和美容，不宜口服避孕药等。

（二）药物治疗

1. 非甾体抗炎药　如乐松、西乐葆等。适用于有低热、关节痛、皮疹、心包炎及胸膜炎的患者；对患有神经精神症状者可给予降颅压、抗癫痫、抗抑郁等治疗。

2. 糖皮质激素　如泼尼松或甲泼尼龙。根据病情选用不同的剂量和剂型，因激素的不良反应有库欣征、糖尿病、高血压、抵抗力低下并发的各种感染、应激性溃疡、无菌性骨坏死、骨质疏松及儿童生长发育迟缓或停滞等，所以需遵医嘱服用。

3. 免疫抑制剂　如环磷酰胺或霉酚酸酯。对肾炎、肺出血、中枢神经系统病变、血管炎和自身免疫性溶血性贫血者有效。不良反应有消化道不适（恶心、呕吐等）、骨髓抑制、肝脏损害、出血性膀胱炎、脱发、闭经和生育能力降低等。

请你想一想

系统性红斑狼疮患者的药物治疗常用哪几类药物？

4. 大剂量免疫球蛋白冲击，血浆置换　适用于重症患者，常规治疗不能控制或不能耐受，或有禁忌证者。

5. 生物制剂　如利妥昔单抗。是治疗系统性红斑狼疮的新型药物。

目标检测

一、单项选择题

1. 类风湿关节炎多系统损害中发生率最高的是（　　）。
   A. 肾脏　　　　　　　　B. 关节　　　　　　　　C. 心血管
   D. 肺和胸膜　　　　　　E. 皮肤

2. 类风湿关节炎的处理措施不正确的描述是（　　）。
   A. 急性期不应卧床休息　　　　B. 保持关节的功能位
   C. 合理应用非药物止痛措施　　D. 创造舒适环境
   E. 遵医嘱用药

3. 类风湿关节炎除关节受损外还有关节外病变，主要是（　　）。
   A. 中度贫血　　　　　　B. 血沉快　　　　　　　C. 抗 Sm 抗体（＋）

    D. 低热   E. 类风湿结节

4. 可判断类风湿关节炎活动度指标的是（   ）。

    A. 关节疼痛   B. 关节肿胀   C. 晨僵

    D. 关节畸形   E. 关节功能障碍

5. 类风湿关节炎患者消炎止痛常选用（   ）。

    A. 泼尼松   B. 布洛芬   C. 环磷酰胺

    D. 异烟肼   E. 硝苯地平

6. 类风湿关节炎的基本病理改变是（   ）。

    A. 软组织炎   B. 肌炎   C. 滑膜炎

    D. 肌腱炎   E. 骨膜炎

7. 下列哪一个不是类风湿关节炎的病因（   ）。

    A. 遗传因素   B. 感染   C. 性激素

    D. 输血   E. 以上都是

8. 系统性红斑狼疮好发于（   ）。

    A. 老年人   B. 幼儿   C. 青年男性

    D. 青年女性   E. 中年男性

9. 系统性红斑狼疮是一种（   ）。

    A. 感染性疾病   B. 自身免疫性疾病   C. 传染性疾病

    D. 遗传性疾病   E. 中毒性疾病

10. 系统性红斑狼疮发病一般不累及（   ）。

    A. 皮肤黏膜   B. 肾脏   C. 血液

    D. 内分泌   E. 心血管

11. 系统性红斑狼疮的特征性皮肤损伤是（   ）。

    A. 环形红斑   B. 蝶形红斑   C. 盘状红斑

    D. 网状青斑   E. 紫癜

12. 诊断系统性红斑狼疮最有意义的是（   ）。

    A. 抗双链 DNA 抗体   B. 抗核抗体   C. 抗 Sm 抗体

    D. 抗磷脂抗体   E. 抗核糖体 RNA 抗体

13. 系统性红斑狼疮的首选治疗药物是（   ）。

    A. 肾上腺糖皮质激素   B. 细胞毒药物   C. 环孢素

    D. 雷公藤多甙   E. 免疫球蛋白

14. 患者，女性，24 岁，长期口腔溃疡，低热、关节酸痛，皮肤紫癜，血小板减少，抗核抗体、抗双链 DNA 抗体阳性，应首先考虑的诊断是（   ）。

    A. 风湿性关节炎   B. 类风湿关节炎   C. 皮肌炎

    D. 系统性红斑狼疮   E. 特发性血小板减少性紫癜

15. 患者，女性，33 岁。有系统性红斑狼疮病史 5 年，一直服用药物治疗，最近主诉视力下降，可能因为服用了（　　　）。

　　A. 阿司匹林　　　　　　　B. 吲哚美辛　　　　　　C. 抗疟药

　　D. 布洛芬　　　　　　　　E. 地塞米松

二、多项选择题

1. 常用的类风湿关节炎药物种类有（　　　）。

　　A. 非甾体消炎药　　　　　B. 慢作用抗风湿药　　　C. 糖皮质激素

　　D. 利尿药　　　　　　　　E. 降压药

2. 系统性红斑狼疮的临床活动指标包括（　　　）。

　　A. 发热　　　　　　　　　B. 血沉快　　　　　　　C. 血补体 C3 降低

　　D. 狼疮脑　　　　　　　　E. 溶血性贫血

3. 关于系统性红斑狼疮的描述正确的是（　　　）。

　　A. 青年女性多见，尤以育龄女性为多

　　B. 临床表现可有典型面部蝶形红斑

　　C. 病因不明，可能与精神刺激、创伤等应激因素有关

　　D. 受累脏器只有肾脏，约半数患者有狼疮性肾炎

　　E. 反复发作，常迁延不愈

（李浩瑜）

书网融合……

划重点　　　自测题

第十章 神经系统疾病

学习目标

知识要求

1. **掌握** 脑梗死、脑出血的治疗原则和药物治疗要点。
2. **熟悉** 脑梗死、脑出血的临床表现和辅助检查。
3. **了解** 脑梗死、脑出血的病因与发病机制。

能力要求

1. 能够与服务对象进行良好的沟通。
2. 具备对脑梗死、脑出血患者的处方进行审核及按处方正确配发药物的能力。

岗位情景模拟

情景描述 张先生，55岁，既往有高血压、动脉粥样硬化病史。2小时前因情绪激动后出现剧烈头痛，喷射样呕吐，测血压200/160mmHg，意识障碍，大、小便失禁，头颅CT显示高密度影像。

讨论 1. 该患者考虑哪种神经系统疾病？
　　　 2. 该患者的治疗原则是什么？

神经系统疾病是由于感染、血管病变、外伤、肿瘤、中毒、代谢障碍和遗传等原因引起脑、脊髓和周围神经的疾病。神经系统疾病的主要临床表现有意识障碍、感觉障碍、运动障碍、视觉障碍、听觉障碍等。

第一节 脑梗死

PPT

一、脑血栓形成

脑血栓形成主要是在脑动脉粥样硬化的基础上，血管管腔狭窄、闭塞，进而发生血栓形成，从而造成相应局部脑供血中断，引起脑组织缺血、缺氧、软化坏死，并出现相应的神经系统症状和体征。脑血栓形成多见于50~60岁以上高血压患者，男性稍多于女性，为脑血管疾病中最常见的类型。

【病因与发病机制】

脑血栓形成最常见的病因是脑动脉粥样硬化，高血压、糖尿病、高脂血症、肥胖等是引起动脉粥样硬化发展的因素（图10-1、图10-2）。少见的病因有各种动脉炎、先天性动脉狭窄、血液高凝状态、红细胞增多症、心脏病等。也可见于脑外伤后引起的脑血管痉挛。少数病例病因不清。

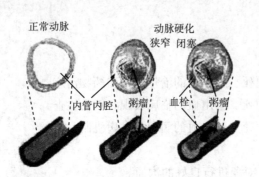

图 10-1　动脉硬化示意图

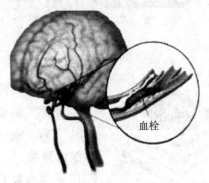

图 10-2　脑血栓形成示意图

脑动脉壁粥样硬化是脑血栓形成的基础，当血液黏滞性增高、血流速度缓慢、血压下降和心功能不全时，造成血中纤维素、血小板等血中有形成分黏附、沉积形成血栓，阻塞血管，引起相应脑组织缺血、缺氧而发病。如血栓形成缓慢，管腔狭窄未达80%以上，且侧支循环代偿建立，则不出现症状，否则可引起脑血栓形成的相应表现。脑血栓形成多发生在颈内动脉系统的动脉分叉部和（或）弯曲部，如颈内动脉、大脑中动脉起始处等。脑血栓形成治疗时间窗包括：①再灌注时间窗：发病后3~4小时内，最多不要超过6小时，进展性卒中可以相应延长。②神经细胞保护时间窗：神经保护药物可防止和减轻脑损伤，改善预后，可延长至发病数小时甚至数日。

你知道吗

短暂性脑缺血发作

短暂性脑缺血发作是指各种原因造成脑动脉一过性或短暂性供血障碍，导致局灶性神经功能受损，症状持续一般不超过1小时，最长不超过24小时，不遗留神经功能缺损的症状和体征。短暂性脑缺血发作是脑梗死的重要危险因素。

【临床表现】

本病好发于中老年人，患者多伴有高血压、冠心病、高血脂和糖尿病等，以及吸烟、饮酒等不良生活习惯。常于安静状态下或睡眠中发病，起病缓慢，症状多在发病后10小时或1~2天达到高峰，以偏瘫、失语、偏身感觉障碍和共济失调等局灶定位症状为主，部分患者可有头痛、呕吐、意识障碍等。临床上常见类型如下。

1. 完全型　指发病6小时内症状即达高峰，常有严重的神经功能缺失症状，甚至昏迷。

2. 进展型　指发病后48小时内病情呈阶梯式进展加重。

3. 缓慢进展型　指发病2周后病情仍然进展中。此型与脑血流量减少、侧支循环代偿不良，血栓向近心端逐渐扩展有关。

4. 可逆性缺血性神经功能缺失　指脑缺血症状较轻，持续 24 小时以上，但在 3 周内明显恢复，不留后遗症。

【辅助检查】

1. 一般检查　血常规、血糖、血脂、血液流变学和心电图等。

2. 影像学检查　CT 检查可在发病 24 小时后发现低密度梗死区；MRI 可早期发现梗死灶和微小病灶；脑血管造影可显示血栓形成的部位、程度及侧支循环。

【治疗原则与药物治疗要点】

1. 急性期　重视超早期治疗，改善脑缺血，终止病情发展；积极防治缺血性脑水肿；防治各种并发症的发生。具体治疗如下。

（1）一般处理　包括：①卧床休息，注意加强口腔、皮肤、呼吸道及大、小便的护理，防治压疮和呼吸道感染，保持水、电解质平衡；②稳定血压，一般不主张在急性期使用降压药，以免因血压骤降导致脑血流灌注不足而加重脑梗死；③降低颅内压，防治脑水肿。脑水肿有引起脑疝的危险，故应积极防治。脑水肿高峰期一般在发病后 3 ~ 5 天，临床上常用 20% 甘露醇 125 ~ 250ml 快速静脉滴注，6 ~ 8 小时一次，心、肾功能不全者慎用。

（2）溶栓治疗　适用于超早期及进展期患者。目前临床上常用药物与用法有：①尿激酶，100 万 ~ 150 万 IU，溶于生理盐水 100 ~ 200ml 中，持续静脉滴注 30 分钟；②组织型纤溶酶原激活剂（rt – PA）每次量为 0.9mg/kg，总量 <90mg。

> **请你想一想**
>
> 脑栓塞病人的再灌注时间窗是什么时候？

（3）抗凝治疗　适用于进展性非出血性梗死的患者，禁用于有出血倾向、溃疡病史、严重高血压等患者。目前临床上常用肝素、低分子量肝素和华法林等。治疗期间应注意监测凝血时间和凝血酶原时间，并备有维生素 K 和鱼精蛋白等对抗剂。

（4）抗血小板聚集治疗　选用阿司匹林、双嘧达莫、氯吡格雷、西洛他唑等。

（5）脑保护治疗　选用尼莫地平、盐酸氟桂嗪、依达拉奉、维生素 E、细胞色素 C、胞磷胆碱、脑活素等。

（6）中医治疗　活血化瘀、通经活络。常用丹参、川芎、黄芪、红花等。

（7）手术治疗　开颅减压术、颈动脉内膜切除术、颅内外动脉吻合术等手术。但临床上要严格掌握手术适应证。

2. 康复期治疗　目的促进神经功能恢复，降低致残率，提高生活质量。临床上应尽早进行康复治疗，如按摩、针灸、理疗、肢体功能训练等，注意避免疾病的危险因素。

二、脑栓塞

脑栓塞是指血液中各种栓子（如心脏附壁血栓、动脉粥样硬化斑块、脂肪或空气等）随血流进入脑动脉，造成血流中断而引起相应血供区的脑功能障碍。脑栓塞占脑卒中 15% ~ 20% 。

【病因与发病机制】

根据栓子的来源分为以下三类。

1. 心源性 是脑栓塞最常见的病因，多发于患有心房颤动、风湿性心脏瓣膜病、感染性心内膜炎的患者。

2. 非心源性 心脏以外的栓子随血流进入颅内引起的栓塞，常见原因有：主动脉弓和颅外动脉的动脉粥样硬化斑块、附着物脱落引起的栓塞；脂肪栓塞；空气栓塞；癌栓塞；感染性栓塞等。

3. 来源不明 少数病例查不到栓子的来源。

【临床表现】

任何年龄均可发病，与风湿性心脏病有关的以中青年居多，与冠心病及大动脉粥样硬化有关的以中老年多见。脑栓塞以活动中突发常见，起病急骤，数秒钟内达高峰。多属完全脑卒中，个别在数小时内呈阶梯式进行性恶化，为反复栓塞所致。临床表现可见局限性抽搐、偏瘫、偏盲、偏身感觉障碍、失语等，多有意识障碍，轻者逐渐恢复，重者昏迷、全身抽搐。栓子来源未消除可反复发作，感染性栓塞可引起颅内感染，病情较重。

【辅助检查】

1. CT 检查 可在发病 24 小时后出现低密度梗死区。

2. 脑脊液检查 大面积梗死脑脊液压力增高，如非必要，应避免此项检查。感染性栓塞可见白细胞增高；脂肪栓塞可见脂肪球；出血性梗死时脑脊液可呈血性或见红细胞。

【治疗原则与药物治疗要点】

脑部病变的治疗与动脉硬化性脑梗死相同，强调早期脱水降低颅内压治疗；因心源性脑栓塞的梗死区极易出血，故慎用抗凝治疗。注意必须严格掌握时间窗进行溶栓治疗，若梗死面积 >1/3 大脑半球则禁止溶栓。急性期应卧床休息数周，以避免心源性脑栓塞再发。注重原发病的治疗，防止脑栓塞复发。

> **请你想一想**
>
> 降低颅内压常用的代表药物是什么？使用时有何注意事项？

第二节 脑出血

PPT

脑出血是指原发性非外伤性脑实质出血，又称脑溢血，占全部脑血管疾病的 20% ~ 30% ，多发生在大脑半球，是死亡率最高的脑血管疾病（图 10 - 3）。

【病因与发病机制】

目前认为脑出血的最主要病因是高血压或长期高血压和脑动脉硬化并存，多在剧

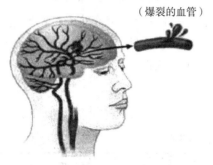

（爆裂的血管）

图 10 - 3 脑出血示意图

烈运动、突然用力、情绪激动等情况下诱发，造成血液进入脑组织形成血肿，脑血肿压迫及颅内压升高，脑组织移位而脑疝形成，最终危及患者生命。

其他病因还可见于：先天性脑内小动脉畸形或脑动脉瘤、脑动脉炎、血液病、临床抗凝或溶栓治疗、脑肿瘤侵袭血管壁破裂出血等。脑出血多发生在大脑半球，尤其是基底核的壳核及内囊区，其次是脑叶，少数在脑干和小脑。

请你想一想

导致脑出血最常见的病因是什么？

【临床表现】

（一）临床特点

本病好发于 50 岁以上高血压患者，冬季多发。常因剧烈运动、突然用力、情绪激动等诱发，起病急，病情重，致残率和死亡率高，症状可见剧烈头痛、喷射样呕吐、意识障碍、肢体瘫痪、大小便失禁等。主要体征有血压显著增高、双侧瞳孔不等大、脑膜刺激征阳性和病理反射阳性等。

（二）不同部位脑出血的临床表现

1. 基底节区出血 约占全部脑出血的 70%，其中壳核出血占 60%，丘脑出血占 10%。此区出血病情轻重不一，轻者多为小量出血，主要表现为"三偏征"，即有对侧肢体中枢性偏瘫、偏身感觉障碍和偏盲，同时伴有头痛、呕吐、意识障碍轻或无。重者多为大量出血，一旦发生，主要表现为深昏迷、反复呕吐、呼吸鼾声、双侧瞳孔不等大，两眼同向偏斜，凝视出血侧，同时有肢体偏瘫，肌张力降低，病理反射阳性。极重者可出现四肢强直性痉挛，病死率极高。

2. 脑叶出血 约占脑出血的 10%，其中顶叶最常见，颞叶、枕叶、额叶次之。主要表现为头痛、呕吐及脑膜刺激征，同时可伴有受损脑叶的局灶定位症状，如额叶出血（偏瘫、运动性失语等）；枕叶出血（视野缺损）；颞叶出血（感觉性失语等）。

3. 脑桥出血 约占脑出血的 10%。轻者表现为单侧脑桥损害，引起交叉性瘫痪，双目凝视患侧，无意识障碍。重者表现为双侧脑桥损害，引起患者迅速昏迷，四肢瘫痪，双侧病理反射阳性，双侧瞳孔针尖大小，中枢性高热，去大脑强直等，多数在 24 ~ 48 小时内死亡。

4. 小脑出血 约占脑出血的10%。轻者突然眩晕、频繁呕吐、一侧共济失调、眼球震颤、肢体无明显瘫痪等。重者颅内压迅速增高，可因枕骨大孔疝死亡。

5. 脑室出血 占脑出血的3%～5%。多为脑实质出血破入脑室，称原发性脑室出血。多为少量出血，表现为无意识障碍和神经系统的局灶症状，但有头痛、呕吐、脑膜刺激征。大量出血时，表现为突然昏迷、瞳孔针尖大小、四肢瘫痪、中枢性高热，同时可伴有阵发性强直性痉挛或去大脑强直发作，多迅速死亡，预后极差。

（三）脑出血与其他脑血管疾病的鉴别

脑出血与其他脑血管疾病的鉴别详见表10-1。

表10-1 常见脑血管疾病的鉴别

临床特征	脑血栓形成	脑出血	脑栓塞	蛛网膜下腔出血
始发年龄	60岁以上	50～60岁多见	青壮年	40～60岁多见
主要病因	脑动脉硬化	高血压病	风心病、房颤	脑动脉瘤
起病形式	多在安静时缓慢发生	多在活动时突发	不定，急骤	多在活动时突发
头颅CT	低密度影	高密度影	低密度影	蛛网膜下腔高密度影

【辅助检查】

（一）头颅CT

确诊脑出血的首选检查。CT示高密度出血影，并可显示血肿的部位、大小和形态，但随着血肿液化吸收，密度可逐渐减低为低密度影，注意与脑梗死相鉴别。

（二）MRI检查

对脑干、小脑的出血灶和监测脑出血的演进过程优于CT。

（三）脑脊液检查

脑脊液压力增高，多呈血性。重症依据临床表现可诊断者，不宜进行此项检查，以免诱发脑疝。

（四）脑血管造影

用于脑血管瘤和脑血管畸形的病因诊断。

（五）其他

血常规、血生化、肝功能、肾功能、凝血功能及心电图等检查。

【治疗原则与药物治疗要点】

脑出血的治疗原则是积极采用综合治疗。治疗目的是挽救生命，减轻脑部损害，最大限度恢复肢体、语言等正常功能，提高生活质量。

（一）急性期治疗

其主要治疗原则是积极降低颅内压，控制脑出血，防治脑疝形成。具体措施如下。

1. 一般治疗 发病后尽量避免搬动，以免加重脑出血。严密监测体温、脉搏、呼吸、血压、神志、瞳孔等变化。加强口腔与皮肤护理，保持呼吸道通畅，给予吸氧。对不能进食者，及时给予鼻饲，保证营养供给。

2. 降低颅内压、减轻脑水肿、防治脑疝形成 尽早给予脱水剂治疗是防治脑出血患者急性期死亡的一个重要环节。临床常用20%甘露醇125~250ml，30分钟内快速静脉滴注，每6~8小时1次，疗程7~8天；或用甘油果糖500ml静脉滴注，3~6小时滴完，1~2次/天；或用呋塞米20~40mg静脉滴注，2~4次/天。应用脱水剂时须注意水、电解质和酸碱平衡。

3. 调整血压 在急性期通常不用降压治疗。当血压≥200/110mmHg时，应采取降压措施，使血压维持在略高于发病前水平或180/105mmHg左右，切忌降压过低，以免发生脑供血不足，加重病情。

4. 止血治疗 适用于合并消化道出血或有凝血障碍时。常用药物有卡巴克洛、6-氨基己酸、氨甲环酸、止血酶、西咪替丁等。

5. 维持水、电解质平衡 每天补液应控制在1500~2000ml为宜，多以5%葡萄糖盐水、林格液加等量的10%葡萄糖液或生理盐水为佳。

6. 防止并发症和对症处理 ①压疮：定期翻身，保持皮肤干燥清洁，防治压疮。②肺部感染和泌尿系统感染：对于已发生感染者，应使用抗生素，可根据痰、尿细菌培养和药敏试验结果，选用敏感抗生素，并加强呼吸道和尿道护理。③应激性溃疡：可选用H_2受体阻滞剂，如西咪替丁。④中枢性高热：可行物理降温，也可行药物降温。⑤下肢深静脉血栓形成：主要是抬高患肢、被动运动等。

7. 外科治疗 目的是清除血肿，解除脑疝，挽救生命，适用于生命体征稳定、心肾功能良好者。常用治疗方法为血肿穿刺抽液、脑室引流、开颅清除血肿等。

（二）恢复期治疗

目的是促进瘫痪肢体和失语恢复，提高生活质量。最好在生命体征正常，病情稳定后进行。方法有理疗、针灸、肢体运动和语言训练等。

你知道吗
_____

吞咽障碍的康复方法

患者康复时要进行唇、舌、颜面肌和颈部屈肌的主动运动和肌力训练。进食时注意要先进食糊状或胶胨状食物，少量多餐，逐步过渡到普通食物。进食时一般取坐位，颈部稍前驱以便引起咽反射，利于吞咽。可利用冰冷物质对软腭进行刺激，注重构音器官的运动训练，以改善吞咽功能。

_____

实训八　脑血管疾病典型案例分析

一、实训目的

1. 通过案例分析，加强对脑血管疾病的临床表现及治疗要点的理解。

2. 通过案例讨论，训练学生的临床思维，培养学生分析解决临床问题的能力。

3. 逐渐树立学生热爱岗位、关心患者的职业修养。

二、实训器材

多媒体、典型案例、纸、笔等。本节课案例如下：

案例 1

患者，男性，70 岁。因"右侧肢体麻木、无力 2 天"入院。患者 2 天前晨起出现右侧肢体麻木、无力，口齿不清，步态不稳，自行休息后症状并未缓解，且逐渐加重。既往高血压病史 10 余年，无系统治疗，偶于头痛，头晕，血压控制情况不详。查体：T 36.7℃，P 80 次/分，R 22 次/分，BP 160/100mmHg。神清，但言语不清。心肺正常。腹软，无压痛，肝、脾肋下未触及。右侧上、下肢肌力 3 级，右侧肢体巴宾斯基征阳性，左侧肢体肌力 5 级，左侧肢体病理反射阴性。

问题：

1. 该患者初步诊断为何病？

2. 为明确诊断，进一步确认应首选何种检查？

3. 该病的治疗原则及药物治疗要点是什么？

案例 2

患者，女性，72 岁。因"左侧肢体活动无力，意识模糊 1 小时"入院。1 小时前与邻居争吵时突然晕倒，左侧肢体活动无力，意识不清，急诊 CT 显示"右基底节区高密度影像"。既往有高血压病史 20 余年，不规则服药，患者性格急躁，易怒。患者喜食高蛋白高脂肪饮食。护理体检：T 36.9℃，P 88 次/分，R 23 次/分，BP 220/115mmHg。意识模糊，呼吸有鼾音，双侧瞳孔等大、等圆，对光反射存在。双肺无异常。心界不大，心率 88 次/分，律齐，各瓣膜听诊区未闻及病理性杂音。

问题：

1. 该患者初步诊断为何病？

2. 该病的治疗原则及药物治疗要点是什么？

案例 3

案例 2 中患者入院后 3 小时，突然出现抽搐，喷射性呕吐、一侧瞳孔进行性散大，呼之不应，陷入昏迷中。

问题：患者可能发生了什么情况？

三、实训方法

1. 将学生分成若干小组（每组 6～8 人），教师课前发放病例资料给学生，让其做好预习。

2. 学生以小组为单位对病例进行分析与讨论，提出可能的诊断，初步制定诊疗方案。各组派代表汇报讨论结果，其他组学生进行查漏补缺，教师点评。

3. 注意课堂中学生提出问题，教师及时总结。

四、思考题

1. 脑血栓形成的临床特点有哪些？

2. 简述溶栓药物和用法如何？

3. 脑出血的临床特征有哪些？

目标检测

一、单项选择题

1. 脑血管疾病中临床上最常见的是（　　）。

    A. 脑出血　　　　　　　B. 脑血栓形成　　　　　　C. 蛛网膜下腔出血

    D. 短暂性脑缺血　　　　E. 脑栓塞

2. 脑血栓形成的发生时间（　　）。

    A. 休息时　　　　　　　B. 休息前　　　　　　　　C. 活动后

    D. 情绪波动时　　　　　E. 吃饭时

3. 脑栓塞栓子最常见来源于（　　）。

    A. 风湿性心脏瓣膜病心房内的栓子　　　　B. 下肢静脉血栓形成

    C. 冠状动脉粥样硬化斑脱落　　　　　　　　D. 空气栓子

    E. 脂肪栓子

4. 脑出血最常见的病因为（　　）。

    A. 动静脉畸形　　　　　B. 高脂血症　　　　　　　C. 脑血管畸形

    D. 先天性脑动脉瘤　　　E. 高血压合并脑动脉粥样硬化

5. 下列不属于脑保护剂的是（　　）。

    A. 细胞色素　　　　　　B. 脑活素　　　　　　　　C. 胞磷胆碱

    D. 尼莫地平　　　　　　E. 呋塞米

6. 目前临床上最常用的溶栓药是（　　）。

    A. 尿激酶　　　　　　　B. 氨甲苯酸　　　　　　　C. 阿司匹林

    D. 肝素　　　　　　　　E. 华法林

7. 脑出血最常见的部位是（　　）。

   A. 基底节区   B. 脑叶   C. 脑桥

   D. 小脑   E. 脑室

8. 患者，男性，70 岁。诊断为高血压脑出血入院。呈昏迷状态，右侧肢体偏瘫，该患者主要治疗措施是（　　）。

   A. 降低颅内压和控制脑水肿   B. 应用血管扩张剂

   C. 应用止血药物   D. 抗疑治疗

   E. 血液扩充剂治疗

9. 患者，男，60 岁。有高血压病史 20 年，因与家人争吵突发头晕，随即倒地，急送医院检查，患者呈昏迷状态，左侧肢体偏瘫，CT 高密度阴影。该疾病最常见的发变部位是（　　）。

   A. 脑桥   B. 小脑   C. 中脑

   D. 内囊   E. 蛛网膜下腔

10. 患者，男性，65 岁。有糖尿病、高血压病史 10 年，情绪激动后出现鼾睡，呼之不醒，即送医院急诊。若要确定诊断，首选的检查为（　　）。

   A. 颅骨平片   B. CT 扫描   C. 磁共振成像

   D. 脑电图   E. DSA（数字减影血管造影术）

11. 患者，男，58 岁。外出途中突然头痛，眩晕，伴呕吐，走路不稳，血压 180/105mmHg，心率 62 次/分，双眼向右眼震，右侧指鼻欠稳准，右侧巴氏征阳性。最可能的疾病是（　　）。

   A. 脑桥出血   B. 基底节区出血   C. 小脑出血

   D. 大脑中动脉梗死   E. 脑血栓形成

12. 患者，女，48 岁。风心病二尖瓣狭窄伴房颤 6 年，清晨起床自觉上肢麻木，吐语不清，由急诊收治入院。查体：神志清楚，左偏瘫，CT 见低密度影。最可能的诊断是（　　）。

   A. 脑栓塞   B. 脑出血   C. 脑震荡

   D. 蛛网膜下腔出血   E. 脑血栓形成

二、多项选择题

1. 关于三偏征的描述，正确的是（　　）。

   A. 见于内囊出血的患者   B. 病灶对侧偏瘫   C. 偏身感觉减退

   D. 双眼对侧同向偏盲   E. 周围性面瘫

2. 下列哪项是脑出血的临床特点（　　）。

   A. 多有高血压病史   B. 多发生在冬、春季节   C. 常因剧烈运动诱发

   D. 起病缓慢   E. 脑膜刺激征阳性

3. 下列哪些药物用于降低颅内压（　　）。

   A. 甘露醇　　　　　　　　B. 呋塞米　　　　　　　　C. 甘油果糖

   D. 阿司匹林　　　　　　　E. 阿托品

（李浩瑜）

书网融合……

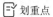　划重点　　　　自测题

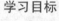 **第十一章 中毒性疾病**

学习目标

知识要求

1. **掌握** 有机磷酸酯类农药中毒、一氧化碳中毒、急性乙醇中毒的治疗原则和药物治疗要点。

2. **熟悉** 有机磷酸酯类农药中毒、一氧化碳中毒、急性乙醇中毒的临床表现和辅助检查。

3. **了解** 有机磷酸酯类农药中毒、一氧化碳中毒、急性乙醇中毒的病因与发病机制。

能力要求

1. 能够与服务对象进行良好的沟通。

2. 具备对有机磷酸酯类农药中毒、一氧化碳中毒、急性乙醇中毒患者的处方进行审核及按处方正确配发药物的能力。

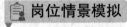 **岗位情景模拟**

　　情景描述　患者，女，34岁，1小时前因与家人争吵，自服药水1小瓶，把药瓶打碎扔掉，家人发现后约10分钟患者腹痛、恶心，呕吐一次，吐出物有大蒜味，逐渐神志不清，急送来诊，患者出汗多、流涎、大小便失禁。既往体健。查体：体温36.6℃，脉搏68次/分，呼吸30次/分，血压110/80mmHg，平卧位，神志不清，呼之不应，皮肤湿冷，肌肉颤动，瞳孔针尖样，对光反射弱，两肺较多哮鸣音和散在是湿啰音，心界不大，心率68次/分，律齐，无杂音，腹平软，肝脾未触及，双下肢无水肿。

　　讨论　1. 该患者考虑哪种中毒性疾病？

　　　　　　2. 该患者的治疗原则是什么？

　　在生产和生活过程中化学物质进入人体达到中毒量而造成组织、器官损害的全身性疾病称为中毒。根据暴露毒物的毒性、计量和时间，通常将中毒分为急性中毒和慢性中毒。本章主要介绍有机磷酸酯类农药中毒、一氧化碳中毒和急性乙醇中毒。

第一节　有机磷酸酯类农药中毒 📱 微课

PPT

　　有机磷酸酯类农药是目前我国农业应用广泛的杀虫剂，大都呈淡黄色至棕色油状液体，稍有挥发性，且有大蒜味。除美曲膦酯外，难溶于水，不易溶于多种有机溶剂，在酸性环境下稳定，碱性条件下易分解失效。

【病因与发病机制】

在生产和使用有机磷酸酯类农药过程中不注意防护、在生活中误服或自服农药均可发生中毒。有机磷酸酯类农药主要经过胃肠道、呼吸道、皮肤和黏膜吸收。农药进入人体后，主要是抑制胆碱酯酶的活力，从而不能水解乙酰胆碱，引起乙酰胆碱大量堆积，引起胆碱能神经先兴奋后抑制的一系列毒蕈碱样、烟碱样和中枢神经系统症状，严重者可至呼吸衰竭而死亡。

你知道吗

有机磷酸酯类农药分类

由于取代基不同，各种有机磷酸酯类农药毒性相差很大。国内生产的有机磷酸酯类农药的毒性按大鼠急性经口进入体内的半数致死量分为 4 类，对有机磷酸酯类农药中毒有效抢救具有重要参考价值。

1. **剧毒类**　半数致死量 <10mg/kg，如甲拌磷、内吸磷、对硫磷和特普磷等。
2. **高毒类**　半数致死量 10～100mg/kg，如甲基对硫磷、氧乐果、敌敌畏等。
3. **中度毒类**　半数致死量 100～1000mg/kg，如乐果、乙硫磷、美曲膦酯等。
4. **低毒类**　半数致死量 1000～5000mg/kg，如马拉硫磷、辛硫磷等。

【临床表现】

急性中毒发病时间与杀虫药毒性大小、剂量、机体状态及侵入途径密切相关。口服中毒多在 10 分钟～2 小时，吸入中毒者可在 30 分钟内，皮肤吸收中毒者常在接触后 2～6 小时发病。临床分为三级：①轻度中毒：仅有毒蕈碱样症状。②中度中毒：毒蕈碱样症状加重，出现烟碱样症状。③重度中毒：除上述症状外，还出现肺水肿、抽搐、昏迷、呼吸肌麻痹及脑水肿。

（一）毒蕈碱样症状

主要表现为平滑肌痉挛和腺体分泌增加。临床表现为瞳孔缩小、腹痛、腹泻、多汗、流泪、流涕、流涎、大小便失禁、咳嗽、气急、呼吸困难，严重患者出现肺水肿。

（二）烟碱样症状

横纹肌发生肌纤维颤动，甚至全身肌肉强直性痉挛，也可发生肌力减退和瘫痪，呼吸肌麻痹引起呼吸衰竭。另外，还可引起血压增高和心律失常。

（三）中枢神经系统症状

中枢神经系统受乙酰胆碱刺激后有头晕、头痛、疲乏、共济失调、烦躁不安、谵妄、抽搐和昏迷，有的发生呼吸、循环衰竭而死亡。

（四）其他症状

1. 反跳现象 急性中毒者有时经急救好转后，突然出现病情反复，再度陷入昏迷，或出现肺水肿而死亡，可能与洗胃及去除皮肤毒物不彻底或过早停药有关。

2. 迟发性多发神经病 急性严重中毒症状消失后2~3周，极少数患者可发生肢体远端手套、袜套状感觉障碍，下肢瘫痪、四肢肌肉萎缩等神经系统症状。

3. 中间综合征 少数患者约在急性中毒后24~96小时，中毒症状缓解后，迟发性神经病发生前发病，主要表现为肌无力、可有颅神经和呼吸肌麻痹，症状可持续4~18天。

【辅助检查】

血胆碱酯酶活力测定是诊断有机磷酸酯类农药中毒的特异性实验指标，对判断中毒程度、疗效及预后极为重要。正常人血胆碱酯酶活力为80%~100%。轻度中毒：血胆碱酯酶活力70%~50%；中度中毒：血胆碱酯酶活力50%~30%；重度中毒：血胆碱酯酶活力30%以下。

【治疗原则与药物治疗要点】

（一）清除毒物

立即将患者撤离中毒现场。迅速脱去污染的衣服，用大量清水冲洗污染眼部、皮肤、指甲、毛发。口服中毒可选用清水、2%碳酸氢钠或1:5000高锰酸钾反复、彻底洗胃（美曲膦酯中毒禁用2%碳酸氢钠洗胃；甲拌磷、内吸磷、对硫磷、乐果、马拉硫磷中毒忌用高锰酸钾洗胃）。洗胃后常用硫酸镁和硫酸钠导泻。

（二）立即抢救

对肺水肿及呼吸衰竭患者，应注意保持呼吸道通畅，及时给氧，必要时机械通气。肺水肿患者应用阿托品，不能用氨茶碱和吗啡。心脏停搏者行体外心脏按压复苏等。

（三）解毒药物的使用

遵循早期、足量、联合、重复的用药原则。常用胆碱受体拮抗药与胆碱酯酶复能药，目前国内有解磷注射液。轻度中毒单用胆碱酯酶复能药，中、重度中毒时胆碱受体拮抗药与胆碱酯酶复能药合用，两类药合用时应减少胆碱受体拮抗药（阿托品）用量，以免发生中毒。

1. 胆碱酯酶复能药 能使被抑制的胆碱酯酶恢复活性，能有效解除烟碱样毒性作用。所用药物有氯解磷定、碘解磷定和双复磷。临床上首选氯解磷定，使用氯解磷定首次给药要足量，中毒表现消失，血胆碱酯酶活性在50%以上，即可停药。具体如下（表11-1）。

胆碱酯酶复能药对乐果、马拉硫磷疗效不明显，解毒药维持剂量要大，时间可长达5~7天。胆碱酯酶复能药对中毒24~48小时后已老化的胆碱酯酶无复活作用，对胆碱酯酶复能药疗效不佳者加用胆碱受体拮抗药。

表 11 - 1　胆碱酯酶复能药的用法及用量

分类	复能作用	水溶性	用法	用量（g）		
				轻度中毒	中度中毒	重度中毒
氯解磷定	强	小	静脉或肌注	0.5 ~ 0.75	0.75 ~ 1.5	1.5 ~ 2.0
破解磷定	较差	小	静脉	0.4	0.8 ~ 1.2	1.0 ~ 1.6
双复磷	重活化作用强	较大	静脉或肌注	0.125 ~ 0.25	0.5	0.5 ~ 0.75

2. 胆碱受体拮抗药　胆碱受体拮抗药分为 M 胆碱受体拮抗药和 N 胆碱受体拮抗药两类，两者合用具有协同作用。

（1）M 胆碱受体拮抗药　又称外周性抗胆碱能药。阿托品和山莨菪碱等主要作用于外周 M 受体，能缓解 M 样症状，对 N 受体无明显作用。根据病情，阿托品每 10 ~ 30 分钟或 1 ~ 2 小时给药一次，直至 M 样症状消失或出现"阿托品化"。阿托品使用计量：轻度中毒 2 ~ 4mg；中度中毒 5 ~ 10mg；重度中毒 10 ~ 20mg。阿托品化指征：瞳孔扩大、口干、皮肤干燥、颜面潮红、肺部湿啰音消失、心率增快。阿托品中毒指征：瞳孔扩大、神志模糊、烦躁不安、抽搐、昏迷和尿潴留等。当出现阿托品化表现后立即减少阿托品剂量或停药观察，出现阿托品中毒时可应用毛果芸香碱解救。

（2）N 胆碱受体拮抗药　又称中枢性抗胆碱能药（东莨菪碱、卡托宁等）。对中枢 M 和 N 受体作用强，对外周 M 受体作用弱。卡托宁对中枢 M、N 受体和外周 M 受体均有作用，较阿托品抗胆碱作用强，首次用药需与氯解磷定合用。

请你想一想

阿托品化与阿托品中毒的区别是什么？

3. 复方制剂　是生理性拮抗剂与中毒酶复能药组成的复方制剂。国内有解磷注射液（每支含阿托品 3mg、苯那辛 3mg 和氯解磷定 400mg）。

（四）支持和对症治疗

加强对症支持治疗，纠正水、电解质失衡，合理应用抗生素防治感染等。

第二节　一氧化碳中毒

PPT

一氧化碳是含碳物质不完全燃烧所产生的一种无色、无臭、无味的气体，过量吸入一氧化碳引起的中毒称急性一氧化碳中毒，俗称煤气中毒。

【病因与发病机制】

工业生产过程中，由于炉门或窖门关闭不严、管道泄漏或瓦斯爆炸等，产生大量一氧化碳导致中毒；生活中常见于取暖通风不良或煤气泄露等造成中毒；在失火现场，空气中的一氧化碳浓度较高，也易发生中毒。

一氧化碳进入人体后，与血液中的血红蛋白结合，生成稳定的碳氧血红蛋白，严重影响了氧与血红蛋白的结合，引起组织缺氧。一氧化碳中毒时，体内血管吻合支少且代谢旺盛的器官如大脑和心对缺氧最敏感，常最先受损。

【临床表现】

（一）急性中毒

急性一氧化碳中毒的症状与血液中碳氧血红蛋白的含量和患者中毒前的健康状况等均有密切关系，临床上将急性一氧化碳中毒分为轻、中和重三级。

1. 轻度中毒　患者有不同程度头痛、头晕、四肢无力、恶心、呕吐、心悸、嗜睡等。及时脱离中毒环境，吸入新鲜空气，症状即可消失。

请你想一想

中度一氧化碳中毒患者的临床表现是什么？

2. 中度中毒　患者出现胸闷、呼吸困难、意识模糊、浅昏迷、口唇呈樱桃红色等。给予加压吸氧后，一般无明显并发症。

3. 重度中毒　患者进入深昏迷，出现抽搐、呼吸抑制、肺水肿、心律失常、心力衰竭，各种反射消失，生命体征明显改变。患者死亡率高。

（二）迟发性脑病（神经精神后发症）

重度一氧化碳中毒患者抢救清醒后，经过约 2~60 天的"假愈期"，可出现迟发性脑病的症状，如精神意识障碍、锥体外系神经障碍、锥体系神经损害、周围神经病变等症状。昏迷时间超过 48 小时者，迟发性脑病发生率较高。

【辅助检查】

1. 血液碳氧血红蛋白测定　可明确诊断和判断预后。正常人血液碳氧血红蛋白浓度为 5%~10%。轻度中毒：血液碳氧血红蛋白浓度为 10%~20%。中度中毒：血液碳氧血红蛋白浓度为 30%~40%。重度中毒：血液碳氧血红蛋白浓度为 40%~60%。

2. 脑电图　可见弥漫性低波幅慢波，与缺氧性脑病进展相平行；脑水肿时 CT 检查脑部可出现病理性密度减低区。

【治疗原则与药物治疗要点】

1. 立即将患者撤离中毒现场，保持呼吸道通畅。

2. 氧疗。中毒者可用面罩或鼻导管吸氧；重度中毒患者应早期给予高压氧治疗，加速一氧化碳排出，高压氧舱治疗能预防一氧化碳中毒引发的迟发性脑病。

3. 对症处理

（1）防治脑水肿　常用 20% 甘露醇 1~2g/kg 静脉快速滴注，也可使用糖皮质激素等药物，降低颅内压，减轻脑水肿。

（2）促进脑细胞功能恢复　常用能量合剂（三磷酸腺苷、辅酶 A 及各类维生素等）和胞二磷胆碱促进脑细胞代谢。

（3）防止并发症和后遗症　呼吸停止时，应及时进行人工呼吸或用呼吸机维持呼吸。定时翻身以防发生压疮和肺炎。注意营养，必要时鼻饲。

PPT

第三节　急性乙醇中毒

乙醇是无色、易燃、易挥发的液体，具有醇香气味，能与水或其他有机溶剂混溶。一次饮入过量的酒精或酒类饮料，引起中枢神经系统由兴奋转为抑制的状态，称为急性乙醇中毒。

【病因与发病机制】

大量饮用含乙醇高的烈性酒可致中毒。乙醇具有脂溶性，过量进入人体会在体内蓄积并进入大脑，抑制中枢神经系统功能，引起共济失调、昏睡、昏迷甚至呼吸或循环衰竭；同时，乙醇在肝脏生产的代谢产物可导致代谢性酸中毒以及糖异生受阻，引起低血糖。

你知道吗

酒中乙醇的浓度

酒是含乙醇的饮品，谷类或水果发酵制成的酒含乙醇浓度较低，常以容量浓度（L/L）计，啤酒为 3%～5%，黄酒 12%～15%，葡萄酒 10%～25%；蒸馏形成烈性酒，如白酒、白兰地、威士忌等含乙醇 40%～60%。

【临床表现】

急性乙醇中毒临床表现与血乙醇浓度以及个人耐受性有关，临床上分为以下三期。

1. 兴奋期　血乙醇浓度达到 11mmol/L 出现头痛、欣快、兴奋；浓度超过 16mmol/L 出现多语、情绪不稳、喜怒无常，可有粗鲁行为或攻击行为，也可沉默、孤僻；浓度达到 22mmol/L 驾车易发生车祸。

2. 共济失调期　血乙醇浓度达到 33mmol/L，肌肉运动不协调、步态不稳、言语含糊不清、眼球震颤、视物模糊、复视；浓度达到 43mmol/L 出现恶心、呕吐、嗜睡。

3. 昏迷期　血乙醇浓度达到 54mmol/L 患者进入昏迷期，表现为昏睡、瞳孔散大、体温降低；浓度达到 87mmol/L 患者陷入深昏迷，严重者可出现呼吸、循环麻痹而危及生命。

急性中毒患者苏醒后常有头痛、头晕、乏力、恶心、食欲缺乏、震颤等症状。少数可出现低血糖、肺炎、急性肌病，甚至出现急性肾衰竭。

【辅助检查】

1. 血清乙醇浓度　急性乙醇中毒时呼出气中乙醇浓度与血清乙醇浓度相当。

2. 动脉血气分析　急性乙醇中毒时可见轻度代谢性酸中毒。

3. 血清葡萄糖浓度　急性乙醇中毒时可见低血糖。

4. 血清电解质浓度　急性乙醇中毒时可见低血钾、低血镁和低血钙。

【治疗原则与药物治疗要点】

1. 轻者无须治疗。兴奋躁动者必要时给予适当保护性约束，共济失调者做好安全防护。

2. 昏迷者应重点维持生命脏器功能。

（1）维持气道通畅　吸氧，必要时气管插管。

（2）维持循环功能　注意血压、脉搏，静脉输入5%葡萄糖盐水溶液。

（3）纳洛酮对急性酒精中毒有催醒作用，静脉注射$0.4 \sim 0.8$mg，对重症患者1小时后重复给药一次。

（4）防止并发症的发生　抗心律失常及维持水、电解质、酸碱平衡。

3. 当血乙醇浓度超过109mmol/L，伴酸中毒或同时服用甲醇或其他可疑药物时可用血液或腹膜透析促使体内乙醇排出。

> **请你想一想**
>
> 急性乙醇中毒时血乙醇浓度超过多少 mmol/L 需行血液或腹膜透析？

4. 烦躁不安或过度兴奋者，可用小剂量地西泮，避免用吗啡、氯丙嗪和苯巴比妥类镇静药。低血糖是急性乙醇中毒最严重并发症之一，有低血糖时静脉注射葡萄糖。

5. 酗酒者应接受精神科医生治疗。

目标检测

一、单项选择题

1. 有机磷酸酯类农药中毒对人体的毒性主要在于（　　）。

　　A. 引起急性肾衰竭　　　　　　B. 使血液凝固发生障碍

　　C. 抑制中枢神经系统　　　　　D. 抑制乙酰胆碱酯酶活力

　　E. 增加乙酰胆碱的产生

2. 有机磷酸酯类农药中毒时，瞳孔的变化是（　　）。

　　A. 双侧瞳孔缩小　　　B. 瞳孔不等大　　　C. 双侧瞳孔直径为4mm

　　D. 双侧瞳孔散大　　　E. 双侧瞳孔正常

3. 一氧化碳中度中毒的典型体征是（　　）。

　　A. 四肢无力　　　　　B. 意识模糊　　　　C. 口唇樱桃红色

　　D. 血压下降　　　　　E. 呼吸、循环衰竭

4. 一氧化碳中毒时最容易遭受损害的脏器是（　　）。

　　A. 肺和脑　　　　　　B. 脑和心脏　　　　C. 肾

　　D. 胰腺　　　　　　　E. 肾和肺

5. 患者女性，45 岁。有机磷中毒住院，表现头晕、头痛、多汗、流涎、恶心、呕吐、腹痛、腹泻、瞳孔缩小、视力模糊、支气管分泌物增多、呼吸困难等，考

虑可能是患者出现毒蕈碱样症状,严重者出现(　　)。

    A. 肌纤维颤动   B. 共济失调   C. 肺水肿

    D. 呼吸肌麻痹   E. 抽搐和昏迷

6. 一个神志不清的患者呼气带有大蒜味,急查全血胆碱酯酶活力为58%,最可能的原因是(　　)。

    A. 大量饮酒   B. 糖尿病酮症酸中毒   C. 有机磷酸酯类农药中毒

    D. 肝性脑病   E. 尿毒症

7. 患者女性,45岁,以有机磷中毒住院,表现为轻度呼吸困难、大汗、肺水肿、偶有惊厥、昏迷及呼吸麻痹。考虑为重度有机磷中毒。血胆碱酯酶活性是(　　)。

    A. 70%~50%   B. 50%~30%   C. 60%~35%

    D. <35%   E. <30%

8. 患者女性,58岁,因煤气中毒1天后入院,深昏迷,尿少,血碳氧血红蛋白58%,血压:80/50mmHg,该患者急性一氧化碳中毒程度属于(　　)。

    A. 重度中毒   B. 中度中毒   C. 轻度中毒

    D. 慢性中毒   E. 极度中毒

9. 患者男性,30岁,因煤气中毒1天后送医院。患者进入深昏迷、抽搐、呼吸困难、呼吸浅而快、面色苍白、四肢湿冷、周身大汗,有大小便失禁、血压下降。目前患者处于(　　)。

    A. 轻度中毒   B. 中度中毒   C. 重度中毒

    D. 迟发性脑病   E. 慢性中毒

10. 患者女性,48岁。家住平房,生煤火取暖,晨起感到头痛、头晕、视物模糊而摔倒,被他人发现后送至医院。急查血液碳氧血红蛋白试验呈阳性,治疗原则错误的是(　　)。

    A. 离开中毒现场   B. 注意保暖

    C. 保持呼吸道通畅   D. 重度中毒患者应早期给予高压氧治疗

    E. 重度中毒患者无须给予高压氧治疗

11. 患者男性,28岁。参加同事聚会饮酒后,被送入医院,表现为呼吸慢而有鼾音,伴有呕吐,心率132次/分,血压80/50mmHg,血乙醇超过87mmol/L。目前患者处于(　　)。

    A. 深昏迷   B. 浅昏迷   C. 嗜睡

    D. 兴奋期   E. 共济失调期

12. 患者男性,45岁,饮酒史20余年,昨晚与同事聚会,饮白酒后陷入昏迷状态,心率130次/分、血压80/50mmHg,呼吸慢而有鼾音。处于严重急性酒精中毒状态,血液透析可以促使体内乙醇排出。透析指征是:当血乙醇含量达到(　　)。

A. ＞109mmol/L　　　　　B. ＜54mmol/L　　　　　C. ＞87mmol/L

D. ＜109mmol/L　　　　　E. ＜87mmol/L

二、多项选择题

1. 某患者口服敌敌畏后，被家人送往医院，给予解磷定、阿托品等药物治疗。评估其阿托品化指标包括（　　）。

A. 瞳孔扩大　　　　　　B. 皮肤干燥　　　　　　C. 颜面潮红

D. 肺部湿啰音消失　　　E. 心率减慢

2. 患者女性，32岁，从事园林工作，给果树喷药时不慎将农药污染衣服，农药会通过接触皮肤黏膜吸收而发生中毒。对该中毒者处理正确的是（　　）。

A. 撤离中毒现场　　　　B. 脱去污染的衣服　　　C. 清水清洗皮肤

D. 用热水擦洗皮肤　　　E. 酒精清洗皮肤

3. 属于急性乙醇中毒治疗原则的是（　　）。

A. 昏迷患者应重点维持生命脏器功能

B. 烦躁不安者可用吗啡

C. 躁动患者必要时可加以约束

D. 低血糖时静脉注射葡萄糖

E. 酗酒者应接受精神科医生治疗

（郭　英）

书网融合……

微课　　　　　　划重点　　　　　　自测题

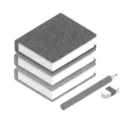

第十二章 传染病

学习目标

知识要求

1. **掌握** 传染病的分类、基本特征、临床特点、流行过程和防治措施；病毒性肝炎、细菌性痢疾的流行病学特征、预防和药物治疗要点。

2. **熟悉** 传染病的影响因素、感染过程的表现；病毒性肝炎、细菌性痢疾的临床表现和辅助检查。

3. **了解** 感染的概念、传染病的诊断；病毒性肝炎、细菌性痢疾的发病机制。

能力要求

1. 能够与服务对象进行良好的沟通。

2. 具备对病毒性肝炎、细菌性痢疾患者的处方进行审核及具备按处方正确配发药物的能力。

岗位情景模拟

情景描述 李小姐，20 岁，近 1 周自觉疲倦乏力，恶心、厌油，右上腹不适，遂到医院就诊，检查提示 HBsAg（+），HBeAg（+），HBcAb（+），HBV DNA 2×10^7 IU/ml，肝功能检查示谷氨酸氨基转移酶 176U/L，白蛋白 33g/L，球蛋白 40g/L。

讨论 1. 该患者考虑哪种疾病？

2. 该患者的治疗原则是什么？

第一节 总论

PPT

一、概念与分类

传染病是由病原微生物（如病毒、细菌、支原体、衣原体、螺旋体、真菌等）和寄生虫感染人体后产生的具有传染性、在一定条件下可造成流行的疾病。中国目前的法定报告传染病分为甲、乙、丙 3 类。

（一）甲类传染病

鼠疫、霍乱。

（二）乙类传染病

新型冠状病毒肺炎、传染性非典型肺炎、艾滋病、病毒性肝炎、脊髓灰质炎、人感染高致病性禽流感、人感染 H7N9 禽流感、麻疹、流行性出血热、狂犬病、流行性乙型脑炎、登革热、炭疽、细菌性和阿米巴性痢疾、肺结核、伤寒和副伤寒、流行性脑脊髓膜炎、百日咳、白喉、新生儿破伤风、猩红热、布鲁氏菌病、淋病、梅毒、钩端螺旋体病、血吸虫病、疟疾。

（三）丙类传染病

流行性感冒（含甲型 H1N1 流感）、风疹、流行性腮腺炎、急性出血性结膜炎、流行性和地方性斑疹伤寒、黑热病、棘球蚴病、麻风病、丝虫病、手足口病，除霍乱、细菌性和阿米巴性痢疾、伤寒和副伤寒以外的感染性腹泻病。

注意虽然新型冠状病毒肺炎、传染性非典型肺炎、炭疽中的肺炭疽和脊髓灰质炎属于乙类传染病，但须按甲类传染病进行预防和控制的强制管理措施。

二、感染过程的表现

病原体通过各种途径进入人体后就开始感染过程，根据病原体数量、毒力的强弱和人体免疫功能的强弱，感染过程可以出现以下不同的五种表现。

（一）病原体被清除

病原体进入人体后，依靠非特异性免疫或特异性免疫将病原体消灭或排出体外，无病理变化和任何临床症状和体征。

（二）隐性感染

隐性感染又称亚临床感染，指病原体侵入人体后，不出现或仅出现不明显的临床症状、体征，仅引起机体产生特异性免疫应答，通过免疫学检查才能发现。隐性感染后大多数获得对该病的特异性免疫，病原体被清除。少数转变为病原携带状态。

（三）显性感染

显性感染又称临床感染，指病原体侵入人体后，不但诱导机体产生免疫应答，而且通过病原体本身的作用或机体的变态反应，导致组织损伤，引起病理改变和临床表现。显性感染后可获得特异性免疫，少数成为慢性病原携带者。

（四）病原携带状态

病原体侵入人体后，人体不出现任何疾病状态，但病原体不断生长繁殖及排出体外，称为病原携带者，是重要的传染源。

（五）潜伏性感染

病原体感染人体后，寄生在机体某个部位，但人体免疫力能局限病原体故不发病，但又不能完全清除病原体，导致病原体长期潜伏在人体内，若人体免疫功能下降，就有可能发病。潜伏性感染期间，病原体一般不排出体外，不成为传染源，这是与病原携带状态不同之处。

三、感染过程中病原体和免疫应答的作用

病原体侵入人体后能否发病，取决于以下两个因素。

（一）致病能力

1. 侵袭力 是指病原体侵入机体并在机体内生长、繁殖的能力。有些病原体可直接侵入人体，有些病原体则需经呼吸道或消化道侵入人体。

2. 毒力 内毒素、外毒素和毒力因子（如穿透能力、侵袭能力、溶组织能力等）。

3. 数量 一般认为在同一传染病中，入侵的病原体数量与致病能力成正比。

4. 变异性 病原体可因环境或遗传等因素的改变而产生变异。

（二）免疫能力

1. 非特异性免疫 机体对侵入人体病原体的一种清除机制。包括皮肤、黏膜、胎盘等屏障作用；肝、脾、淋巴结、骨髓中固有的吞噬细胞和各种粒细胞；补体、溶酶体和各种细胞因子，可直接或通过免疫调节作用清除病原体。

2. 特异性免疫 通过对抗原特异性识别而产生的免疫。特异性免疫包括通过 T 淋巴细胞介导的细胞免疫和通过 B 淋巴细胞介导的体液免疫。

四、传染病的基本特征及临床特点

（一）传染病的基本特征

1. 病原体 每种传染病都由特异性病原体引起，特定病原体的检出对传染病的确诊有重要意义。

2. 传染性 所有传染病都具有一定的传染性，这是传染病与其他感染性疾病的根本区别。传染病患者具有传染性的时期称为传染期，其长短是决定患者隔离期限的依据之一。

3. 流行病学特征 有流行性、季节性、地方性、外来性。

4. 感染后免疫 人体感染病原体后产生针对该病原体及其产物的特异性免疫，属于主动免疫，根据传染病的种类不同，免疫力的持续时间也不同。

（二）传染病的临床特点

1. 病程

（1）潜伏期 自病原体侵入人体，到开始出现临床症状、体征为止的一段时间。潜伏期长短是诊断和确定检疫期限的重要依据。

（2）前驱期 自起病至出现典型症状为止的一段时间。此期临床表现常无特异性，常见有头痛、发热、乏力、肌肉酸痛、食欲减退等，持续 1 ~ 3 天，此期已具有传染性。起病急骤者，无此期。

（3）症状明显期 前驱期后病情逐渐进展，出现该传染病典型的症状、体征的时期。此期传染性较强且易产生并发症。

（4）恢复期　机体的免疫力增长，患者的症状、体征基本消失，血清抗体效价达到最高水平。多数患者为痊愈，少数可有后遗症，如中枢神经系统传染病。

在恢复期内病原体未完全清除，患者可出现病情复发和再燃。若体温维持正常，但该传染病症状再度出现，为复发；若该传染病体温尚未恢复至正常，又再次体温上升，为再燃。

2. 临床类型　根据病程的长短分为急性、亚急性和慢性；根据病情轻重分为轻型、中型、重型和极重型。

3. 常见症状与体征　发热是传染病中最常见的症状，另外还有不同类型皮疹、毒血症状（如疲乏、头痛、关节痛、厌食等）及肝脾淋巴结肿大等。

五、传染病的流行

（一）流行过程的基本条件

传染病在人群中发生、传播和终止的过程，为传染病的流行过程。流行过程的发生需要以下 3 个基本条件。

1. 传染源　指体内有病原体生存繁殖并能将其排出体外的人或动物。包括患者、隐性感染者、病原携带者、受感染的动物等。

2. 传播途径　病原体离开传染源到达另外一个易感者的途径。同一种传染病可以有多种传播途径。传播途径包括水平传播和垂直传播。水平传播包括呼吸道传播（病原体通过空气中的飞沫或气体溶胶传染给易感者，如麻疹、肺结核、白喉等）；消化道传播（经污染的食物、水源或食具传播，如细菌性痢疾、甲肝等）；接触传播（与污染的水或土壤接触或日常生活密切接触时获得感染，如 HIV、HBV、梅毒螺旋体等）；虫媒传播（如蚊子、恙虫、蜱虫、蟑螂等携带病原体引起传播扩散）；血液 - 体液传播（通过输血或血制品、分娩、性交等传播，如艾滋病、乙型肝炎等）；医源性传播（医疗工作中导致的某些传染病传播，如由于器械或工作人员污染引起的传播如乙肝、艾滋病，另一类药品或生物制品受污染引起的如输注血制品致艾滋病等）。母婴传播属于垂直传播，病原体通过胎盘、产道、哺乳等方式感染胎儿或婴儿。

请你想一想

传染病流行过程的基本条件有哪几个？

3. 人群易感性　对某种传染病缺乏特异性免疫力的人称为易感者。人群易感者越多，该人群的易感性越高，传染病越容易发生流行。

（二）影响流行过程的因素

1. 自然因素　包括地理、气候和生态环境等因素。

2. 社会因素　包括社会制度、经济和生活条件、文化水平等，对传染病的流行过程有决定性的影响。目前规范的施行计划免疫，许多传染病的发病率明显下降甚至被消灭。但由于人口流动、环境污染、饮食习惯、生活方式的改变使某些传染病发病率上升，如艾滋病、结核病等。

3. 个人行为因素　个人自身不文明、不科学的行为和生活习惯，也可能造成传染病的发生。

六、传染病的诊断与治疗原则

（一）传染病的诊断

传染病的诊断要综合以下 3 个方面的资料进行分析。

1. 临床资料　全面而准确的临床资料来源于详细的健康史及身体状况的评估。

2. 流行病学资料　流行病学资料在传染病的诊断中占有重要地位，包括传染病的地区分布、时间分布、人群分布、接触史、预防接种史等。

3. 辅助检查资料　包括一般实验室检查、病原学检查、分子生物学检查和免疫学检查等，其中病原体的检出或被分离培养可确诊，免疫学检查也可提供重要依据。

（二）传染病的治疗原则

传染病治疗不仅是为了促进患者的康复，更重要在于控制传染源，防止传染病进一步传播。要坚持综合治疗的原则，即治疗与护理、隔离与消毒并重，一般治疗、对症治疗与病原治疗并重的原则。

七、传染病的预防

（一）管理传染源

1. 对患者和病原携带者的管理　应做到早发现、早诊断、早报告、早隔离、早治疗。严格执行传染病报告制度。甲类传染病为强制管理的烈性传染病，要求发现后 2 小时内上报；乙类传染病为严格管理的传染病，丙类传染病为监测管理的传染病，都要求诊断后 24 小时内上报。

2. 对接触者的管理　根据疾病的潜伏期，分别按具体情况采取检疫措施，密切观察并适当做药物预防或预防接种。

> **请你想一想**
> 甲、乙、丙 3 类法定传染病的上报时间各是多长？

3. 对动物传染源的管理　有经济价值的家禽、家畜，应尽可能治疗，必要时宰杀后消毒处理；无经济价值的野生动物则予以捕杀。

（二）切断传播途径

切断传播途径是以消灭被污染环境中的病原体及传递病原体的媒介为目的实施的措施。在预防传染病中通常起主导作用。针对传染病的不同传播途径，做好隔离与消毒，加强水源、饮食、粪便管理，消灭虫害，搞好环境卫生，规范个人行为习惯，做好预防。

（三）保护易感人群

1. 增强非特异性免疫力 加强体育锻炼、保持良好的生活规律、改善营养。

2. 增强特异性免疫力 包括自动免疫（进行疫苗接种）及被动免疫（注射含特异性抗体的免疫血清）。其中儿童计划免疫对传染病的预防起关键性作用。

第二节 病毒性肝炎

PPT

　　病毒性肝炎是由多种肝炎病毒引起的以肝脏损害为主的一组全身性传染病。目前按病原学分类有甲型、乙型、丙型、丁型、戊型五型肝炎。临床以疲乏、食欲减退、厌油、肝功能异常为主要表现，部分病例可见黄疸。甲型和戊型肝炎主要为急性感染，经粪－口传播；乙型、丙型、丁型肝炎多为慢性感染，主要经血液、体液等途径传播，少数患者可进展为肝硬化或肝癌。

【病因与发病机制】

（一）病原学

目前证实的有甲型、乙型、丙型、丁型和戊型五种肝炎病毒，除乙型肝炎病毒属于 DNA 病毒外，其余 4 种均为 RNA 病毒。

1. 甲型肝炎病毒（HAV） HAV 感染后引起病毒血症并在肝内复制，随胆汁经肠道排出。HAV 对外界抵抗力较强，耐酸、碱，在贝壳类动物、海水、泥土中能存活数月，耐受 60℃30 分钟，80℃5 分钟或 100℃1 分钟才能灭活。对紫外线、氯、甲醛敏感。

2. 乙型肝炎病毒（HBV） HBV 是我国目前流行最广泛、危害性最严重的一种肝炎病毒。HBV 对外界抵抗力很强，能耐受热、紫外线、干燥、低温和一般浓度消毒剂等。100℃10 分钟、65℃10 小时或高压蒸汽消毒可灭活，对 0.2% 新洁尔灭和 0.5% 过氧乙酸敏感。

3. 丙型肝炎病毒（HCV） 容易变异，不易被机体清除。对有机溶剂敏感，10%三氯甲烷、煮沸、紫外线等可使其灭活。

4. 丁型肝炎病毒（HDV） 是一种缺陷 RNA 病毒，与 HBV 共存时才能复制。

5. 戊型肝炎病毒（HEV） 在肝细胞内复制，经胆道随粪便排出。碱性环境下稳定，对高热、三氯甲烷、氯化铯敏感。

（二）流行病学

1. 传染源 患者和亚临床感染者都可成为 5 型肝炎的传染源。甲型和戊型肝炎主要为隐性感染者和急性期患者，在发病前 2 周至血清丙氨酸氨基转移酶高峰期后 1 周传染性最强。乙型、丙型、丁型肝炎传染源为急、慢性患者和病毒携带者，其中以慢性患者和病毒携带者为最主要传染源。

2. 传播途径 甲型、戊型肝炎主要经粪－口途径传播，多因被污染的水源和食物、日常接触引起。乙型、丙型、丁型肝炎以经血液 - 体液传播（如输血、纹身、共用注射器吸毒、针刺伤、共用剃刀、拔牙、血液透析、器官移植等）、性传播（无防护性行为）、母婴传播为主。

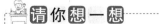

请你想一想

各型肝炎的传播途径是什么？

3. 易感人群 人群对甲型、乙型、丙型、丁型、戊型肝炎普遍易感。

（三）发病机制及病理

各型肝炎的发病机制尚未充分明了，但目前研究认为与免疫应答介导及病毒直接损害肝细胞有关。各型肝炎侵犯肝细胞后引起肝细胞肿胀、变性，炎症细胞浸润，出现点灶状或融合性坏死或者凋亡小体，严重者肝细胞大量坏死可导致肝衰竭。

【临床表现】

不同类型肝炎的潜伏期不一样：HAV 2～6 周，平均 4 周；HBV 1～6 个月，平均 3 个月；HCV 2 周～6 个月，平均 40 天；HDV 4～20 周；HEV 2～9 周，平均 6 周。

（一）急性肝炎

1. 急性黄疸型肝炎 根据临床表现可分 3 期，总病程 2～4 个月。

（1）黄疸前期 本期持续 5～7 天。主要症状有全身不适、疲乏无力、发热、畏寒、恶心、呕吐、厌油、食欲减退、消化不良、腹胀、肝区疼痛、尿色加深等。

（2）黄疸期 本期持续 26 周。主要症状为黄疸逐渐加深，尿黄加深，巩膜和皮肤黄染，黄疸 1～3 周达高峰。体检可见肝大、质软，有压痛及叩击痛，胆红素和转氨酶升高，部分患者脾轻度肿大。部分患者可出现一过性粪便变浅、皮肤瘙痒等梗阻性黄疸的表现。

（3）恢复期 本期持续 4 周。症状逐渐消失，黄疸逐渐消退，肝脾回缩，肝功能逐渐正常。

2. 急性无黄疸型肝炎 除无黄疸外，其他症状与黄疸型相似。此型起病较慢，症状较轻，恢复较快，病程多在 3 个月内。

（二）慢性肝炎

病程超过 6 个月，见于乙型、丙型、丁型肝炎。

1. 轻度 病情较轻，可反复出现乏力、头晕、食欲减退、厌油、肝区不适、肝大伴压痛，可有轻度脾肿大。肝功能仅 1～2 项轻度异常。

2. 中度 症状、体征、实验室检查介于轻度与重度之间。

3. 重度 有明显的肝炎症状，如乏力、腹胀、食欲减退、尿黄等，还具有早期肝硬化的病理改变及临床上代偿期肝硬化的表现。

（三）重型肝炎（肝衰竭）

重型肝炎是最严重的类型，各型肝炎均可因感劳累、饮酒、感染、服用肝损害药物、妊娠等诱发，预后差。主要分为以下 4 种类型。

1. 急性重症肝炎 又称暴发型肝炎，起病急，病死率高，病情不超过 3 周。病后 2

周内出现Ⅱ度以上肝性脑病、肝脏明显缩小、肝臭等。

2. 亚急性重型肝炎 又称亚急性肝坏死，病程一般3周至数月，容易转变为慢性肝炎或肝硬化。发病15天~6周内出现肝衰竭综合征。

3. 慢加急性（亚急性）重型肝炎 是在慢性肝病基础上出现的急性或亚急性肝功能失代偿。

4. 慢性重型肝炎 多数在慢性肝炎或肝硬化基础上发展而来，预后较差。

以上4种重型肝炎根据发病的整个过程、时间不同，大致共同的临床表现有：①黄疸进行性加深，血清总胆红素≥171μmol/L；②肝脏进行性缩小，有肝臭出现；③有出血倾向，凝血酶原活动度（PTA）常低于40%或进行性下降；④中毒性鼓肠、腹水出现迅速；⑤肝性脑病，定向障碍、计算能力下降、扑翼震颤、嗜睡、昏迷等；⑥肝肾综合征，少尿或无尿，肾功能异常。

（四）淤胆型肝炎

该型肝炎又称毛细胆管炎性肝炎，以肝内胆汁淤积为主要表现。常见症状有黄疸加深（为肝内梗阻性黄疸）、皮肤瘙痒、粪便颜色变浅、肝大等。

（五）肝炎后肝硬化

在肝炎基础上演变为肝硬化，出现肝硬化的临床表现。

【辅助检查】

（一）肝功能检查

1. 血清酶 血清丙氨酸转氨酶（ALT）最常用。急性肝炎时ALT明显升高，黄疸出现后ALT开始下降。重型肝炎时ALT随黄疸迅速加深反而下降，此为"胆-酶分离"现象，提示肝细胞大量坏死。

2. 血清蛋白 急性肝炎时，血清蛋白质和量可在正常范围内。慢性活动性肝炎和肝硬化患者白蛋白下降，球蛋白升高，白、球比值下降，甚至倒置。

3. 血清和尿胆红素 黄疸型肝炎时，血清直接和间接胆红素均升高，尿胆原和尿胆红素明显增加；淤胆型肝炎时，则以血清直接胆红素升高为主，尿胆红素增加，但尿胆原减少或阴性。

4. 凝血酶原活动度（PTA） 与肝细胞损害程度成反比。PTA≤40%是诊断重型肝炎或肝衰竭的重要依据，PTA数值越低，预后越差。

（二）病原学检查 e微课

1. 甲型肝炎 抗HAV IgM阳性，提示HAV急性感染；抗-HAV IgG为保护性抗体，为甲型肝炎疫苗接种后或既往感染HAV。

2. 乙型肝炎 包括血清标记物及病毒学检测。

（1）血清病毒标记物的临床意义（表12-1）。

表 12 – 1 血清病毒标记物的临床意义

血清病毒标记物	临床意义
乙型肝炎表面抗原（HBsAg）	HBsAg 阳性见于 HBV 感染者或病毒携带者
乙型肝炎表面抗体（HBsAb 或抗 – HBs）	为保护性抗体，见于乙肝疫苗接种后或既往感染 HBV 后产生免疫力
乙型肝炎 e 抗原（HBeAg）	阳性提示 HBV 复制活跃，传染性较强
乙型肝炎 e 抗体（HBeAb 或抗 – HBe）	如 e 抗原消失，e 抗体出现，乙肝病毒复制活动减弱；乙肝病毒发生基因突变，无法产生 e 抗原，但病毒活动并没有减少
乙型肝炎核心抗体（HBcAb 或抗 – HBc）	抗 – HBc IgM 阳性表示急性；抗 – HBc IgG 阳性是既往曾感染

（2）HBV – DNA 病毒复制和传染性的直接指标，滴度越高，传染性越强。

3. 丙型肝炎 抗 – HCV 是感染的标志物，不是保护性抗体。HCV RNA 阳性提示病毒感染和复制。

4. 丁型肝炎 同时感染 HBV，抗 HDV 阳性可诊断，亦可做 HDV RNA 检测。

5. 戊型肝炎 抗 HEV IgM、抗 HEV IgG 均为感染的标志；也可检测粪便中 HEV。

（三）超声检查

B 型超声动态观察肝、脾的大小、形态、结构占位、腹水等，对监测肝炎病情发展，评估预后有重要价值。

【治疗原则与药物治疗要点】

病毒性肝炎应根据不同肝炎病毒、不同临床类型及组织学损害进行区别对待。

（一）急性肝炎

一般为自限性，以对症和支持治疗为主，急性期应进行隔离。患者卧床休息，给予清淡易消化饮食，保证充足的热量，适当补充维生素，热量不足应静脉补充葡萄糖。避免饮酒和应用损害肝脏的药物，辅以适当的保肝药物治疗。一般不采用抗病毒治疗，急性丙型肝炎致急性肝炎者，应早期应用抗病毒治疗。

（二）慢性肝炎

采用综合性治疗方案，合理休息和饮食、护肝、调节机体免疫、抗病毒及抗纤维化治疗等。

1. 一般治疗 病情较重者注重卧床休息，病情轻的以活动后不疲劳为宜。合理饮食，给予高热量、高蛋白、高维生素易消化饮食，避免饮酒。做好患者心理调节。

2. 药物治疗

（1）保肝降酶、退黄药物 复方甘草酸苷、甘草酸二铵、联苯双酯、双环醇等有保肝降酶作用；丹参、茵栀黄、门冬氨酸钾镁、腺苷蛋氨酸等具有退黄作用。维生素、还原型谷胱甘肽、葡萄糖醛酸内酯为非特异性护肝药。

（2）免疫调节剂 胸腺肽或胸腺素、转移因子、猪苓多糖、香菇多糖等。

（3）抗纤维化药物　丹参、核仁提取物、冬虫夏草、干扰素可减轻肝纤维化。

请你想一想

常用的抗乙肝病毒药物有哪些？

（4）抗病毒药物　抗乙肝病毒药物包括干扰素和核苷（酸）类似物。干扰素包括长效干扰素和普通干扰素，临床应用有其适应证及禁忌证。核苷（酸）类似物包括拉米夫定、阿德福韦酯、替比夫定、恩替卡韦、替诺福韦。抗丙肝病毒药物包括干扰素（长效干扰素、普通干扰素）和利巴韦林。

（三）重型肝炎

采取综合措施，减少肝细胞坏死，促进肝细胞再生，预防和治疗并发症，维持患者生命以待肝脏恢复功能。

1. 一般和支持治疗　绝对卧床休息，密切观察病情，给予低蛋白饮食，减少肠道内氨的来源，可静脉补充葡萄糖、维生素 B、维生素 C 及维生素 K，给予血浆、白蛋白支持治疗。注意维持水、电解质和酸碱平衡。对症保肝降酶、降黄及促肝细胞再生。

2. 对症治疗

（1）出血　给予血浆、血小板、凝血酶原复合物、纤维蛋白原等，可用奥美拉唑防治消化道出血。

（2）肝性脑病　给予低蛋白饮食以防止氨产生过多；保持大便通畅，口服乳果糖酸化肠道，食醋灌肠减少氨的吸收；门冬氨酸钾镁、精氨酸、乙酰谷酰胺降血氨治疗；给予支链氨基酸维持氨基酸平衡；脱水、利尿防止脑水肿。

（3）继发感染　加强防护，特别是呼吸道、消化道、泌尿系统、胆道感染，严格消毒，根据培养及药敏结果应用敏感抗菌药物。

（4）肝肾综合征　避免肾损害药物，避免血容量降低的各种因素。少尿时应进行补充血容量治疗，必要时血液透析治疗。

3. 人工肝支持系统　进行血浆置换、血液滤过、血液透析等治疗，清除患者体内代谢毒物，改善肝功能，提高生存率。

（四）淤胆型肝炎

给予常规保肝降黄药物，同时可根据病情应用血浆置换、糖皮质激素治疗。

【预防】

（一）控制传染源

肝炎患者和病毒携带者是本病的传染源。急性患者应隔离治疗至病毒消失。慢性患者和携带者根据病毒复制的指标评估传染性，做好抗病毒治疗。

（二）切断传播途径

对于甲型及戊型肝炎，重点在于搞好环境卫生，加强水、食品卫生及粪便管理。乙、丙、丁型肝炎需预防血液、体液传播。严格筛查献血员，医务人员注意手卫生，严格应用一次性注射用具，杜绝无保护的性行为。利用主动、被动免疫，做好母婴阻断。

（三）保护易感染人群

1. 主动免疫 HAV IgG 阴性者，可接种甲型肝炎减毒活或灭活疫苗。新生儿的乙肝疫苗接种为我国计划免疫项目，按 0、1、6 个月接种基因重组乙型肝炎疫苗。易感人群也可按以上程序接种，可加大疫苗剂量。

2. 被动免疫 甲型肝炎的接触者应接种人血清免疫球蛋白进行被动免疫，时间越早越好。HBsAg 阳性的母亲的新生儿，应在出生 12 小时内接种乙型肝炎免疫球蛋白，越早越好，并同时接种乙肝疫苗。

你知道吗

乙肝职业暴露后的处理

医务人员在为乙肝患者及 HBV 携带者诊疗过程中发生针刺伤、器具伤，或是原有伤口暴露于患者血液、体液时应立即挤出伤口处的血；用生理盐水或流动水冲洗伤口，边挤边冲；用乙醇或碘伏消毒，必要时包扎；检测被暴露者 HBsAg、抗 – HBs、HBeAg、HBV DNA、ALT、AST，并在暴露后 3 个月和 6 个月时复查；若被暴露者抗 – HBs 阴性或 <10mIU/ml，应立即注射乙型肝炎免疫球蛋白，并在不同部位同时接种乙肝疫苗，乙肝疫苗分别在 1 个月、6 个月后再注射一次。若被暴露者抗 – HBs ≥ 10mIU/ml，可不必注射 HBIG 和乙肝疫苗。

第三节 细菌性痢疾

PPT

细菌性痢疾简称菌痢，是志贺菌引起的肠道传染病，主要通过消化道传播，夏、秋季流行。临床以腹痛、腹泻、黏液脓血便及里急后重为主要表现，可伴有发热及全身中毒症状，严重者可出现感染性休克和（或）中毒性脑病。

【病因与发病机制】

（一）病原学

志贺菌属亦称痢疾杆菌，革兰阴性杆菌，兼性厌氧菌。现分 4 个血清群，包括痢疾志贺菌（A 群）、福氏志贺菌（B 群）、鲍氏志贺菌（C 群）、宋内志贺菌（D 群）。我国流行以 B 群为主，其次为 D 群。其产生的内外毒素致使出现不同的临床症状。志贺菌存在于患者与带菌者的粪便中，抵抗力弱，60℃加热 10 分钟可杀死，对酸和一般消毒剂敏感。在瓜果、蔬菜及污染物上可生存 10～20 天。

（二）流行病学

1. 传染源 急、慢性菌痢患者和带菌者。

2. 传播途径　主要通过粪-口传播。志贺菌排出体外后，通过手、食物、水、苍蝇，经口感染。也可通过接触带菌者的生活用具感染。

> **请你想一想**
> 细菌性痢疾的传播途径是什么？

3. 人群易感性　人群普遍易感，病后可获一定免疫力，但持续时间短，故易复发和重复感染。

4. 流行特征　终年散发，但有明显季节性，夏、秋季高发，主要发生于医疗条件差且水源不安全的地区。

（三）发病机制与病理

志贺菌进入机体后是否发病取决于细菌数量、致病力、人体抵抗力。病菌在肠道繁殖，释放毒素，引起肠黏膜炎症及小血管循环障碍，致使肠黏膜炎症、坏死及溃疡，主要好发部位为直肠、乙状结肠。病菌释放的内毒素可引起发热、毒血症及休克等；外毒素有肠毒性、神经毒性及细胞毒性，从而导致相应的临床症状。

【临床表现】

潜伏期一般1~4天（数小时至7天）。

（一）急性菌痢

1. 普通型（典型）　起病急，寒战、发热（可达39℃以上）、头痛、腹痛、腹泻，先为稀水便，1~2天能转为黏液脓血便，每天10余次至数十次，量少，此时里急后重明显，伴左下腹压痛，肠鸣音亢进。1~2周可恢复，少数迁延为慢性。

2. 轻型（非典型）　全身毒血症状轻，可无发热或低热。腹泻，稀便有黏液，每天10次以内，但无脓血及里急后重，可有左下腹痛，1周可痊愈，少数转为慢性。

3. 重型　年老体弱及营养不良者多见。急起发热，腹泻，每天30次以上，为稀水脓血便，偶尔排出片状假膜，伴有明显腹痛、里急后重。后期可出现严重腹胀及中毒性肠麻痹、中毒性休克等。

4. 中毒性菌痢　儿童多见，起病急。患者可见高热，体温可达40℃以上，以严重毒血症、休克、中毒性脑病为主，局部肠道症状很轻。根据临床表现可分为三型，包括休克型（周围循环衰竭型）、脑型（呼吸衰竭型）、混合型（具有以上两型表现，病情凶险，病死率高）。

（二）慢性菌痢

菌痢反复发作或迁延超过2个月者，根据临床表现分3型。

1. 急性发作型　有慢性菌痢病史，间隔一段时间又出现急性菌痢的表现，但发热及全身毒血症症状不明显。

2. 慢性迁延型　急性菌痢发作后，迁延不愈，长期腹泻可导致乏力、营养不良及贫血等。

3. 慢性隐匿型　有急性菌痢病史，无明显临床症状，粪便培养检出志贺菌，肠镜检查黏膜明显炎症或溃疡。

你知道吗

细菌性痢疾的并发症和后遗症

细菌性痢疾的并发症和后遗症均少见。并发症有菌血症、溶血性尿毒症综合征、瑞特综合征等。后遗症主要有神经系统后遗症，患者可出现耳聋、失语及瘫痪症状。

【辅助检查】

（一）血常规

急性菌痢患者白细胞总数可增高，以中性粒细胞为主，可达（10~20）×10^9/L。慢性患者有贫血表现。

（二）粪便检查

粪便外观为黏液脓血便，镜检大量白细胞或脓细胞及红细胞。粪便培养出痢疾杆菌可确诊。

【治疗原则与药物治疗要点】

（一）急性菌痢

1. 一般治疗 消化道隔离至临床症状消失，粪便培养连续2次阴性。清淡流质饮食，忌辛辣刺激油腻食物。

2. 病原治疗 轻型菌痢可不用抗菌药，严重者根据经验或当地流行菌株或药敏试验结果选择抗菌药，疗程一般3~5天。常用药物：①喹诺酮类，首选环丙沙星，其他喹诺酮类也可酌情选用，不能口服的选择静脉滴注。儿童、孕妇及哺乳期妇女非必要不宜使用。②二线用药：头孢曲松和匹美西林可应用于任何年龄，阿奇霉素也可用于成人治疗。③盐酸小檗碱片，可减少肠道分泌作用，可与抗菌药物同时使用。

请你**想**一**想**

　细菌性痢疾的常用抗菌药物是什么？

（二）慢性菌痢

1. 一般治疗 生活规律，进食有营养易消化食物，忌生冷油腻刺激食物，积极治疗可能并发的慢性肠道疾病。

2. 病原治疗 根据粪便培养结果选择敏感抗生素，通常联合2种不同的药物，疗程长，一般1~3个月；可用小檗碱液、磺胺嘧啶银悬液或大蒜素保留灌肠治疗。因抗菌药使用致使的菌群失调出现慢性腹泻时，可用益生菌和益生元等。

（三）中毒性菌痢

1. 病原治疗 药物选择同急性菌痢，首选静脉给药，如环丙沙星、左氧氟沙星、头孢菌素类等，病情好转后转口服。

2. 降温止惊 高热给予物理降温及退热药治疗；伴有惊厥可给予亚冬眠疗法，或给予安定、水合氯醛、苯巴比妥钠等治疗。

3. 休克型 积极抗休克治疗，扩充血容量，纠正酸中毒，给予血管活性药物，改善微循环障碍，保护心、脑、肾等重要脏器的功能。可少量应用激素治疗。

4. 脑型 脑水肿者可给予20%甘露醇快速静脉滴注，减轻脑水肿。应用血管活性药物以改善脑部微循环，给予肾上腺皮质激素改善病情，防止呼吸衰竭。

【预防】

采用以切断传播途径为主的综合预防措施，管理好传染源。

1. 管理传染源 急慢性患者和带菌者应隔离或定期访视，并彻底治疗，直至粪便培养阴性。

2. 切断传播途径 养成良好的卫生习惯，特别注意饮食和饮水卫生。

3. 保护易感人群 主要采用口服活菌苗，活菌苗对同型志贺菌保护率约为80%，而对其他型菌痢的流行可能无保护作用。

目标检测

一、单项选择题

1. 传染病的潜伏期对传染病防控最重要的意义是（ ）。
  A. 协助诊断 　　　　B. 预测疫情 　　　　C. 估计病情严重程度
  D. 确定检疫期 　　　　E. 追踪传染来源

2. 传染病流行过程的3个基本条件是（ ）。
  A. 传染源、传播途径、易感人群
  B. 病原体、人体和病原体所处的环境
  C. 屏障作用、吞噬作用、体液作用
  D. 病原体的数量、致病力、特异性
  E. 病原体、社会因素、自然因素

3. 发现乙类传染病后，上报的时间是（ ）。
  A. 2小时内上报 　　　　B. 6小时内上报 　　　　C. 12小时内上报
  D. 24小时内上报 　　　　E. 48小时内上报

4. 以下哪项指标表示乙型肝炎病毒复制活跃，传染性大（ ）。
  A. HBsAg 　　　　B. 抗－HBs 　　　　C. HBeAg
  D. HBcAg 　　　　E. 抗－HBc

5. 以下哪项指标对诊断和判断重型肝炎预后具有重要意义（ ）。
  A. 血肌酐升高 　　　　B. 精神行为异常
  C. 黄疸进行性加深 　　　　D. 凝血酶原活动度（PTA）<40%
  E. 腹水

6. 下列**不属于**乙肝患者常用抗病毒药物是（　　　）。

    A. 替比夫定　　　　　　B. 拉米夫定　　　　　　C. 替诺福韦

    D. 恩替卡韦　　　　　　E. 阿昔洛韦

7. 下列关于中毒性细菌性痢疾的流行病学的叙述，**不正确**的是（　　　）。

    A. 冬、春季节多见　　　B. 人群普遍易感　　　　C. 患者和带菌者为传染源

    D. 经粪－口传播　　　　E. 肠道病变轻，全身症状重

8. 治疗急性细菌性痢疾首选药物是（　　　）。

    A. 喹诺酮类　　　　　　B. 磺胺类　　　　　　　C. 甲硝唑

    D. 头孢拉定　　　　　　E. 庆大霉素

9. 患者，男，40 岁。体检抗－HBs 阳性，HBV 其他血清病毒标记物为阴性，肝功能正常，该患者的状况是（　　　）。

    A. 慢性乙型肝炎急性期　B. 乙型肝炎但病情稳定　C. 乙型肝炎病毒携带者

    D. 乙型肝炎恢复期　　　E. 对乙型肝炎病毒具有免疫力

10. 药师被安剖割破皮肤的伤口，不小心被乙肝患者的血液污染了。此时需要采取的最重要措施是（　　　）。

    A. 立即接种乙肝疫苗

    B. 立即乙醇消毒

    C. 定期复查肝功能

    D. 立即查血 HBsAg、抗－HBs 情况，根据具体情况决定是否接种乙肝免疫球蛋白及乙肝疫苗

    E. 立即接种乙肝疫苗，1 周内注射乙肝免疫球蛋白

11. 患者，男，15 岁。昨日在路边摊就餐后出现高热，腹泻 1 天，诊断为细菌性痢疾，以下**不正确**的是（　　　）。

    A. 给予胃肠道隔离　　　　　B. 给予高蛋白饮食

    C. 酌情给予流质或半流质食物　D. 记录排便形状、次数

    E. 留取便标本送检

12. 患儿，5 岁。突发高热，体温 $40.3℃$，心率 130 次/分，血压 155/90mmHg，惊厥，瞳孔大小不等。家人诉上午曾食用变质食物，考虑可能为（　　　）。

    A. 伤寒　　　　　　　　B. 霍乱　　　　　　　　C. 流脑

    D. 脑型菌痢　　　　　　E. 乙脑

二、多项选择题

1. 下列属于甲类传染病的疾病是（　　　）。

    A. 传染性非典型肺炎　　B. 鼠疫　　　　　　　　C. 乙型肝炎

    D. 霍乱　　　　　　　　E. 细菌性痢疾

2. 乙型肝炎的主要传播途径是（　　　）。

    A. 粪－口传播　　　　　B. 母婴传播　　　　　　C. 食物传播

D. 血液传播　　　　　　　E. 性传播

3. 下列符合对中毒性细菌性痢疾描述的是（　　）。

A. 起病急　　　　　　　B. 呼吸衰竭　　　　　　　C. 蛋花汤样便

D. 高热、惊厥　　　　　E. 休克

（黄丽萍）

书网融合……

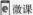微课　　　　划重点　　　　自测题

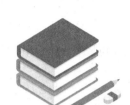

第十三章 皮肤病学与性病学

学习目标

知识要求

1. **掌握** 湿疹、荨麻疹、真菌性皮肤病和淋病、梅毒和艾滋病等性传播疾病的治疗原则和药物治疗要点。

2. **熟悉** 湿疹、荨麻疹、真菌性皮肤病和淋病、梅毒和艾滋病等性传播疾病的临床表现和辅助检查。

3. **了解** 湿疹、荨麻疹、真菌性皮肤病和淋病、梅毒和艾滋病等性传播疾病的病因与发病机制。

能力要求

1. 能够与服务对象进行良好的沟通。

2. 具备对湿疹、荨麻疹、真菌性皮肤病和淋病、梅毒和艾滋病等性传播疾病患者的处方进行审核及按处方正确配发药物的能力。

岗位情景模拟

情景描述 女性，26岁，某洗浴中心工作人员，因发热、咳嗽、气短而入院，已用青霉素、红霉素、卡那霉素、环丙沙星等治疗20天。患者症状加重，出现缺氧发绀。查体：T 38.9℃，肺部偶闻湿性啰音，胸片显示间质性肺炎，血WBC $< 2.2 \times 10^9$/L，曾多次进行血、痰培养均无菌生长，颈、腋、腹股沟有直径1.5cm左右的淋巴结，光滑无压痛。

讨论 1. 该患者考虑哪种疾病？

2. 该患者的治疗原则是什么？

PPT

第一节 湿疹

湿疹是由多种内、外因素引起的真皮浅层及表皮炎症。病因复杂，一般认为与变态反应有关。临床特点主要有瘙痒剧烈，急性期以丘疱疹为主，伴有较多渗出；慢性期以苔藓样病变为主，易反复发作。

【病因与发病机制】

一般认为湿疹是由内、外多种因素相互作用导致，部分患者的发病与迟发性变态反应有关。

（一）外因

询问患者有无过敏史，近期是否进食过鱼、虾、蛋及牛羊肉等异种蛋白质食物，是否接触过某些化学物品（如化妆品、染料、合成纤维、农药等）及动物皮毛，是否吸入过花粉、屋尘螨、微生物等，是否受到日光暴晒等。

（二）内因

请你想一想
导致湿疹病因有哪些？

与慢性感染灶（如慢性胆囊炎等）、内分泌及代谢改变（如月经紊乱等）、神经精神因素（如精神紧张过度疲劳等）、遗传因素（如过敏体质）等内部因素有关。每个个体对各种因素的易感性与耐受性与遗传有关，可随年龄、环境而发生变化。

【临床表现】

（一）常见类型

根据发病过程可分为急性、亚急性、慢性三期。

1. 急性湿疹　可发生于全身任何部位，常对称分布。皮损呈多形性，常表现为潮红、丘疹、丘疱疹、水疱、糜烂面渗液、结痂。自觉剧痒，有灼痛，如处理不当可造成皮损扩散，病程延长，发展成亚急性或慢性湿疹。

2. 亚急性湿疹　介于急性湿疹和慢性湿疹之间的过渡状态，表现为红肿及渗出减轻，但仍可有丘疹及少量丘疱疹，皮损呈暗红色，可有少许鳞屑及轻度浸润。仍自觉有剧烈瘙痒。处理不当可转为慢性湿疹或再次急性发作。

3. 慢性湿疹　多由急性湿疹及亚急性湿疹转化而来，少数可直接表现为慢性湿疹，表现为患部皮肤浸润性暗红斑上有丘疹、抓痕及鳞屑，局部皮肤肥厚，表面粗糙，呈苔藓样变，有色素沉着或色素减退。自觉亦有明显瘙痒，常呈阵发性。病情时轻时重，延续数月或更久。

（二）特殊类型

1. 自身敏感性湿疹　是由于患者对自身内部或皮肤组织所产生的某些物质过敏而引起。

2. 传染性湿疹样皮炎　本病初期在患处附近有慢性炎症感染，如中耳炎、压疮等，因其分泌物及感染的细菌毒素或不适当的外用药物治疗的刺激所致。

3. 钱币状湿疹　常于冬季或皮肤干燥时发生，自觉瘙痒，好发于四肢，皮损为 1～3cm 圆形损害，边界清楚。

4. 裂纹性湿疹　又称皮脂性湿疹，年老者多见，是因皮肤脱水、皮脂分泌减少、干燥所致，皮损为表皮及角质层有细裂纹，似"碎瓷状"。

5. 婴儿湿疹　中医称"奶癣"，好发于面部，皮损为多形性，可见红斑、丘疹、糜烂、渗液、结痂等。

【辅助检查】

斑贴试验或真菌检查呈阴性，与接触性皮炎及浅部真菌病鉴别。

【治疗原则与药物治疗要点】

（一）一般治疗

避免各种可疑的致病因素，及时治疗体内慢性疾病及其他全身性疾病。

（二）内服药物治疗

目的在于抗炎、止痒，可给抗组胺药、镇静安定剂。合并感染者，加用抗生素。

（三）局部治疗

急性期无渗液或渗出不多者可用氧化锌油，渗出多者用3%硼酸溶液冷湿敷，渗出减少后用糖皮质激素霜剂，可和油剂交替使用；亚急性期选用糖皮质激素乳剂或糊剂，慢性期可选用软膏、硬膏、涂膜剂；顽固性局限性皮损可用糖皮质激素做皮损内注射。

第二节 荨麻疹

PPT

荨麻疹又称"风团"，是由于皮肤、黏膜小血管扩张及渗透性增加而产生的一种局限性水肿反应，是一种常见皮肤黏膜过敏性疾病。荨麻疹发病机制有变态反应和非变态反应性两种，涉及Ⅰ、Ⅱ、Ⅲ型变态反应和补体系统。

【病因与发病机制】

病因复杂，大多数患者都不能找到确切的病因。可询问患者近期是否进食过鱼、虾、蟹等食物；是否用过青霉素、血清制剂、各种疫苗、呋喃唑酮、磺胺类、阿司匹林等药物；是否存在慢性感染病灶（鼻窦炎、慢性中耳炎等）；是否接触过花粉、动物皮屑、羽毛、灰尘或尘螨等；是否被昆虫叮咬过；是否受到冷、热、日光或摩擦等刺激；最近有无精神紧张与情绪波动；有无内脏和全身性疾病（如风湿热、系统性红斑狼疮、类风湿关节炎等）和家庭遗传因素。

【临床表现】

（一）急性荨麻疹

起病常较急，皮肤突然发痒，很快于瘙痒部位出现大小不等的风团，呈圆形、椭圆形或不规则形，开始时孤立或散在，逐渐扩大并融合成片，颜色淡红或苍白，皮肤凹凸不平。风团经数分钟至数小时后消退，不留痕迹，但可此起彼伏，1日内可发作数次。全身各处均可发生，若累及胃肠道黏膜，可出现恶心、呕吐和腹泻；累及呼吸道，可有喉头水肿、呼吸困难，甚至窒息；严重者可出现过敏性休克。若伴有高热、寒战、脉速等全身中毒症状，应警惕败血症的可能。

（二）慢性荨麻疹

皮损反复发作超过 6 周以上。全身症状一般较急性者轻，风团时多时少，反复发生，常达数月或数年之久，偶可急性发作，部分患者皮损发作时间有一定规律性。

（三）特殊类型的荨麻疹

1. 皮肤划痕症 亦称人工荨麻疹。用手搔抓或用钝器划过皮肤后，沿划痕出现条状隆起，伴瘙痒，不久可自行消退。

2. 寒冷性荨麻疹 可分为两种：一种为家族性，为常染色体显性遗传，罕见，自幼时发病，终身反复出现，皮疹为不痒风团，并伴有发热、关节痛等状态，冰块试验阴性；另一种为获得性，较常见，表现为接触冷风、冷水或冷物后，暴露或接触部位产生风团或斑块状水肿，冰块试验阳性。

3. 日光性荨麻疹 皮肤暴露于日光中数分钟后，局部迅速出现瘙痒、红斑和风团。

你知道吗

神经性皮炎

神经性皮炎是一种局限性的皮肤神经功能障碍性皮肤病，是一种常见的多发病，治愈后易复发。该疾病主要见于成年人，儿童一般不发病。本病的病因及发病机制尚不清楚，一般认为与大脑皮层兴奋和抑制功能失调有关。常见的临床症状为患者自觉全身瘙痒，表现为阵发性剧烈瘙痒，严重影响患者的睡眠。局限性神经性皮炎大部分好发于颈部，其次好发在肘、骶、眼睑、腘窝。发病时会出现局部瘙痒，然后出现淡褐色、淡红色多角形扁平丘疹，覆盖糠状鳞屑，常搔抓患处导致皮损周围常见抓痕、血痂。

【辅助检查】

血常规可见嗜酸性粒细胞增多。若有严重金黄色葡萄球菌感染时，白细胞总数常增高或同时有中毒性颗粒。病因诊断较为困难，为寻找诱因可做冰块、运动、日光、热水试验和皮肤变应原检测。

【治疗原则与药物治疗要点】

寻找和去除病因，给予抗过敏、降低血管通透性、对症治疗，对症治疗为基本原则，力求做到对因治疗。

1. 停用可疑致敏药物或食物，多饮水，通便利尿，以加速排泄。

2. 遵医嘱给予抗组胺药，如盐酸西替利嗪、特非那定、阿司咪唑、氯雷他定等，通常 2~3 种抗组胺药合用。维生素 C 及钙剂可降低血管通透性，与抗组胺药物具有协同作用。腹痛患者可给予解痉药物，如溴丙胺太林、654-2、阿托品等。

3. 对泛发性荨麻疹患者，应监测生命体征，安慰患者，一旦发现胸闷、喉头水肿、呼吸或血压异常应立即报告医生，配合抢救。对出现窒息者，立即平卧，保持呼吸道通畅，皮下注射 0.1% 肾上腺素，静脉滴注地塞米松，给予吸氧，必要时配合医生行气管插管或气管切开。

4. 慢性荨麻疹，应积极寻找病因，不宜使用糖皮质激素，一般以抗组胺药物为主。给药时间一般根据风团发生的时间予以调整。例如晨起较多，则睡前给予较大剂量；若睡前较多，则晚饭后给予较大剂量。一种抗组胺药物无效时，可 2~3 种联合，并多种抗组胺药物交替使用。

5. 应用抗组胺药期间注意药物的不良反应（嗜睡、头晕、乏力、记忆力减退、注意力不集中、鼻塞及瞳孔散大等），应避免从事高空、驾驶及机床加工等工作，以免发生意外。

> **请你想一想**
>
> 抗组胺药物有哪些，服用时有哪些注意事项？

6. 夏季可选用止痒液、炉甘石洗剂、锌氧洗剂等，冬季则可选用止痒作用的乳剂入苯海拉明霜。

第三节 真菌性皮肤病

PPT

真菌病在临床上一般分为浅部真菌病和深部真菌病两大类。浅部真菌病又称"癣"，发病率高，主要侵犯表皮、毛发和甲板，为慢性接触性皮肤病。按病变部位可分为头癣、体癣、股癣、手足癣、甲癣与花斑癣等。深部真菌病包括皮下组织感染和系统感染。如孢子丝菌病、念珠菌病等。本节主要介绍浅部真菌病。

【病因与发病机制】

真菌遍布自然界，人类的真菌感染均来自外在环境，通过吸入、摄入或外伤植入而致病。广谱抗生素、糖皮质激素、免疫抑制剂、抗肿瘤药物等药物使患者免疫力下降，同时器官移植、烧伤抢救、各种导管和插管技术应用等，使条件致病性真菌感染明显增加。可详细询问患者的居住环境，卫生状况，了解有无直接接触患病患者或宠物；是否接触了被真菌病患者污染的物品；家族中有无类似疾病患者。

【临床表现】

（一）头癣

是指累及头发和头皮的癣菌感染，多累及少年儿童，成人少见。

1. 黄癣 俗称"瘌痢头"，由许兰黄癣菌感染引起。主要发生于卫生条件差的农村地区，儿童多见。皮损初起为毛根周围炎症，发展为小脓疱，干涸后为黄色碟状脓痂，中心有毛发穿出，有臭味，伴瘙痒。毛发枯燥易脱落，可因毛囊破坏而遗留永久性脱发或萎缩性瘢痕。

2. 白癣 又名小孢子菌头癣，由犬小孢子菌和石膏样小孢子菌感染引起。皮损初起毛囊性丘疹，表面有灰白色鳞屑，可融合成片，边界清楚，病发距头发数毫米处折断，发根套有一白色菌鞘伴微痒。儿童多发，至青春期可自愈，愈后不留瘢痕。

（二）体癣和股癣

1. 体癣　指在除头皮、毛发、掌跖、甲板以外的平滑皮肤上引起的皮肤癣菌感染。致病真菌包括红色毛癣菌（52%）、须癣毛癣菌（35%）、大小孢子菌（9%）等。皮损初起为红色丘疹、丘疱疹或小水疱，继之形成有鳞屑的红色斑片，境界清楚，皮损边缘不断向外扩展，中央趋于消退，形成环状或多环状，边缘可分布丘疹、丘疱疹和水疱，中央色素沉着。亲动物性皮肤癣菌引起的皮损炎症反应明显，自觉瘙痒，可因长期搔抓刺激引起局部湿疹样改变或浸润肥厚呈苔藓样变。

2. 股癣　指腹股沟、会阴、肛周和臀部的皮肤癣菌感染。致病真菌多为红色毛癣菌。基本皮损与体癣相同，由于患处透气性差、潮湿、易摩擦，常使皮损炎症明显，瘙痒显著。

（三）足癣

感染足趾间、足底、足跟、足侧缘，俗称"香港脚"或"脚气"，是最常见的浅部真菌病，手足癣的致病菌90%以上为红色毛癣菌。在全世界广泛流行，根据临床特点，分为以下三种类型。

1. 鳞屑型　好发于趾间、足跖和足侧缘。足跖红斑、丘疹，细小鳞屑，足部潮湿时，病情加重。

2. 浸渍糜烂型　好发于趾缝，表现为局部浸渍发白，表皮易剥脱并露出潮红的糜烂面甚至裂隙。有不同程度的瘙痒，继发细菌感染时有恶臭味，可并发淋巴管炎、淋巴结炎、丹毒和蜂窝织炎。

> **请你想一想**
>
> "香港脚"是什么原因引起的？

3. 角化型　好发于足跟及掌跖部。皮损处皮肤过度角化而变厚、干燥、粗糙，寒冷季节易发生皲裂而致出血、疼痛，一般无瘙痒。

手癣与足癣相似，皮肤癣菌感染手指屈面、指间及手掌侧皮肤为手癣，甲癣多继发于手足癣，俗称"灰指甲"，表现为甲板增厚、灰白、质脆，甚至全甲破坏而裂缺。

【辅助检查】

取病发、痂皮、病灶边缘活动区的鳞屑做直接镜检，可见菌丝或孢子；也可做真菌培养以确定致病菌。滤过紫外线灯检查，黄癣病发呈暗绿色荧光，白癣病发呈亮绿色荧光，黑点癣病发无荧光。

【治疗原则与药物治疗要点】

（一）头癣

应采取综合治疗方案，口服首选灰黄霉素，局部涂搽5%～10%硫黄软膏或其他咪唑类抗真菌制剂，用硫黄皂或2%酮康唑洗头，剪发，用过的物品煮沸消毒。一般单独内服：①灰黄霉素，儿童按15～20mg/（kg·d），分3次口服，成人0.6～0.8g/d，分1

次或 2 次服用，疗程 21 日。②伊曲康唑，儿童按照 5mg/（kg·d），疗程 6 周。灰黄霉素及伊曲康唑为脂溶性，故多吃油脂性食物可促进吸收。③特比萘芬，儿童体重 <20kg 者 62.5mg/d，20～40kg 者 125mg/d，>40kg 者 250mg/d，疗程 6 周。以上三种药物均有损肝功能，因此肝功能不全者慎用。

（二）体癣和股癣

原则上以外用药物治疗为主，可外用克霉唑霜、酮康唑霜、水杨酸苯甲酸酊、复方雷琐辛搽剂、10% 冰醋酸溶液等；皮损广泛或外用药疗效不佳者可考虑内服伊曲康唑、特比萘芬、氟康唑等。

（三）手癣和足癣

以外用药为主，一般使用咪唑类溶液、霜剂或水杨酸制剂 1～2 次/日。水疱鳞屑型应选用刺激性小的霜剂和水剂；浸渍糜烂型应选用比较温和（或）浓度较低的抗真菌外用制剂；角化过度型一般宜用抗真菌软膏或与尿素软膏合用，以促进角质脱落。单纯外用药效果不好可口服抗真菌药物：伊曲康唑 0.2～0.4g/d，连服 1 周；或特比萘芬 0.25g/d，连服 1 周；或氟康唑 0.15g，1 次/周连服 3～4 次。

（四）甲癣

对表浅单发的甲癣，可先用小刀刮去病甲，再外搽抗真菌药，如 30% 冰醋酸或咪唑类及丙烯胺类霜剂或溶液，每日 2 次，坚持 3 个月以上；也可用 40% 尿素软膏封包、8% 环吡酮或 5% 阿莫洛芬甲涂剂使病甲软化剥离，再外用抗真菌制剂。严重的甲癣常需内服抗真菌药，如灰黄霉素、酮康唑等。

第四节 性传播疾病

PPT

一、淋病

淋病是由淋病奈瑟菌引起的泌尿、生殖系统化脓性传染性疾病，是常见性病，发病率高居性病之首，主要通过性传播，偶有间接接触传染，人是淋球菌唯一自然宿主。淋病不仅可引起男性尿道炎、女性宫颈炎或尿道炎，还可以经血行播散引起菌血症。

【病因与发病机制】

病原菌为奈瑟淋球菌，为一种革兰阴性杆菌。淋球菌通常寄居于黏膜表面的柱状上皮细胞内，主要通过性接触传播，也可通过间接接触传播，还可以通过产道感染引起新生儿结膜炎。就诊时询问患者是否有不洁性交史，是否接触被患者分泌物污染的衣裤、床上用品、毛巾、浴盆等，了解孕妇是否患有淋病。

【临床表现】

本病多见于性活跃的中青年人。潜伏期一般 2～10 天，平均 3～5 天，潜伏期患者具有传染性。临床上有 5%～20% 男性、60% 女性患者无明显临床症状。

1. 男性淋病 几乎全部均有性接触感染。以急性化脓性尿道炎为主，初起为尿道口红肿、灼热、轻痛，并有稀薄黏液流出，2 日后分泌物逐渐变为黄色脓性，且量增多。可有尿频、尿急、尿痛，有时可伴发腹股沟淋巴结炎。

2. 女性淋病 60% 女性感染后无症状或症状轻微，较易漏诊，好发于宫颈内膜、尿道。淋菌性宫颈炎的分泌物初为黏液性，后转为脓性，体检可见宫颈口充血、水肿甚至糜烂，常伴有外阴刺痒和烧灼感；尿道炎症状较轻，有尿频、尿急、尿痛、尿道口红肿及脓性分泌物；淋菌性前庭大腺炎表现为单侧前庭大腺红肿、疼痛，严重时上行感染引起盆腔炎，并出现下腹痛、寒战、高热等全身症状。

【辅助检查】

取尿道或宫颈脓性分泌物直接涂片，可找到典型的革兰染色阴性双球菌；淋球菌培养阳性可确诊。涂片对女性检出率低，必要时可做细菌培养。

【治疗原则与药物治疗要点】

早期、足量、正规使用敏感抗生素，对性伴侣也需同时进行治疗。常用的抗生素有头孢曲松、大观霉素、环丙沙星、氧氟沙星等，如头孢曲松钠 0.25g，一次肌内注射；或大观霉素 2.0g（宫颈炎 4.0g），一次肌内注射，或环丙沙星 0.5g，一次口服；或氧氟沙星 0.4g，一次口服；或头孢噻肟钠 1.0g，一次肌内注射；淋菌性眼炎新生儿患者用头孢曲松钠 25～50mg/kg，静脉滴注或肌内注射，或大观霉素 40mg/kg 肌内注射，同时应用盐水或 0.5% 红霉素或 1% 硝酸银溶液滴眼，连续 7 日。

对病程长或有并发症者，需做药敏试验，选用敏感的抗生素，治疗结束 2 周内在无性接触史情况下，症状、体征全部消失，在治疗结束后 4～8 天做淋球菌复查，结果阴性才算治愈。

1. 治疗期间给予清淡饮食，多吃新鲜蔬菜水果，多饮水，禁止饮酒、喝浓茶、咖啡及食用辛辣刺激性食物。

2. 做好消毒隔离，患者用过的衣裤、床上用品、毛巾、浴盆等应及时清洗消毒，禁止与婴幼儿同床、同浴或衣物共洗。

3. 注意休息，避免疲劳，保持局部清洁。

4. 加强宣传教育，洁身自爱，杜绝性乱交，推广使用避孕套，患者在治疗期间禁止性生活。

二、梅毒

梅毒是梅毒螺旋体所致一种危害极大的，可侵犯多系统多脏器的慢性传染性疾病，主要传播途径有性接触、血液传播和胎盘传播等。可分为获得性（后天）梅毒和胎传（先天）梅毒。

【病因与发病机制】

梅毒的病原体为梅毒螺旋体，也称苍白螺旋体，人是梅毒的唯一传染源，95% 以上患者是通过性接触传播。应询问患者有无不洁性交史，是否间接接触患者的污染物，有无输血史，母亲是否患有梅毒，有无共用注射器吸毒史等，少数患者可因接触带有梅毒螺旋体的内衣、被褥、毛巾、剃刀、文具、医疗器械等而间接传染。

【临床表现】

根据病程分为早期梅毒（一、二期梅毒，病程＜2 年）与晚期梅毒（三期梅毒，病程＞2 年）。

1. 后天梅毒（获得性梅毒）

（1）一期梅毒　潜伏期平均 2～4 周，主要表现为硬下疳和硬化性淋巴结炎。

1）硬下疳　常发生在外生殖器，男性好发于阴茎冠状沟、龟头、包皮及系带，女性多见于大小阴唇、阴唇系带、会阴及子宫颈。典型的硬下疳初起为小片红斑，迅速发展为无痛性炎性丘疹，数天内丘疹扩大形成硬节，表面发生坏死形成单个直径为 1～2cm、圆形或椭圆形无痛性溃疡，境界清楚，周边水肿并隆起，基底平坦呈肉红色，触之硬如软骨，表面有浆液性分泌物，内含大量的梅毒螺旋体，传染性很强。未经治疗的硬下疳可持续 3～4 周，治疗者在 1～2 周后消退。

2）硬化性淋巴结炎　发生于硬下疳出现 1～2 周后。常累及单侧腹股沟或患处附近淋巴结，呈质地较硬的隆起，表面无红肿破溃，一般不痛。消退常需数月。淋巴结穿刺检查可见大量的梅毒螺旋体。

你知道吗

软下疳

软下疳是由杜克雷嗜血杆菌经性接触传染的急性、疼痛性、多发性阴部溃疡，伴腹股沟淋巴结肿大、化脓及破溃为特征的性传播疾病。本病见于世界各地，主要流行于亚热带地区，以及贫困和卫生条件差的非洲第七人群发病率高，运用阿奇霉素或头孢曲松钠或红霉素进行治疗，临床症状消失和病原学检查阴性可判断其愈合。

（2）二期梅毒　硬下疳后 4～8 周，主要有以下皮肤黏膜损害表现。

1）梅毒疹　常呈泛发性、对称性分布，皮损内含有大量梅毒螺旋体，传染性强，不经治疗一般持续数周可自行消退。皮疹以斑疹和斑丘疹最多，呈玫瑰色、紫色或铜红色，数目较多，好发于躯干、四肢、掌跖部。掌跖部呈暗红或铜红色鳞屑性斑疹，为二期梅毒的特征性损害，常无自觉症状。

2）扁平湿疣　好发于肛周、外生殖器、会阴、腹股沟及股内侧等部位。皮损初起为表面潮湿的扁平丘疹，随后扩大或融合成直径为 1～3cm 大小的扁平斑块，边缘整齐或呈分叶状，基底宽而无蒂，周围暗红色浸润，表面糜烂，有少量渗液。皮损内含大量梅毒螺旋体，传染性强。

3）梅毒性秃发　由梅毒螺旋体侵犯毛囊造成毛发区血供不足所致。表现为局限性或弥漫性脱发，呈虫蚀状，头发稀疏，长短不齐，秃发非永久性，及时治疗后毛发可以再生。

4）黏膜损害　多见于口腔、舌、咽、喉或生殖器黏膜。损害表现为一处或多处境界清楚的红斑、水肿、糜烂，表面可覆有灰白色膜状物。

二期早发梅毒未经治疗或治疗不当，经2～3个月后自行消退。患者免疫力降低可导致二期复发梅毒，皮损较大、数目较少、破坏性大。

（3）三期梅毒　早期梅毒未经治疗或治疗不充分，平均经过3～4年（最早2年，最晚20年），40%患者发生三期梅毒。主要表现为结节性梅毒疹和树胶样肿。前者好发于头面部、肩部、背部及四肢伸侧，皮损为直径0.2～1cm大小的铜红色结节，可自行吸收，遗留萎缩性瘢痕，也可破溃形成溃疡。树胶样肿，为破坏性最大的一种损害，除好发皮肤外，还侵犯口腔及鼻黏膜，引起树胶肿舌炎、鼻中隔穿孔及马鞍鼻等。三期梅毒还侵犯全身各内脏器官或组织，破坏性大，如重要器官被累及可危及生命。三期梅毒皮损中难查到梅毒螺旋体，传染性小。

2. 先天梅毒　也称胎传梅毒，多在怀孕4个月后经胎盘传染，胎儿可发生死亡、流产或分娩出先天梅毒儿。

3. 潜伏梅毒　患者有梅毒感染史，无临床症状或症状已消失，体检未见任何器官系统的梅毒表现，仅梅毒血清反应为阳性，脑脊液正常，称潜伏梅毒。

【辅助检查】

1. 梅毒螺旋体检查　取病灶组织渗出物或淋巴结穿刺液，用暗视野显微镜检查，或直接免疫荧光技术，可见活动的梅毒螺旋体，适用于早期梅毒者。

2. 梅毒血清试验　是诊断梅毒必须的检查方法。

3. 脑脊液检查　用于诊断神经梅毒。

【治疗原则与药物治疗要点】

首选青霉素，梅毒螺旋体对青霉素极为敏感，如果得到早期、足量、正规的治疗是可以治愈的。早期梅毒使用苄星青霉素G（长效西林）240万U，分两侧臀部肌内注射，1次/周，共2～3次；或普鲁卡因青霉素G，80万U，1次/日，肌内注射，连续10～15日，总量800万～1200万U；对青霉素过敏者可选用头孢曲松钠、盐酸四环素、红霉素等。早期梅毒可使用盐酸四环素0.5g，4次/日，口服，连续15日；或多西环素0.1g，2次/日，口服，连续15日；或红霉素，用法同盐酸四环素。

坚持早期、足量、正规治疗，用药期间，密切观察病情变化，避免发生吉－海反应，即梅毒患者接受高效驱梅药物治疗后梅毒螺旋体被杀死并释放出大量异性蛋白，引起机体发生的急性变态反应，多在用药后数小时发生，表现为寒战、发热、头痛、呼吸加快、心动过速、肌痛及原发疾病加重，严重时可发生心绞痛或主动脉破裂。为防止发生吉－海反应，在治疗前一日口服泼尼松。治疗期间，指导患者：

1. 指导患者进食清淡饮食，忌饮酒、浓茶及咖啡等刺激性食物；注意休息，减少活动，防止发生病理性骨折。

2. 加强宣传教育，鼓励患者接受正规治疗，切勿随意中断，以免延误病情。

3. 治疗期间禁止性生活，动员其性伴侣同时接受检查和治疗；患者的衣物应消毒灭菌后再清洗。

4. 治疗后应定期随访，一般至少坚持 3 年，第 1 年内每 3 个月复查 1 次，第 2 年内每半年复查 1 次，第 3 年在年末复查 1 次，若检查正常则停止观察。

5. 对于未育的患病夫妇，应劝其积极治疗至复查正常再怀孕，以确保优生优育。

6. 加强自身修养，自尊、自爱，取缔娼妓，禁止性乱交，推广使用避孕套，医务人员要注意医疗职业性防护。

三、艾滋病

（一）概述

艾滋病又称获得性免疫缺陷综合征（AIDS），是由人类免疫缺陷病毒（HIV）引起的，以侵犯辅助性 T 淋巴细胞为主，造成机体细胞免疫功能缺损或完全丧失，继而发生条件致病菌感染、恶性肿瘤的致命性慢性传染病。临床表现为长期不规则发热、全身淋巴结肿大、盗汗、消瘦、恶心、呕吐、腹泻、鹅口疮、口唇疱疹及带状疱疹等，最后并发各种严重的机会性感染和恶性肿瘤，病死率极高，目前尚无治愈该疾病的方法。

（二）病原学

HIV 在外界的抵抗力不强，对热敏感，56℃ 30 分钟就可灭活，25% 以上浓度的乙醇、0.2% 次氯酸钠和漂白粉都能将其灭活。但对 0.1% 甲醛、紫外线、放射线不敏感。

（三）流行病学 📱微课

1. 传染源 艾滋病患者及无症状病毒携带者是本病直接传染源。

2. 传播途径 ①性接触传播：为本病的主要传播途径。②经血液及血制品传播：亦为本病重要传播途径。③母婴传播。④其他途径：移植病毒携带者的器官或人工授精亦可感染。偶有医务人员被污染的针头刺伤或经破损皮肤受污染而感染。

3. 人群易感性 人群对本病普遍易感，但多发生在青壮年。高危人群有：①同性恋或性乱交者；②静脉药瘾者；③血友病及多次输血者；④HIV 感染的母亲所生的婴儿。

> **请你想一想**
> 艾滋病的传播途径有哪些？

【临床表现】

潜伏期一般为 2～10 年。

1. 艾滋病分期

（1）急性感染期（Ⅰ期） 感染 HIV 后，部分患者出现轻微发热、全身不适、头痛，畏食、肌肉关节疼痛以及淋巴结肿大等。检查可见血小板减少，$CD8^+T$ 淋巴细胞升高。感染后 2~6 周，血清 HIV 抗体可呈阳性反应。症状持续 3~14 天后自然消失。

（2）无症状感染期（Ⅱ期）　本期临床上没有任何症状，但血清中能检出 HIV 和 HIV 抗体，此期可持续 2~10 年或更长。

（3）持续性全身淋巴结肿大期（Ⅲ期）　除腹股沟淋巴结以外，全身其他部位两处或两处以上淋巴结肿大，质地柔韧，无压痛，能自由活动。肿大一般持续 3 个月以上，无自觉症状。活检可见淋巴结反应性增生。

（4）艾滋病期（Ⅳ期）　是艾滋病病毒感染的最终阶段。此期临床表现复杂，易发生机会性感染及恶性肿瘤，可累及全身各个系统及器官，常有多种感染和肿瘤并存，常有表现：①发热、乏力不适、盗汗、体重下降、厌食、慢性腹泻、肝脾大等。②神经系统症状如头痛、癫痫、下肢瘫痪、进行性痴呆。③感染：原虫、真菌、结核杆菌和病毒感染。④肿瘤：常见卡波西肉瘤和非霍奇金淋巴瘤。⑤继发其他疾病，如慢性淋巴性间质性肺炎等。

2. 各系统的临床表现

（1）呼吸系统　其中以卡氏肺囊虫肺炎最为常见，是艾滋病的主要致死原因。主要表现为发热、干咳、呼吸增快、呼吸困难、发绀、通气功能障碍。症状进行性加重，可导致呼吸衰竭而很快死亡。

（2）中枢神经系统　①HIV 直接感染中枢神经系统：引起艾滋病痴呆综合征、无菌性脑炎。临床可表现为头晕、头痛、癫痫、进行性痴呆、脑神经炎等。②机会性肿瘤：如原发性脑淋巴瘤和转移性淋巴瘤。③机会性感染：如脑弓形虫病、隐球菌脑膜炎、巨细胞病毒脑炎等。

（3）消化系统　假丝酵母菌、疱疹和巨细胞病毒引起口腔和食管炎症或溃疡最为常见，表现为吞咽疼痛和胸骨后烧灼感。

（4）皮肤黏膜　卡波西肉瘤可引起紫红色或深蓝色浸润或结节。假丝酵母菌或疱疹病毒所致口腔感染等。外阴疱疹病毒感染、尖锐湿疣均较常见。

（5）眼部　巨细胞病毒、弓形虫引起视网膜炎，眼部卡波西肉瘤等。

【辅助检查】

1. 血常规检查　不同程度贫血，血小板减少，红细胞沉降率加快，白细胞计数降低。

2. 免疫学检查　T 细胞绝对值下降，$CD4^+T$ 淋巴细胞计数下降，CD4/CD8 比值 < 1.0。此检查有助于判断治疗效果及预后。

3. 血清学检查

（1）HIV-1 抗体检查　p24 和 gp120 抗体，用 ELISA 法连续两次阳性，经免疫印迹法或固相放射免疫沉淀法证实阳性可确诊。

（2）HIV 抗原检查　可用 ELLSA 检测 p24 抗原。

4. HIV RNA 的定量检测　既有助于诊断，又可判断治疗效果及预后。

【治疗原则与药物治疗要点】

目前尚无特效药物，早期抗病毒是治疗的关键。艾滋病治疗包括针对 HIV 感染、艾滋病期及并发症治疗，亦包括性行为及其他行为的咨询及心理治疗。

1. 抗病毒治疗 强效联合抗病毒治疗（HAARl，俗称"鸡尾酒"疗法），即用蛋白酶抑制剂（沙奎那韦、英地那韦、瑞托那韦等）与逆转录酶抑制剂（齐多夫定、双脱氧肌苷、双脱氧胞苷）联合治疗。

2. 中医中药 中药既有抗病毒的作用，更有提高免疫力的作用。一些中药提取物具有较明显的抗 HIV 效果，如紫花地丁、甘草素、天花粉蛋白、香菇多糖等。

3. 机会性感染的治疗

（1）卡氏肺囊虫肺炎 复方磺胺甲唑是首选药物，每日用量 TMP15 ~ 20mg/kg，SMZ75 ~ 100mg/kg，分 3 ~ 4 次，静脉滴注或口服，连续 14 ~ 21 日。还可使用喷他脒，克林霉素与伯氨喹合用，糖皮质激素的使用。

（2）弓形虫病 首选乙胺嘧啶 + 磺胺嘧啶；次选乙胺嘧啶 + 克林霉素。

（3）巨细胞病毒感染 更昔洛韦。

（4）鸟分枝杆菌感染 克拉霉素，阿奇霉素等。

（5）隐球菌脑膜炎 应用氟康唑或两性霉素 B。

4. 促进免疫功能治疗 目前临床上常用的有 α - 干扰素，IL - 2、丙种球蛋白、粒细胞 - 巨噬细胞集落刺激因子及粒细胞集落刺激因子等。

5. 对症治疗 输血、补充维生素及营养物质，明显消瘦者可给予甲地孕酮改善食欲。

目标检测

一、单项选择题

1. 可能与湿疹有关的外部因素是（ ）。

    A. 吸入花粉   B. 慢性胆囊炎   C. 过度疲劳

    D. 妊娠   E. 过敏体质

2. 急性湿疹的典型特点是（ ）。

    A. 与变态反应有关   B. 急性期皮损以丘疱疹为主

    C. 有渗出倾向   D. 易反复发作

    E. 有色素沉着

3. 风团常见于下列哪种皮肤疾病（ ）。

    A. 接触性皮炎   B. 荨麻疹   C. 湿疹

    D. 银屑病   E. 疥疮

4. 治疗荨麻疹常用的药物是（ ）。

    A. 抗生素   B. 抗病毒药   C. 抗真菌药

    D. 抗组胺药   E. 糖皮质激素

5. 至青春期可以自愈的头癣类型是（ ）。

    A. 黄癣   B. 白癣   C. 黑点癣

    D. 脓癣   E. 均能自愈

6. 头癣首选治疗是（　　　）。

    A. 剪发   B. 外用抗真菌药物   C. 口服灰黄霉素

    D. 抗真菌药物洗发   E. 用过的物品煮沸

7. 性传播疾病中发病率最高的是（　　　）。

    A. 淋病   B. 艾滋病   C. 梅毒

    D. 尖锐湿疣   E. 滴虫病

8. 关于淋病的治疗不正确的是（　　　）。

    A. 早期、足量、正规使用敏感抗生素

    B. 对性伴侣也同时进行治疗

    C. 治疗期间不必禁止性生活

    D. 治疗期间禁止饮酒、喝浓茶及咖啡

    E. 患者的衣裤、毛巾、浴盆等物品应严格消毒

9. 男性淋病的主要表现为（　　　）。

    A. 皮肤损害   B. 急性尿道炎   C. 肠炎

    D. 淋菌性结膜炎   E. 咽炎

10. 硬下疳好发于以下哪个部位（　　　）。

    A. 肛门   B. 腹股沟   C. 口腔

    D. 面部   E. 外生殖器

11. 早晚期梅毒的时间界限为（　　　）。

    A. 3 个月   B. 6 个月   C. 1 年

    D. 2 年   E. 3 年

12. 获得性梅毒一期皮肤黏膜损害主要表现为（　　　）。

    A. 硬下疳   B. 口腔黏膜白斑   C. 掌跖梅毒疹

    D. 扁平湿疣   E. 树胶样肿

13. 梅毒患者接受治疗后应定期复查，一般至少需坚持多长时间（　　　）。

    A. 半年   B. 1 年   C. 2 年

    D. 3 年   E. 4 年

14. 艾滋病的传染源是（　　　）。

    A. 猪   B. 患者、病毒携带者   C. 鼠

    D. 犬   E. 吸血昆虫

15. 艾滋病毒主要侵犯下列哪种免疫细胞从而引起免疫功能缺陷（　　　）。

    A. 中性粒细胞   B. 单核细胞   C. 抑制性 T 淋巴细胞

    D. 巨噬细胞   E. 辅助性 T 淋巴细胞

二、多项选择题

1. 对浅部真菌病患者的治疗正确的是（　　　）。

　　A. 保持皮损处清洁

　　B. 瘙痒时，可用热水烫洗以减轻痒感

　　C. 遵医嘱用药，不得自行停药

　　D. 患者接触过的物品应煮沸消毒

　　E. 患者应勤洗澡、勤换衣服和鞋袜

2. 接触淋病患者的哪些物品可被传染（　　　）。

　　A. 餐具　　　　　　　　B. 衣裤　　　　　　　　C. 床上用品

　　D. 毛巾　　　　　　　　E. 浴盆

3. 可能与湿疹有关的机体内部因素包括（　　　）。

　　A. 吸入花粉　　　　　　B. 慢性胆囊炎　　　　　C. 过度疲劳

　　D. 妊娠　　　　　　　　E. 过敏体质

4. HIV 的传播途径有（　　　）。

　　A. 性接触　　　　　　　B. 注射　　　　　　　　C. 母婴

　　D. 人工授精　　　　　　E. 与感染者握手

5. 目前抗 HIV 的药物有（　　　）。

　　A. 核苷类逆转录酶抑制剂　　　　　B. 非核苷类逆转录酶抑制剂

　　C. 博来霉素　　　　　　　　　　　D. 蛋白酶抑制剂

　　E. 戊烷脒

（章　佩）

书网融合……

　　　　微课　　　　　　　划重点　　　　　　自测题

第十四章 眼科疾病

学习目标

知识要求

1. **掌握** 急性细菌性结膜炎、角膜疾病、青光眼的治疗原则和药物治疗要点。
2. **熟悉** 急性细菌性结膜炎、角膜疾病、青光眼的临床表现和辅助检查。
3. **了解** 急性细菌性结膜炎、角膜疾病、青光眼的病因与发病机制。

能力要求

1. 能够与服务对象进行良好的沟通。
2. 具备对急性细菌性结膜炎、角膜疾病、青光眼患者的处方进行审核及按处方正确配发药物的能力。

第一节　急性细菌性结膜炎

PPT

岗位情景模拟

情景描述　小李2天前游泳后发现右眼发红。今天早晨醒来发现右眼睁不开，照镜子看到是大量黄色黏稠状分泌物把睫毛黏住了，其母亲说是"红眼病"。上午小李在母亲陪同下到医院就诊，很担心会传染给家人。

讨论　1. 该患者考虑哪种疾病？

　　　　2. 该患者的治疗原则是什么？

急性细菌性结膜炎是细菌感染所致的一种常见的传染性眼病，具有流行性。其主要特征为显著的结膜充血和有黏液性或脓性分泌物，多见于春、秋两季。在幼儿园或其他集体生活环境中容易暴发流行。

【病因与发病机制】

急性细菌性结膜炎可由多种细菌所致，细菌可来自于眼睑、泪道及角膜，也可以通过手眼接触性传播或角膜接触镜等感染。急性细菌性结膜炎以革兰阳性球菌感染为主的急性结膜炎症，俗称"红眼病"。可散发感染，也可流行于学校、游泳池等集体生活场所。常见致病菌为肺炎双球菌、流感嗜血杆菌和金黄色葡萄球菌等。金黄色葡萄球菌感染的结膜炎常伴有睑缘炎；流感嗜血杆菌是儿童结膜炎常见的病原体，80%成人上呼吸道中可见流感嗜血杆菌。

你知道吗

结膜

结膜是覆盖于眼睑后部和眼球前部的一层半透明的黏膜组织，不仅具有眼表面屏障功能，还含有相关淋巴组织，包含免疫球蛋白、中性粒细胞、淋巴细胞、肥大细胞和浆细胞等，结膜基质层本身含有抗原呈递细胞。结膜按其部位分为睑结膜、球结膜和穹隆结膜。睑结膜常为异物存留处；近穹隆部的球结膜下是注射药物的常用部位；穹隆结膜组织疏松，多皱褶，便于眼球活动。结膜血管来自眼睑动脉弓及睫状前动脉，由于结膜血液供给丰富，抵抗力强，故受损后修复愈合快。结膜的感觉受三叉神经支配。

【临床表现】

起病较急，潜伏期为 1~3 天，病程约 2 周，通常有自限性，可以双眼同时或间隔 1~2 天发病。

（一）症状

患者自觉有异物感、灼热感、发痒、畏光、流泪等，可伴有发热和身体不适等全身中毒症状。

（二）体征

眼睑肿胀，穹隆部和睑结膜最容易出现结膜充血水肿，并伴有滤泡生成。分泌物可由黏液性转变为脓性，早晨起床后，上、下睑毛常被黏住，睁眼困难。白喉杆菌感染的结膜炎可在睑结膜表面发现假膜。

【辅助检查】

结膜分泌物涂片及结膜刮片可见大量多型核白细胞及细菌，必要时可做细菌培养及药物敏感试验，以明确致病菌和选择敏感性抗生素。

【治疗原则与药物治疗要点】

去除病因，抗感染治疗。广谱氨基糖苷类或喹诺酮类药物，可选用 0.3% 妥布霉素滴眼剂、0.3%~0.5% 左氧氟沙星滴眼剂或眼膏，急性期每 15~30 分钟滴眼 1 次，夜间涂眼膏；症状缓解后改为 1~2 小时 1 次，分泌物较多时应先清除再给药。淋球菌感染则局部和全身用药并重，局部用药有 5000~10000U/ml 青霉素溶液；常用全身药物有：大剂量青霉素、头孢曲松钠或阿奇霉素等。

PPT

第二节　角膜疾病

　　角膜疾病是我国的主要致盲眼病之一。角膜疾病主要有炎症、外伤、先天性异常、变性、营养不良和肿瘤等，其中感染性角膜炎最为常见。它可导致视力损害，甚至摧毁眼球。感染性角膜炎的病原体包括细菌、真菌、病毒、棘阿米巴、衣原体等。

　　角膜炎的病因虽然不同，但其病理变化过程基本相同，可以分为：①浸润期：致病因子入侵角膜，引起角膜缘血管网充血，随即炎性渗出液及炎症细胞进入，导致病变角膜出现水肿和局限性灰白色的浸润灶，如炎症及时控制，角膜仍能恢复透明。②溃疡形成期：浸润期的炎症向周围或深层扩张，可导致角膜上皮和基质坏死、脱落形成角膜溃疡，甚至角膜穿孔，房水从角膜穿破口涌出，导致虹膜脱出、角膜瘘、眼内感染、眼球萎缩等严重并发症。③溃疡消退期：炎症控制、患者自身免疫力增加，阻止致病因子对角膜损害，溃疡边缘浸润减轻，可有新生血管长入。④愈合期：溃疡区上皮再生，由成纤维细胞产生的瘢痕组织修复，留有角膜云翳、角膜斑翳、角膜白斑。

一、细菌性角膜溃疡

　　细菌性角膜溃疡（bacterila corneal ulcer）是角膜在受到损伤之后由肺炎链球菌、葡萄球菌、绿脓假单胞菌、淋病奈瑟菌及摩拉克菌等病原菌引起的角膜缺损及缺损区下角膜基质坏死的化脓性感染。

【病因与发病机制】

　　多为角膜外伤后感染或剔除角膜异物感染所致。农作物、指甲划伤、铁屑异物伤、接触镜的摩擦伤是近几年来致伤的主要因素。农村地区肺炎链球菌、秋夏收割季节绿脓假单胞菌是主要致病原。但是一些局部乃至全身疾病，如干眼症、慢性泪囊炎、佩戴角膜接触镜、糖尿病、免疫缺陷、酗酒等，也可降低机体对致病菌的抵抗力，或造成角膜对细菌易感性的增加。

你知道吗

角膜接触镜

　　隐形眼镜，也叫角膜接触镜，包括硬性、半硬性、软性三种，是一种戴在眼球角膜上达到矫正视力或保护眼睛的镜片。

　　但是，角膜接触镜戴用时间过长、夜间戴用、镜片透氧性差或压迫过紧是导致感染性角膜炎的危险因素。有研究表明感染性角膜炎发病率大约为0.63/10000，而在角膜接触镜使用人群中发病率为3.4/10000，最常见者为细菌性角膜炎。

　　所以在佩戴前一定要先做眼部检查以确定是否适合佩戴，并且应选择适合自己的隐形眼镜；在隐形眼镜使用过程中则要特别注意眼部卫生；佩戴过程中一旦有不舒服，应及时去正规医院就诊检查，及时治疗。

【临床表现】

1. 症状　显著的畏光，急剧的眼痛、视力障碍、眼睑痉挛、流泪等刺激症状。

2. 体征

（1）高度睫状充血　角膜中央部脓疮，结构模糊不清，前房内有不同程度的积脓，呈黄色或淡绿色。

（2）角膜溃疡　根据菌种不同，角膜上溃疡的形状不一。铜绿假单胞菌性溃疡呈环形，其周围角膜高度水肿呈毛玻璃状；匐行性溃疡有灰黄色进展，边缘呈潜行状，其周围的角膜仍透明。

（3）匐行性溃疡　表面有灰黄色脓液附着，铜绿假单胞菌性溃疡表面有大量黄绿色脓性分泌物黏着。

（4）溃疡　向纵深发展使后弹力层膨出，溃疡可在 2～5 天穿孔。

【辅助检查】

角膜溃疡刮片镜检和细胞培养可进一步明确诊断。

【治疗原则与药物治疗要点】

1. 勤滴高浓度强化抗生素眼药水，每半小时 1 次，采用敏感药物配制眼药水于球结膜下注射，一般不强调全身用药。若存在以下情况，巩膜化脓、溃疡穿孔，有眼内或全身播散可能的，继发于角膜或巩膜穿通伤或无法予以理想局部治疗的，应在局部点眼的同时全身应用抗生素。

2. 适当配合清创、散瞳和热敷。

3. 经药物控制无法治愈，溃疡将穿孔的病例，可考虑行治疗性板层角膜移植术。重症前房积脓，玻璃体也不健康者，并有眼内炎趋势者，可考虑眼球摘除。

二、单纯疱疹性角膜炎

单纯疱疹性角膜炎（herpes simplexkeratitis，HSK）是由单纯疱疹病毒所致的、严重的感染性角膜病，居角膜病致盲首位。

【病因与发病机制】

单纯疱疹性角膜炎多由于单纯疱疹病毒原发感染后的复发。原发感染常发生于幼儿，单纯疱疹病毒感染三叉神经末梢和三叉神经支配的区域（头、面部皮肤和黏膜），并在三叉神经节长期潜伏下来。当机体抵抗力下降时，潜伏的病毒激活，可沿三叉神经至角膜组织，引起单纯疱疹病毒性角膜炎。

【临床表现】

1. 原发感染　常见于幼儿，有发热、耳前淋巴结肿大、唇部皮肤疱疹，呈自限性。眼部表现为急性滤泡性或假膜性结膜炎，眼睑皮肤疱疹，可有树枝状角膜炎。

2. 复发感染　常因疲劳、发热、饮酒、紫外线照射或角膜外伤等引起角膜感染复发，多为单侧。患眼可有轻微眼痛、畏光、流泪、眼睑痉挛等，若中央角膜受损，视力明显下降。根据角膜病变累及部位和病理生理特点进行以下分类。

（1）上皮型角膜炎　是最常见类型。此型最典型的体征是角膜知觉减退。知觉减退的分布取决于角膜病损的范围、病程和严重程度。初起时患眼角膜上皮呈小点状浸润，排列成行或成簇，继而形成小水疱，水疱破裂互相融合，形成树枝状表浅溃疡，称树枝状角膜炎。随病情进展，炎症逐渐向角膜病灶四周及基质层扩展，可形成不规则的地图状角膜溃疡，称地图状角膜炎。

（2）神经营养性角膜病变　多发生在单纯疱疹病毒感染的恢复期或静止期。病灶可局限于角膜上皮表面及基质浅层，也可向基质深层发展，溃疡一般呈圆形或椭圆形，多位于睑裂区，边缘光滑，浸润轻微。

（3）基质型角膜炎　根据临床表现的不同分为免疫性和坏死性两种类型。①免疫性基质型角膜炎：最常见的类型是盘状角膜炎。炎症浸润角膜中央深部基质层，呈盘状水肿，增厚，边界清楚，后弹力层皱褶。②坏死性基质型角膜炎：表现为角膜基质内单个或多个黄白色坏死浸润灶、胶原溶解坏死以及上皮广泛性缺损。

（4）角膜内皮炎　可分为盘状、弥漫性和线状三种类型，盘状角膜内皮炎最为常见，表现为角膜中央或旁中央基质水肿。

【辅助检查】

角膜上皮刮片可见多核巨细胞、病毒包涵体或活化性淋巴细胞；角膜病灶分离出单纯疱疹病毒；酶联免疫法发现病毒抗原；分子生物学方法如 PCR 可检测角膜组织中的病毒 DNA。

【治疗原则与药物治疗要点】

原则是抑制病毒在角膜内复制，减轻炎症反应引起的角膜损害。

1. 药物治疗　常用抗病毒药物有更昔洛韦、阿昔洛韦（无环鸟苷）、利巴韦林、安西他滨、三氟胸腺嘧啶核苷眼液和眼膏。急性期每 1～2 小时滴眼 1 次，晚上涂眼膏。严重感染者需全身使用抗病毒药物。

2. 手术治疗　已穿孔的病例可行治疗性穿透性角膜移植。

3. 减少复发　单纯疱疹性角膜炎容易复发，口服阿昔洛韦片持续 1 年，可减少复发率；控制诱发因素对于降低复发率也很重要。

第三节　青光眼

PPT

青光眼是一组以视乳头萎缩及凹陷、视野缺损及视力下降为共同特征的疾病，病理性眼压增高、视神经供血不足是其发病的原发危险因素，视神经对压力损害的耐受性也与青光眼的发生和发展有关。在房水循环途径中任何一环发生阻碍，均可导致眼压升高而引起的病理改变，但也有部分患者呈现正常眼压青光眼。青光眼是导致人类失明的三大致盲眼病之一，总人群发病率为 1%，45 岁以后为 2%。临床上根据病因、房角、眼压描记等情况将青光眼分为原发性、继发性和先天性三大类。

继发性青光眼是由于某些眼病或全身疾病干扰了正常的房水循环而引起的，如眼外伤所致的青光眼、新生血管性青光眼、虹膜睫状体炎继发性青光眼、糖皮质激素性青光眼等，其致病原因均较为明确。先天性青光眼是由于胚胎发育异常、房角结构先天变异所致。

【病因与发病机制】

病理性眼压增高是青光眼的主要危险因素。增高的眼压通过机械压迫和引起视神经缺血两种机制导致视神经损害。眼压增高持续时间愈久，视功能损害愈严重。青光眼眼压增高的原因是房水循环的动态平衡受到了破坏。少数由于房水分泌过多，但多数还是房水流出发生了障碍，如前房角狭窄甚至关闭、小梁硬化等。

眼压升高并非青光眼发病的唯一危险因素，部分患者眼压正常却发生了典型的青光眼病理改变，也有部分青光眼患者眼压虽得到控制，但视神经损害仍然进行性发展，说明还有其他一些因素与青光眼发病有关，如眼球局部解剖学变异、年龄、种族、家族史、近视眼、心血管疾病、糖尿病、血液流变学异常等。

【临床表现】

原发性青光眼根据眼压升高时前房角的状态，分为闭角型青光眼和开角型青光眼，闭角型青光眼又根据发病急缓，分为急性闭角型青光眼和慢性闭角型青光眼。

（一）急性闭角型青光眼

急性闭角型青光眼的发生，是由于眼内房角突然狭窄或关闭，房水不能及时排出，引起房水涨满，眼压急剧升高而造成的。多发于中老年人，40 岁以上占90%，女性发病率较高，男女比例为 1∶4，来势凶猛，症状急剧，急性发病前可有一过性或反复多次的小发作，表现为突感雾视、虹视，伴额部疼痛或鼻根部酸胀。发病时前房狭窄或完全关闭，表现突然发作的剧烈眼胀、眼痛、畏光、流泪、头痛、视力锐减、眼球坚硬如石、结膜充血，伴有恶心呕吐等全身症状。急性发作后可进入视神经持续损害的慢性期，直至视神经遭到严重破坏，视力降至无光感且无法挽回的绝对期。

（二）慢性闭角型青光眼

发病年龄 30 岁以上。此型发作一般都有明显的诱因，如情绪激动、视疲劳、用眼及用脑过度、长期失眠、习惯性便秘、妇女在经期，或局部、全身用药不当等均可诱发，表现为眼部干涩、疲劳不适、胀痛、视物模糊或视力下降、虹视、头痛、失眠、血压升高，休息后可缓解。有的患者无任何症状即可失明，检查时眼压可正常或波动，或不太高，20～30mmHg，眼底早期可正常，此型最易被误诊。如此反复发作，前房角一旦粘连关闭，即可形成暴发型青光眼。

早期症状有四种：①经常感觉眼睛疲劳不适；②眼睛常常酸胀，休息之后就会有所缓解；③视物模糊、近视眼或老花眼突然加深；④眼睛经常感觉干涩。

（三）原发性开角型青光眼

多发生于 40 岁以上的人，25% 的患者有家族史，绝大多数患者无明显症状，常常是疾病发展到晚期，视功能严重受损时才发觉，患者眼压虽然升高，前房角始终是开放的。

【辅助检查】

（一）房角镜、眼前段超声生物显微镜检查

可观察和评价前房角的结构，对明确诊断、用药以及手术方式的选择有重要意义。

（二）暗室实验

患者可进行暗室实验，即在暗室内，患者处于清醒状态下，静坐 60～120 分钟，然后在暗光下测眼压，如测得的眼压比实验前升高 >8mmHg，则为阳性。

（三）视野检查

视野缺损情况反映病变的严重程度。

（四）眼底彩照

可观察眼底视神经盘凹陷、出血等情况。

【治疗原则与药物治疗要点】

（一）治疗原则

青光眼是我国主要致盲原因之一，而且青光眼引起的视功能损伤是不可逆的，后果极为严重。一般来说青光眼是不能预防的，但早期发现、合理治疗，绝大多数患者可终生保持有用的视功能。因此，青光眼的防盲必须强调早期发现、早期诊断和早期治疗。治疗目的主要是降低眼压，减少眼组织损害，保护视功能。

（二）治疗措施

1. 急性闭角型青光眼　急性发作时要局部频滴缩瞳剂，同时联合应用 β 受体阻滞剂点眼，口服碳酸酐酶抑制剂等以迅速降低眼压。待眼压降低，炎症反应控制后进一步考虑做激光切除或其他抗青光眼手术。

2. 慢性闭角型青光眼　初期可用缩瞳剂或 β 受体阻滞剂局部治疗，若药物不能控制眼压或已有明显视神经损害者，需做滤过手术治疗。

3. 原发性开角型青光眼　可先试用药物治疗，局部滴用 1～2 种眼药控制眼压在安全水平，并定期复查。药物治疗不理想可用激光治疗，或做滤过手术，目前最常用的滤过手术是小梁切除术。

4. 先天性青光眼　婴幼儿型以手术治疗为主，可通过房角切开术、小梁切开术治疗；青少年型早期可与开角型青光眼相同，药物治疗不能控制时，可做小梁切开或小梁切除术。

5. 继发性青光眼　治疗原发病的同时，进行降眼压治疗，若眼压控制不满意，可针对继发原因做相应的抗青光眼手术治疗。

目标检测

单项选择题

1. 下列关于细菌性结膜炎的治疗措施中，<u>不正确</u>的是（ ）。
   A. 包扎患眼   B. 结膜囊冲洗   C. 眼膏涂眼
   D. 局部点眼   E. 全身用药

2. 细菌性结膜炎治疗的最基本给药途径是（ ）。
   A. 滴眼液点眼   B. 全身用药   C. 雾化吸入
   D. 眼膏涂眼   E. 冲洗结膜囊

3. 结膜炎的常见病因是（ ）。
   A. 微生物感染   B. 物理刺激
   C. 肺结核、梅毒等全身疾患   D. 化学损伤
   E. 免疫性病变

4. 细菌性结膜炎最基本的体征是（ ）。
   A. 滤泡形成   B. 结膜充血   C. 球结膜水肿
   D. 分泌物增多   E. 乳头增生

5. 下列关于预防细菌性结膜炎传播的主要措施中，<u>不正确</u>的是（ ）。
   A. 医务人员检查超急性细菌性结膜炎患者时不用戴防护镜
   B. 一眼患病应防另一眼感染
   C. 严格消毒医疗器皿
   D. 勤洗手、洗脸
   E. 新生儿出生后常规应用抗生素眼药水

6. 细菌性角膜溃疡的危险性在于（ ）。
   A. 前房积脓   B. 角膜穿孔   C. 眼痛
   D. 角膜薄翳   E. 以上均不是

7. 俗称"红眼病"的是（ ）。
   A. 急性细菌性结膜炎   B. 超急性结膜炎   C. 慢性结膜炎
   D. 春季结膜炎   E. 过敏性结膜炎

8. 细菌性角膜溃疡治疗的关键是（ ）。
   A. 全身大剂量的抗生素   B. 散瞳
   C. 胶原酶抑制剂   D. 高浓度的抗生素滴眼液频繁滴眼
   E. 治疗性角膜移植

9. 对于细菌性角膜溃疡治疗的说法，以下正确的是（ ）。
   A. 可选用抗生素结膜下注射   B. 频繁点滴抗生素眼药水
   C. 应用 EDTA 眼药水，口服维生素   D. 口服维生素，局部可热敷
   E. 以上均可

10. 我国青光眼常见类型是 （　　　）。

A. 新生儿血管性青光眼　　　　　　B. 原发性开角型青光眼

C. 原发性闭角型青光眼　　　　　　D. 恶性青光眼

E. 先天性青光眼

11. 婴幼儿型先天性青光眼的主要治疗措施是 （　　　）。

A. 全身大剂量的抗生素　　　　　　B. 散瞳

C. 胶原酶抑制剂　　　　　　　　　D. 高浓度的抗生素滴眼液频繁滴眼

E. 手术治疗

12. 急性闭角型青光眼发作期的治疗原则是 （　　　）。

A. 立即抗青光眼手术治疗　　　　　B. 药物降低眼压后再手术治疗

C. 只用药物治疗　　　　　　　　　D. 出现视乳头病理性凹陷后手术治疗

E. 药物降眼压和手术治疗同时进行

13. 急性细菌性结膜炎的常见发病季节是 （　　　）。

A. 夏季　　　　　　　B. 冬季　　　　　　　C. 春秋季节

D. 春夏季节　　　　　E. 秋冬季节

14. 急性细菌性结膜炎的常见致病菌<u>不包括</u> （　　　）。

A. 葡萄球菌　　　　　B. 淋球菌　　　　　　C. 脑膜炎双球菌

D. 流感嗜血杆菌　　　E. 肺炎双球菌

15. 下列哪项不是细菌性角膜溃疡的致病菌 （　　　）。

A. 肺炎链球菌　　　　B. 淋病奈瑟菌　　　　C. 念珠菌

D. 铜绿假单胞菌　　　E. 葡萄球菌

（聂春莲）

书网融合……

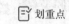 划重点　　　自测题

参考答案

第一章

一、单项选择题

1. A 2. E 3. D

二、多项选择题

1. ABC 2. ABCDE

第二章

一、单项选择题

1. A 2. B 3. C 4. B 5. D 6. E 7. D 8. D 9. A 10. C 11. C 12. A 13. B
14. D 15. C

二、多项选择题

1. ABCDE 2. BDE 3. ABC 4. ABD 5. BDE

第三章

一、单项选择题

1. E 2. B 3. D 4. B 5. E 6. E 7. C 8. E 9. D 10. A 11. D 12. C

二、多项选择题

1. ABCDE 2. AE 3. CE

第四章

单项选择题

1. D 2. A 3. B 4. A 5. A 6. A 7. C 8. B 9. C 10. A 11. A 12. A 13. D
14. D 15. C

第五章

一、单项选择题

1. B 2. D 3. A 4. A 5. C 6. B 7. E 8. A 9. A 10. E 11. C 12. C 13. A
14. A 15. E

二、多项选择题

1. ABDE 2. ABCE 3. ADE 4. ABE

第六章

一、单项选择题

1. B 2. E 3. D 4. A 5. E 6. A 7. B 8. D 9. E 10. C 11. C 12. D 13. E
14. C 15. B 16. E 17. C 18. A

二、多项选择题

1. ABDE 2. ABCD

第七章

一、单项选择题

1. A   2. D   3. C   4. A   5. B   6. D   7. B   8. B   9. C   10. C   11. B   12. C   13. A
14. D

二、多项选择题

1. ACD   2. ABCDE   3. ABCDE

第八章

一、单项选择题

1. C   2. D   3. B   4. D   5. E   6. B   7. E   8. A   9. C   10. A   11. B

二、多项选择题

1. ABCDE   2. ABCDE   3. ABC   4. ABCD   5. ABCE

第九章

一、单项选择题

1. B   2. A   3. E   4. C   5. B   6. C   7. D   8. D   9. B   10. D   11. B   12. B   13. A
14. D   15. C

二、多项选择题

1. ABC   2. ABCDE   3. ABE

第十章

一、单项选择题

1. B   2. A   3. A   4. E   5. E   6. A   7. A   8. A   9. D   10. B   11. C   12. A

二、多项选择题

1. ABCD   2. ABCE   3. ABC

第十一章

一、单项选择题

1. D   2. A   3. C   4. B   5. C   6. C   7. E   8. A   9. C   10. E   11. A   12. A

二、多项选择题

1. ABCD   2. ABC   3. ACDE

第十二章

一、单项选择题

1. D   2. A   3. D   4. C   5. D   6. E   7. A   8. A   9. E   10. D   11. B   12. D

二、多项选择题

1. BD   2. BDE   3. ABDE

第十三章

一、单项选择题

1. A   2. C   3. B   4. D   5. B   6. C   7. A   8. C   9. B   10. E   11. D   12. A   13. D
14. B   15. E

二、多项选择题

1. ACDE 2. BCDE 3. BCDE 4. ABCD 5. ABD

第十四章

单项选择题

1. A 2. A 3. A 4. B 5. A 6. B 7. A 8. D 9. E 10. C 11. E 12. B 13. C
14. B 15. C

参考文献

[1] 葛均波，徐永健，王辰．内科学．9 版．北京：人民卫生出版社，2018

[2] 程文海．疾病概要．北京：中国医药科技出版社，2014

[3] 李兰娟，任红．传染病学．9 版．北京：人民卫生出版社，2018

[4] 万学红，卢雪峰．诊断学．9 版．北京：人民卫生出版社，2018

[5] 夏惠丽，朱建宁．诊断学基础．北京：人民卫生出版社，2015

[6] 迟玉香．临床疾病概要．北京：人民卫生出版社，2016

[7] 张小红．临床医学概要．北京：人民卫生出版社，2015

[8] 谢幸，孔北华，段涛．妇产科学．9 版．北京：人民卫生出版社，2018

[9] 罗颂平，刘雁峰．中医妇科学．3 版．北京：人民卫生出版社，2017

[10] 张学军，郑捷．皮肤性病学科学．9 版．北京：人民卫生出版社，2018